Amy Berger

Der Alzheimer-Kompass

AMY BERGER

Der Alzheimer-Kompass

Wie eine kohlenhydratarme,
fettreiche Ernährung
vor Alzheimer, Gedächtnisverlust
und geistigem Abbau schützt

VAK Verlags GmbH
Kirchzarten bei Freiburg

Titel der amerikanischen Originalausgabe:
The Alzheimer's Antidote

ISBN 9781603587099
VAK Verlags GmbH edition published by arrangement with Chelsea Green Publishing Co, White River Junction, VT, USA
www.chelseagreen.com

Aus Gründen der besseren Lesbarkeit wurde im Text die männliche Form gewählt; alle Angaben beziehen sich selbstverständlich auf Angehörige aller Geschlechter.

Bibliografische Information der Deutschen Nationalbibliothek
Die Deutsche Nationalbibliothek verzeichnet diese Publikation in der Deutschen Nationalbibliografie; detaillierte bibliografische Daten sind im Internet über http://dnb.d-nb.de abrufbar.

VAK Verlags GmbH
Eschbachstraße 5
79199 Kirchzarten
Deutschland
www.vakverlag.de

Übersetzung: Imke Brodersen
Lektorat: Nadine Britsch
Layout: Ulrich Schmid, de·te·pe, Aalen
Umschlag: Guter Punkt, München
Druck: Friedrich Pustet GmbH & Co. KG, Regensburg
Printed in Germany
ISBN: 978-3-86731-225-7

Für alle, bei denen Morbus Alzheimer, leichte kognitive Beeinträchtigungen und andere Formen von Demenz und kognitivem Abbau festgestellt wurden.

Diese Informationen sind für Sie, für Ihre Angehörigen und für alle, die Ihnen zur Seite stehen. Ich hoffe inständig, dass sie dazu beitragen werden, das zu erhalten, was Ihnen so grausam geraubt wird.

Hinweise des Verlags

Dieses Buch dient der Information über Möglichkeiten der Gesundheitsvorsorge. Wer diese Informationen anwendet, tut dies in eigener Verantwortung. Autorin und Verlag beabsichtigen nicht, Diagnosen zu stellen oder Therapieempfehlungen zu geben. Die vorgestellten Vorgehensweisen sind nicht als Ersatz für professionelle Behandlung bei ernsthaften Beschwerden zu verstehen.

INHALT

VORWORT

Wie bei vielen anderen degenerativen Erkrankungen können wir auch bei der Alzheimer-Krankheit zahlreiche Faktoren selbst beeinflussen. Leider unterliegen wir jedoch einem gewissen Druck, die Verantwortung für unsere Gesundheit und unser Wohlergehen an Fachleute zu übertragen und uns möglichst auf kommerzielle Medikamente zu verlassen. Die vorherrschende Mentalität folgt dem Paradigma, dass unsere Lebensweise die eigene Gesundheit nicht sonderlich beeinflussen kann. Wenn wir krank werden, sind wir daher davon überzeugt, dass die aktuelle Medizin uns gewiss wieder auf die Beine helfen wird.

Dieses blinde Vertrauen bringt uns bei einer Vielzahl von Erkrankungen, insbesondere bei der Alzheimer-Krankheit, jedoch leider nicht weiter. Denn gegen diesen zerstörerischen Prozess gibt es noch kein pharmazeutisches Wundermittel. Trotz allen Verlautbarungen der Pharmaunternehmen existiert bisher kein Medikament, das auch nur das Fortschreiten dieser Erkrankung deutlich verlangsamen könnte.

Dennoch erhalten meine Landsleute millionenfach „Alzheimer-Medikamente" von ihren Ärzten, obwohl den Medizinern deren Wirkungslosigkeit durchaus klar ist. Es handelt sich also eher um den Versuch, die verzweifelten Angehörigen zu besänftigen, die unbedingt „etwas tun" möchten.

Die mangelnde mediale Aufmerksamkeit für diese grausame Krankheit beruht möglicherweise auf den fehlenden Behandlungsoptionen. Im Gegensatz dazu wird „die Suche nach Therapien" beispielsweise beim Brustkrebs mit pinkfarbenen Schleifen, Spendenläufen und anderen Aktionen unterstützt. Die Anschubfinanzierung für solche Kampagnen stammt dabei vielfach von genau den Unternehmen, die höchst profitable eigene Produkte für die Behandlung dieser Erkrankung entwickeln und verkaufen. Ohne erkennbaren Behandlungsansatz ist es jedoch deutlich schwieriger, mehr Bewusstsein für eine Krankheit zu wecken, die (wie Brustkrebs) primär Frauen befällt, aber mit einem neunmal höheren Sterberisiko einhergeht.

Das vorliegende Buch präsentiert eine völlig andere Geschichte. Amy Berger hat neueste Untersuchungsergebnisse zur Alzheimer-Krankheit gesichtet und zusammengefasst. Sie belegen, welchen enormen Einfluss der Lebensstil nicht nur auf das Alzheimer-Risiko hat, sondern bahnen auch den Weg für eine klinische Verbesserung bei jenen, bei denen sich die Krankheit bereits manifestiert hat.

Damit widerspricht sie der pessimistischen Prognose, mit der sich die Betroffenen und ihre Angehörigen normalerweise konfrontiert sehen. Sie fordert uns heraus, gewisse Grundüberzeugungen zu hinterfragen und uns damit anzufreunden, dass Nahrungsfette keineswegs so „böse" sind, wie sie lange Jahre dargestellt wurden. Wenn wir gesunde Fette wieder auf den Tisch bringen, verschaffen wir unseren grauen Zellen die Möglichkeit für einen Energieschub – und genau diese Energie fehlt ihnen bei der Alzheimer-Krankheit.

Das lange als gesundheitsschädlich verteufelte Cholesterin wird endlich (und zu Recht!) als wichtiges Element für die Bildung, Erhaltung und Reparatur der empfindlichen Gehirnzellen gefeiert.

Umgekehrt wird der zerstörerische Einfluss von Zucker und Kohlenhydraten auf das Gehirn entlarvt, die nach wie vor einen zu großen Anteil an unserem Kalorienbedarf decken, und es wird erklärt, inwiefern sie zur Entstehung von Alzheimer beitragen.

Die Amyloid-Hypothese, derzufolge die Ansammlung des Proteins *Beta-Amyloid* eine wichtige, ursächliche Rolle für die Alzheimer-Entwicklung spielt, wird zu Recht infrage gestellt. Denn alle Bemühungen, ein Mittel zu entwickeln, das die Betroffenen davon befreit und so von Alzheimer heilt, haben das Tempo des kognitiven Abbaus beim Menschen bisher in der Tat nur beschleunigen können.

Vor allem aber bietet *Der Alzheimer-Kompass* seinen Lesern einen leicht umsetzbaren Ansatz, der das gesundheitliche Schicksal zumindest in Bezug auf das Gehirn neu definiert und zugleich auf aktuellsten Forschungsergebnissen basiert. Und dieser Ansatz eignet sich für *alle* – ob sie bereits die Diagnose „Alzheimer-Krankheit" erhalten haben, ob ein erhöhtes Risiko besteht oder auch wenn bisher keinerlei Fälle in der Familie vorliegen. Ein erhöhtes Risiko besteht für alle Menschen, bei denen ein Familienmitglied an Alzheimer erkrankt ist (oder war), bei allen Diabetikern und bei jedem, der deutlich mehr Kalorien aus Kohlenhydraten als aus Fett zu sich nimmt. Unabhängig davon sind bei uns in Amerika bei den 85-jährigen mittlerweile 50 Prozent der Bevölkerung betroffen.

Der reduktionistische Blick der Ernährungswissenschaft richtet sich vor allem auf die Rolle der Makronährstoffe (Fett, Kohlenhydrate und Proteine) sowie der Mikronährstoffe (wie Vitamine und Mineralstoffe) in Bezug auf den

Zellstoffwechsel. Allerdings wissen wir heute, dass unsere Nahrungsauswahl einen deutlich größeren Einfluss hat – und erhebliche Auswirkungen auf das Gehirn.

Was wir essen, tritt nämlich in Wechselwirkung mit unserem Erbgut, der DNA, und es verändert in jedem Moment die Genexpression zum Besseren oder zum Schlechteren. In dieser Hinsicht ist Nahrung Information, und unsere Auswahl gibt der DNA klare Anweisungen, wie sie Prozesse wie Entzündungsbereitschaft, Entgiftung und die Produktion von Antioxidanzien zu regulieren hat, die allesamt entscheidenden Einfluss darauf haben, wie gesund oder krank unser Gehirn ist.

Von diesem Standpunkt aus sind die Ernährungsempfehlungen in diesem Buch überaus wertvoll. Denn der Ernährungsansatz, den Amy Berger hier so überzeugend erläutert – mit gesunden Fetten und praktisch keinerlei Zucker oder raffinierten Kohlenhydraten – soll die Genexpression gezielt dazu bewegen, die Entzündungsbereitschaft zu drosseln, potenziell gehirnschädigende Giftstoffe auszuleiten und die Produktion gehirnschützender Antioxidanzien anzukurbeln.

Diese Signalwege trägt jeder Mensch in sich und kann deshalb aktiv dazu beitragen, seine Gehirnfunktion zu schützen, zu verbessern oder wiederherzustellen. Und diese Seiten enthalten alles, was Sie benötigen, um ihr genetisches und kognitives Schicksal selbst in die Hand zu nehmen.

David Perlmutter, MD
Facharzt für Neurologie und Fellow des American College of Nutrition

DANKSAGUNG

Schreiben ist eine Tätigkeit, für die ich mich in die Stille zurückziehen muss. Den Zugang zu den Untersuchungen, die diesem Buch zugrundeliegen, das nötige Verständnis und die Auslegung verdanke ich vielen Beteiligten. Deshalb möchte ich mich bei all den Menschen bedanken, die durch ihre Studien, Behandlungen, Veröffentlichungen und unermüdliches Faktensammeln dazu beigetragen haben, dass ich die hier dargestellten biochemischen und physiologischen Prinzipien und Mechanismen immer besser verstehe, und so auch begreife, welche Lebensweise und Ernährungsstrategien gegen bestimmte, sehr herausfordernde Gesundheitsbeeinträchtigungen sinnvoll erscheinen. Zweifellos werde ich wichtige Personen vergessen, die hier genannt werden müssten. Allen, die wissen, dass sie einen bedeutsamen Beitrag zu meinem Wissen und meinen Fortschritten auf diesem Gebiet geleistet haben, sei hiermit gesagt: Ich weiß Ihre Unterstützung sehr zu schätzen, und wenn Ihr Name nachfolgend nicht aufgeführt ist, ist das keine böse Absicht.

Für ihre umfassenden Forschungsarbeiten zu Morbus Alzheimer, Gehirnstoffwechsel, Ketonen und kohlenhydratarmer und ketogener Ernährung als Stoffwechseltherapie bei diversen gesundheitlichen Beeinträchtigungen bin ich den folgenden Personen, ihren Teams und ihren Studierenden zu Dank verpflichtet: Stephen Cunnane, PhD; Dominic D'Agostino, PhD; Thomas Seyfried, PhD; Richard Veech, PhD; Yoshihiro Kashiwaya, PhD; Mary Newport, MD; Theodore VanItallie, PhD; Samuel Henderson, PhD; Stephanie Seneff, PhD; Jeff Volek, PhD, RD; Stephen Phinney, MD, PhD; Eric Westman, MD; Richard Feinman, PhD; Eugene Fine, MD; Colin Champ, MD, und Dale Bredesen, MD.

Den nachfolgend genannten Ärztinnen und Ärzten danke ich, dass sie mich bei meiner Arbeit unterstützt und ermuntert haben sowie die kohlenhydratarme oder ketogene Ernährung samt den übrigen hier empfohlenen Lebensstil-Anpassungen in ihren Praxen einsetzen. Diese Ärzte können ihren Patienten regelmäßig *weniger* statt mehr Medikamente verordnen und ebenso regelmäßig das Leben von Betroffenen mit Typ-2-Diabetes, koronarer Herzkrankheit, Adipositas und anderen Erkrankungen verbessern, indem sie weitgehend das Gegenteil von all dem empfehlen, was landläufig nach wie vor als

„gesunde Ernährung“ gilt: Jason Fung, MD; Theodore Naiman, MD; Jeffry Gerber, MD; Mark Cucuzzella, MD, und Eric Thorn, MD. Eng verbunden fühle ich mich außerdem einigen Ernährungswissenschaftlerinnen und Diätexpertinnen, die mit kohlenhydratarmer und ketogener Ernährung Menschen, die von chronischen Krankheiten der Gegenwart geplagt und demoralisiert sind, dabei helfen, wieder so gesund und vital zu werden, wie es ihnen eigentlich zusteht, insbesondere: Franziska Spritzler, RD; Miriam Kalamian, CNS; Kelley Pounds, RN; Beth Zupec-Kania, RD, und Patricia Daly.

Ich danke Robb Wolf, Jimmy Moore, Sally Fallon Morell, Christine Lehmann, Paul Burgess, Mackay Rippey und Scott Miners, die meine Ergebnisse über ihre Blogs, Websites, Podcasts und gedruckte Veröffentlichungen verbreiten und es mir so ermöglichen, ein weitaus größeres Publikum zu erreichen, als es mir alleine möglich gewesen wäre. Und all diese Menschen haben nun Zugang zu Informationen, die ihr Leben verändern könnten.

Für ihre hilfreichen Beiträge, die der Medizin und Ernährungswissenschaft, aber auch der Öffentlichkeit ermöglichten, fest verwurzelte Überzeugungen zu Cholesterinzufuhr, gesättigten Fetten, pflanzlichen Ölen, Getreideflocken und vielem mehr infrage zu stellen, danke ich insbesondere Gary Taubes, Nina Teicholz, Adele Hite, Loren Cordain, PhD, Mark Sisson sowie posthum Mary Enig, PhD.

Wie so häufig bei Forschungsvorhaben (ob zum Thema Ernährung oder zu anderem) steuern Fachfremde oftmals eine neue Perspektive bei, die die Sichtweise derer ergänzt, die sich oft viele Jahre in ihr Thema vertieft haben und deshalb unbeabsichtigt einen Tunnelblick entwickeln, kurzsichtig werden oder zu sehr an bestimmten Scheuklappen festhalten. Gerade dieser Blick von außen liefert mitunter den letzten Nagel zum Sarg eines überholten Dogmas, weil diese Menschen nicht davon abhängig sind, einen fehlerhaften Status quo zu verteidigen, und weil ihr Ruf nicht mit einer anerkannten Sichtweise verwoben ist, die im Zerfall begriffen ist. Als Ernährungsexpertin staune ich immer wieder, wie Laien aus purem Wissensdurst und persönlicher Betroffenheit – häufig, weil sie die eigene Gesundheit verbessern oder Angehörigen helfen möchten, denen unsere Standardmedizin keine Lösungen anbieten kann – ihre Erkenntnisse mit alle andern teilen. Auch ihnen bin ich zu Dank verpflichtet. Sie sind der lebende Beweis, dass man nicht nur auf den akademischen Grad achten sollte, weil die besten, logischsten und hilfreichsten Ideen mitunter von unwahrscheinlicher Seite kommen. Daher danke ich den folgenden Menschen, die zu meinem Verständnis für die menschliche Physiologie, den Stoffwechsel, die Blutzuckerregulierung und die Ketondynamik beigetragen und ihre Erfolge mit der Low-Carb-Ernährung öffentlich gemacht haben: Marty Kendall, L. Amber O'Hearn, R.D. Dikeman, Jeff Cyr, Raymund Edwards, Mike Julian, Luis Villaseñor, Tyler Cartwright und Bob Briggs. Ein besonderer Dank gilt Ivor Cummins, der maßgeblich dafür gesorgt hat, die Pionierarbeit der Ärzte Joseph Kraft und Kenneth Brookler auszugraben, und herausgearbeitet hat, dass nicht allein der Blutzucker, sondern insbesondere ein chronisch erhöhter Insulinspiegel die überwiegende Mehrheit der Krankheiten antreibt, die den Menschen in den westlichen Industrienationen heutzutage kostbare Lebensjahre und Lebensqualität rauben.

Meinen Kollegen und Kolleginnen bei Designs for Health, Inc., danke ich für ihre Geduld und ihre Flexibilität in Bezug auf meinen Terminplan. Nur so konnte ich dieses Manuskript fertigstellen. Mein Wissen über Mikronährstoffe, pflanzliche Inhaltsstoffe, Pharmakodynamik und menschliche Faktoren, die jede Ernährungs- und Lebensstiländerung verkomplizieren, wächst mit jedem Tag, an dem ich beim Schreiben tiefer in die Materie eindringe. Ich bin stolz darauf, dass Designs for Health dabei seinem Motto *Science first* treu bleibt. Für ihre Unterstützung und Ermutigung danke ich dabei insbesondere Suzanne Copp und David Brady, ND.

Im Rahmen meiner Ausbildung im Bereich Ernährung durfte ich von vielen guten, engagierten Professoren lernen. Vor allem zwei von ihnen – Charles Saladino, PhD, und Margaret Carroll, PhD – haben in mir eine anhaltende Begeisterung für die grundlegenden Zusammenhänge der Vorgänge im Körperinneren geweckt und den Wunsch, dieses faszinierende Wissen an andere weiterzugeben. Ihnen ist es zu verdanken, dass ich mich als Autorin (deren Gehirn von Natur aus eher den Geisteswissenschaften, der Literatur und den Sprachen zugeneigt ist) mit wissenschaftlicher Literatur befasse.

Mike Sheridan danke ich dafür, dass er mir geholfen hat, eine erste elektronische Fassung dieses Werks auf Amazon zu veröffentlichen, um diese wichtigen Informationen einem breiteren Publikum zugänglich zu machen. Es war eine fruchtbare Zusammenarbeit, wie ich gern für andere Autoren bestätige, die wenig technikaffin sind und Hilfe benötigen, um ihre Arbeit ins 21. Jahrhundert zu bugsieren.

Mein inniger Dank gilt meiner Kollegin und Freundin Ellen Davis, MS, die mich stets im rechten Augenblick unterstützt und ermuntert – also immer! Dank Ellens Website *www.ketogenic-diet-resource.com*, der wohl umfassendsten, mir bekannten Anlaufstelle im Internet für Informationen zu ketogenen

Ernährungsformen, halten Sie jetzt dieses Buch in den Händen oder lesen es auf Ihrem E-Reader. Auch das Design der ursprünglichen E-Book-Fassung stammte von Ellen. Ich bin Autorin. Mein Handwerk ist die Suche nach den richtigen Worten. Von Layout und Design habe ich nicht die geringste Ahnung. Ohne Ellen, die sich unermüdlich dafür einsetzt, dass möglichst viele Menschen erfahren, wie grundlegend eine kohlenhydratarme Ernährung ein Leben verändern kann, wäre mein erster Entwurf nie über eine schlummernde Word-Datei auf meinem Computer hinausgewachsen. Ellen wusste, wie wichtig es ist, dass diese kaum bekannte Sichtweise auf kognitiven Abbau und Demenz der Öffentlichkeit zugänglich gemacht wird. Deshalb hat sie das E-Book freundlicherweise auf ihrer Website gehostet, wo mein derzeitiger US-Verlag es aufstöberte.

Während meiner ursprünglichen Recherchen zu Morbus Alzheimer als Stoffwechselerkrankung – für die es eine Stoffwechsellösung gibt –, hätte ich mir nie träumen lassen, was einmal daraus werden sollte. Ich danke Margo Baldwin und Makenna Goodman von Chelsea Green Publishing, die erkannten, wie dringend diese Informationen die Menschen erreichen müssen, die sie am meisten brauchen, und die mir dieses Projekt anvertrauten.

Und zu guter Letzt danke ich von ganzem Herzen meiner Familie und meinen Freunden, die viel mehr an mich glaubten als ich selbst. Meiner Mutter konnte ich bei ihrem Kampf um ihre Gesundheit nicht mehr helfen, doch ich hoffe inständig, dass ich über dieses Buch nun anderen Müttern beistehen kann.

EINLEITUNG

Aus Sicht der Schulmedizin und des pharmazeutischen Angebots gleicht die Diagnose „Alzheimer-Krankheit“ derzeit praktisch einem Todesurteil. Die bisher entwickelten Medikamente zeigen erschütternd wenig Wirkung, und so hat die moderne Medizin gegen diese zerstörerische Erkrankung kaum etwas aufzubieten. Ärzte und Therapeuten raten allenfalls dazu, geistig aktiv zu bleiben, gern auch durch neue Hobbys oder das Erlernen einer Fremdsprache. Dass etwas derart Zerstörerisches wie Morbus Alzheimer sich durch Kreuzworträtsel und Sudokus aufhalten ließe, ist jedoch ein unverantwortlicher bis beleidigender Rat. Angesichts der emotionalen, psychischen und finanziellen Belastungen der Betroffenen und ihrer Angehörigen sind die mangelnden Fortschritte bei der Therapie entmutigend.

Kognitiver Abbau ist keineswegs eine automatische Begleiterscheinung des Alters, und wenn es dazu kommt, müssen wir seinem Fortschreiten nicht hilflos zuschauen. Gemäß der Theorie zur Alzheimer-Entstehung, die in diesem Buch vorgestellt wird, müsste es möglich sein, den Verlauf dieser degenerativen Erkrankung aufzuhalten, hinauszuzögern oder gar umzukehren.

Dass die Strategien, von denen ich berichten werde, (noch) nicht allgemein diskutiert werden, liegt daran, dass bisher nur kleinere Forschungs- und Medizinergruppen darüber Bescheid wissen, die sich im Labor damit befassen oder erste Erkenntnisse mit ihren Patienten umsetzen. Viele andere Ärzte, auch Neurologen und Geriater (also genau jene, an die wir uns bei diesem Thema wenden), kennen sich mit diesem extrem vielversprechenden therapeutischen Ansatz kaum aus. Aus dieser Wissenslücke sollten wir ihnen jedoch keinen Vorwurf machen. Meine Nachforschungen und die Strategien, die dieses Buch vorstellt, sind unkonventionell und in mancherlei Hinsicht relativ neu. Sie können sich daher nicht auf Jahrzehnte randomisierter, placebokontrollierter Doppelblindstudien stützen, die bisher als Goldstandard gelten. Doch wie man in der Wissenschaft gern sagt: „Dass der Nachweis fehlt, bedeutet nicht, dass es keinen Nachweis gibt.“ Für die hier besprochenen Methoden fehlen nicht etwa deshalb stapelweise wissenschaftliche Belege, weil sie nicht helfen, sondern vielmehr, weil sie so unkonventionell sind. Nicht viele Ärzte sind mutig genug, vom offiziellen Behandlungsschema abzuweichen und etwas Neues auszuprobieren – nicht einmal dann, wenn die übliche Vorgehensweise regelmäßig zum üblichen Ergebnis führt, nämlich zu *keinem*. *Keine* Verbesserung für die Alzheimer-Patienten. *Kein* Lichtblick für ihre Angehörigen und diejenigen, die sie unterstützen.

Das ist erschütternd und zudem völlig unnötig. Nach Sichtung der aktuellen medizinischen Literatur spricht vieles dafür, dass die Alzheimer-Krankheit in erster Linie auf Probleme mit dem Gehirnstoffwechsel zurückzuführen sein dürfte: Das Gehirn ist nicht mehr in der Lage, Energie zu erzeugen. Wenn Morbus Alzheimer somit ein Stoffwechselproblem ist, wäre eine Stoffwechselumstellung, die dem Gehirn wieder Energie zuführt, der vielversprechendste Ansatz, um das eigentliche Problem zu beseitigen und damit den Krankheitsverlauf potenziell zu verlangsamen und umzukehren. Das bedeutet insbesondere eine Ernährungsumstellung und Anpassungen des Lebensstils, um im ganzen Körper, vor allem aber im Gehirn, den Energiestoffwechsel zu verändern. So weit klingt das alles ganz logisch, oder? Und warum springt die Schulmedizin bisher nicht darauf an?

Vor mehr als 100 Jahren klassifizierte Dr. Alois Alzheimer die Alzheimer-Krankheit *(Morbus Alzheimer)* erstmals als eigenständiges medizinisches Krankheitsbild. Seither hat die Wissenschaft unglaublich viel Wissen zu den Stoffwechselveränderungen zusammengetragen, die dieser Krankheit zugrundeliegen. Trotz allem, was üblicherweise in den Medien an Gesundheitsinformationen umherschwirrt, wissen wir bereits eine ganze Menge über die Entstehung dieser erschreckenden Form des kognitiven Abbaus. Doch leider dauert es Jahre, mitunter gar Jahrzehnte, bis die faszinierenden Untersuchungen aus den Laboren und Universitäten unserer Welt die Ärzteschaft insgesamt erreicht und auch Neurologen und Geriater darauf aufmerksam werden. Und noch länger dauert es, bis solche Ergebnisse in Standardempfehlungen umgesetzt werden. (Hinzu kommt, dass Pharmaunternehmen kein Interesse daran haben, Forschungsgelder in die Untersuchung von Ernährungsumstellungen und Lebensstilveränderungen zu stecken, allesamt Maßnahmen, die ganz ohne teure Labors und Pharmazeutika wirkungsvoll sind – denn so etwas ließe sich nicht patentieren und für Unsummen vermarkten.)

Glücklicherweise müssen wir nicht warten, bis sich die stets etwas zähe Lehrmeinung verändert hat. Wir können umgehend aktiv werden und unsere Gesundheit zurückerobern oder denen, die wir lieben, dabei helfen. Der aktuelle Stand der Wissenschaft deutet stark darauf hin, dass wir fortschreitende kognitive Beeinträchtigungen aufgrund von Stoffwechselveränderungen im Gehirn durch eigene Maßnahmen verlangsamen, verhindern und möglicherweise sogar rückgängig machen können.

Die Alzheimer-Krankheit und ihre Vorstufe „leichte kognitive Beeinträchtigung" (MCI, engl. *mild cognitive impairment*) beruhen auf diversen Faktoren, von denen man möglichst viele angehen sollte. Es ist ein komplexer Krankheitsprozess, aber die potenziellen Lösungen müssen keineswegs ebenso komplex sein. Vielmehr liegen elegante Ansätze auf der Hand, sobald man die gestörten biochemischen und physiologischen Prozesse begreift, die den neurodegenerativen Veränderungen zugrunde liegen, die MCI und Alzheimer vorausgehen.

Falls Sie selbst gegen diese Erkrankung ankämpfen oder mitansehen müssen, wie ein geliebter Mensch sich in eine Person verwandelt, die nicht wiederzuerkennen ist, sollten die von mir präsentierten Informationen ein Hoffnungsstreifen sein. Sie müssen nicht mehr im Nebel tappen. Lesen Sie weiter, bis Sie verstehen, dass die Empfehlungen in diesem Buch wissenschaftlich begründet und logisch sind. Seien Sie mutig genug, sie umzusetzen, und schlagen Sie *jetzt* einen neuen Weg ein.

Alle Mediziner, Therapeuten, Forscher und Wissenschaftler, die diese Zeilen lesen, bitte ich um Verständnis dafür, dass ich aus Rücksicht auf meine Zielgruppe – Menschen mit kognitiven Beeinträchtigungen oder Morbus Alzheimer sowie ihre Angehörigen und Pflegekräfte – einige relevante biochemische und physiologische Zusammenhänge vereinfacht darstelle und die Krankheit mitunter etwas salopp mit dem umgangssprachlichen Ausdruck „Alzheimer" bezeichne. Dennoch hoffe ich inständig, dass ich trotz dieser Vereinfachung nichts verfälscht habe. Ich habe mich bemüht, mich an das vorsichtige Grundprinzip zu halten, das häufig (wenn auch vielleicht irrigerweise) Albert Einstein zugeschrieben wird: „Man sollte alles so einfach wie möglich machen, aber nicht einfacher."

Ein Hinweis an Pflegende

Wie Sie bald sehen werden, müssen die Ernährung- und Lebensstilinterventionen, die ich vorschlage, gut überwacht werden und erfordern zudem eine umfassende Kontrolle von Essverhalten und Lebensweise der Betroffenen. Die meisten Mahlzeiten müssen aus vollwertigen, unverarbeiteten Lebensmitteln zubereitet werden, damit Sie alle Zutaten kennen und Ihre Bemühungen nicht durch versteckten Zucker und Stärke in Fertigprodukten unterlaufen werden. Deshalb ist die Ernährungsform, die in diesem Buch vorgestellt wird, am leichtesten umzusetzen, wenn der oder die Angehörige in Ihrem Haushalt lebt oder im eigenen Heim von einer Person gepflegt wird, der Sie alles Notwendige beibringen, die das Essverhalten und die anderen Elemente überwachen kann und darauf achtet, dass die gestrichenen Lebensmittel wirklich nicht verzehrt werden und auch sonst keine Rückfälle eintreten.

Wenn die Betroffenen in einem Pflegeheim oder einer ähnlichen Form des betreuten Wohnens leben, wo das Essen von der Einrichtung gestellt wird, wird die Umsetzung schwierig bis unmöglich.

Leider entspricht Essen aus der Großküche selten der gewünschten Qualität und enthält zudem für gewöhnlich einen hohen Kohlenhydratanteil, relativ wenig hochwertiges Protein und praktisch keine natürlichen, gesundheitsfördernden Fette. Das gilt besonders für herkömmliche Pflegeeinrichtungen diverser Träger. Die Ernährungspläne solcher Heime sind gut gemeint, doch sie entsprechen in der Regel offiziellen Empfehlungen für eine „gesunde Ernährung". Und diesen Vorgaben zufolge sollen die Mahlzeiten wenig Cholesterin und Fett enthalten. Wie Sie in diesem Buch jedoch erfahren werden, lechzt ein geschädigtes, angeschlagenes Gehirn nach genau diesen beiden Nährstoffen.

Aus wirtschaftlichen Überlegungen heraus verwenden Heime üblicherweise kostengünstige, abgepackte Produkte mit hohem Zucker- und Stärkeanteil, darunter Weißbrot, Konfitüre, Kompott und Fruchtmus, Fruchtsaft, Kuchen, panierte Bratlinge und dergleichen. Auch das Gemüse ist vielfach reich an Stärke, weil dies einfach preiswerter ist. (Stärkereiches Gemüse wie Mais, Kartoffeln oder Erbsen ist günstiger und lässt sich besser lagern als nährstoffreiches Blattgemüse und anderes frisches Gemüse mit kräftigen Farben, das schneller verdirbt.) Hinzu kommt, dass den tierischen Lebensmitteln, die solche Pflegeeinrichtungen bereitstellen, dank eines über 60 Jahre währenden Feldzugs gegen gesättigte Fette und Cholesterin die entscheidenden Vitamine und Mineralstoffe fehlen, die der Körper für seine Reparatur und Regeneration bräuchte. Denn üblicherweise bietet man fettarme oder fettfreie Produkte an – fettreduzierte Milch, Ersatzfette statt Butter, Hühnerfleisch ohne Haut, fettreduzierten Käse und Joghurt sowie Fleischersatzprodukte aus Sojabohnen, Mais und Weizenprotein.

Aber verlieren Sie nicht den Mut! Wenn Ihre Angehörigen in einer speziellen Einrichtung leben, können Sie vielleicht mit der Heimleitung und insbesondere der Küchenleitung reden und diese Ernährungsansätze ansprechen. Ich möchte Sie sogar ausdrücklich dazu ermuntern! Wir *müssen* diesen Dialog führen, je früher, desto besser. Denn diese Berufsgruppe kann das Schicksal vieler Heimbewohner erheblich beeinflussen. Wenn wir diese Menschen dazu bringen können, gegenüber der Alzheimer-Krankheit und anderer Formen des neurologischen Abbaus eine neue Einstellung zu entwickeln, können wir vielleicht noch etwas gegen den Anstieg dieser furchtbaren Krankheitsbilder unternehmen, auf die konventionelle Pflegemodelle bisher keine Antwort haben.

Auch für diejenigen unter Ihnen, die persönlich für demente Angehörige sorgen, ist die Umsetzung keineswegs einfach. Sie kann meines Erachtens wirksam sein, doch es bleibt eine Herausforderung. Die Alzheimer-Krankheit beruht auf diversen Faktoren, und daher müssen viele davon einbezogen werden. Wenn der oder die Betroffene noch relativ jung ist und die Beeinträchtigung noch eher leicht, sodass er oder sie sich noch weitgehend selbst versorgen kann, wird es deutlich einfacher für Sie. Bei sehr betagten Menschen hingegen oder stark fortgeschrittenem, lang anhaltendem Krankheitsbild sind Fortschritte eventuell kaum möglich. Verwirrtheit, Angriffslust und andere Verhaltensstörungen, die häufig mit zunehmender Demenz einhergehen, können eine Ernährungsumstellung nahezu unmöglich machen. Lesen Sie in diesem Fall dennoch weiter, denn so werden Sie besser verstehen, wie und warum diese Erkrankung sich entwickelt hat. Sie können lernen, was Sie selbst tun können, um einem ähnlichen Schicksal so weit wie möglich vorzubeugen, und vielleicht finden Sie hier und da auch eine Anregung, was Sie aktuell für Ihre Angehörigen tun können. Sie kommen sich in diesem Kampf schon viel zu lange machtlos vor. Es ist an der Zeit, die Faktoren in die Hand zu nehmen, die Sie beeinflussen *können*. Womöglich können Sie nicht alles umsetzen, aber das sollte Sie nicht davon abhalten, wenigstens *etwas* zu tun.

Falls demente Angehörige in Ihrem Haushalt leben (oder ein anderer Verwandter oder Freund bereit ist, die Verantwortung für deren Ernährung zu übernehmen), ist die Diät leichter durchzuhalten, wenn weitere Menschen im Haushalt mitmachen. Da der hier vorgestellte Ernährungsansatz auch andere Gesundheitsprobleme, zum Beispiel Herzgefäßprobleme, Typ-1-Diabetes und Typ-2-Diabetes, metabolisches Syndrom, Adipositas, chronisches Erschöpfungssyndrom, gastroösophagealen Reflux, das polyzystische Ovarsyndrom oder psychische Beeinträchtigungen, positiv beeinflussen kann, profitieren auch viele Menschen davon, die nicht an der Alzheimer-Krankheit leiden. (In Kapitel 23 sind viele Erkrankungen aufgeführt, bei denen sich eine kohlenhydratarme oder ketogene Ernährung als hilfreich erwiesen hat.)

Manchmal kommt es bei den Betroffenen zu Verdauungsstörungen, oder sie klagen über Veränderungen des Geschmacks- und Geruchsempfindens, die es ihnen erschweren, die Ernährungsempfehlungen aus diesem Buch umzusetzen. Dann könnten einige Kniffe helfen, die in Kapitel 21 geschildert werden.

Mir ist bewusst, wie schwierig es sein kann, diese Strategie bei fortgeschrittenem Krankheitsverlauf und schweren kognitiven Beeinträchtigungen umzusetzen. Das ist kein Spaziergang. Dennoch möchte ich Sie ermuntern, möglichst viele dieser Empfehlungen einzuführen. Ich bin davon überzeugt, dass sie unglaublich zur Lebensqualität der Betroffenen – und damit auch zu Ihrer eigenen – beitragen können.

TEIL I

Die Alzheimer-Krankheit als Stoffwechselerkrankung

In Teil I geht es um den Einfluss des Stoffwechsels auf die Entstehung von Morbus Alzheimer und um Verbindungen zur modernen Ernährungs- und Lebensweise. Dazu beleuchten wir Schlüsselfaktoren wie den Gehirnstoffwechsel, einen chronisch erhöhten Insulinspiegel, die Neuronenstruktur, Beta-Amyloid-Ablagerungen und den Genotyp ApoE4. Außerdem untersuchen wir, inwiefern eine kohlenhydratarme Ernährungsform hilfreich sein könnte, um Gedächtnisverlust und kognitivem Abbau entgegenzuwirken.

KAPITEL 1

Die Alzheimer-Krankheit: Ihre Ursachen und unsere Kampfansage

Aluminium, Pestizide, Umweltgifte oder genetisch veränderte Lebensmittel – für die Alzheimer-Krankheit wurden schon viele denkbare Ursachen erwogen, und häufig galt der Verdacht potenziell schädlichen Substanzen, die von außen in den Körper eindringen und die kognitive Funktion beeinträchtigen. Außerdem wurden diverse Strategien empfohlen, um geistig fit zu bleiben und die Bildung neuer Nervenbahnen anzuregen, zum Beispiel das Lösen von Kreuzworträtseln, ein Instrument oder eine Sprache zu lernen oder sich ein neues Hobby zuzulegen. Doch was wäre, wenn Alzheimer in Wahrheit auf einem Stoffwechselproblem beruht und von innen heraus entsteht? In diesem Fall müsste die Lösung beim Stoffwechsel ansetzen und wäre eine umfassende Strategie, die diverse biochemische Signalwege im Körper verändern kann. Ein solcher Lösungsansatz müsste den Stoffwechsel im Gehirn wieder normalisieren und ließe sich auch durch noch so viele Kreuzworträtsel und Vokabeln nicht erreichen. Natürlich ist es mit zunehmendem Alter wichtig, geistig gesund und aktiv zu bleiben und weiterhin bewusst Neues zu lernen. Doch die Vorstellung, dass die Alzheimer-Krankheit dadurch entstehen könnte, dass der Verstand „denkfaul" geworden ist, ist wissenschaftlich unhaltbar. Denn hier ist etwas anderes am Werk, das die kognitive Funktion und die Übertragung von Nervenimpulsen im Gehirn grundlegend beeinflusst.

Es wird von Tag zu Tag wichtiger, die wahren Ursachen der Alzheimer-Krankheit zu identifizieren. Die Pflegekosten für die Betroffenen dürften Mitte des 21. Jahrhunderts viele Milliarden verschlingen, auch wenn der ökonomische Aspekt hinter der persönlichen Tragödie der Opfer und ihrer Angehörigen eher verblasst.[1] Entscheidend ist, dass wir die Ursachen dieser Krankheit aufdecken, um das Problem an der Wurzel zu packen. Nur so können wir ihrer Entstehung nach besten Kräften vorbeugen, das Fortschreiten hinauszögern und ihre Ausprägungen womöglich sogar rückgängig machen. Und weil wir bisher nicht die eigentliche Ursache angehen, konnten pharmazeutische Mittel gegen die einzelnen Symptome bisher allenfalls wenig gegen die Erkrankung selbst ausrichten, sondern haben sie teilweise nach anfänglichen Erfolgen sogar noch *verschlimmert*.[2]

Die derzeitige wissenschaftliche Literatur zu den Ursachen der Alzheimer-Krankheit deutet darauf hin, dass die Erkrankung auf Stoffwechselstörungen zurückgeht, die zunächst außerhalb des Gehirns ablaufen. Diese Störungen ziehen den gesamten Körper in Mitleidenschaft, aber ihre Symptome werden häufig übersehen (oder geflissentlich ignoriert), bis das Gehirn so tief greifend geschädigt ist, dass der kognitive Abbau den Alltag beeinträchtigt und ehedem starke, unabhängige Menschen nicht mehr selbst für sich sorgen können.

Die Ergebnisse sind eindeutig: Die Alzheimer-Krankheit beruht in erster Linie darauf, dass Teile des Gehirns nicht mehr ausreichend Energie aus Glukose gewinnen können. Diese mangelhafte Energieversorgung lässt die Nervenzellen im Gehirn schwächer werden und degenerieren, was die Kommunikation unter ihnen immer mehr erschwert. Der Zusammenbruch der neuronalen Kommunikation erzeugt Verwirrtheit, Gedächtnisverlust und die typischen Verhaltensänderungen. Die Verbindung zwischen Glukoseverwertung, Insulinsignalen und Alzheimer ist so deutlich, dass viele Wissenschaftler Alzheimer inzwischen als „Diabetes des Gehirns“ oder „Typ-3-Diabetes“ einstufen.[3] Trotz eines engen Zusammenhangs zwischen Typ-2-Diabetes und Alzheimer ist diese Erkrankung aber keineswegs eine Folge von Typ-2-Diabetes. Viele Typ-2-Diabetiker werden nie dement, und viele Alzheimer-Kranke entwickeln keinen klassischen Diabetes. Die beiden Erkrankungsformen sind eher als physiologische Cousins zu betrachten: Sie gehen zwar letztlich auf dieselbe Stoffwechselstörung zurück, doch es sind unterschiedliche Körperteile davon betroffen. Beim Typ-2-Diabetes wirken sich Insulinresistenz und gestörter Kohlenhydratstoffwechsel in erster Linie auf Muskeln, Organe und Peripherie aus (und betreffen damit weder das Gehirn noch das zentrale Nervensystem). Bei der Alzheimer-Krankheit beschränken sich die Schäden weitgehend auf das Gehirn.

Der Einfluss der modernen Ernährung

Wenn Morbus Alzheimer letztlich auf Stoffwechselveränderungen zurückgeht, die denen von Typ-2-Diabetes ähneln – Insulinresistenz und Hyperinsulinämie (langfristig erhöhter Insulinspiegel im Blut) –, beruht die Erkrankung vermutlich auch auf denselben Ursachen wie von Typ-2-Diabetes. Zur gestörten Signalwirkung des Insulins tragen diverse Faktoren bei; zu den wichtigsten zählt eine Ernährung, die nicht unseren physiologischen Grundbedürfnissen entspricht.

Das Essverhalten, das heute als „amerikanische Standardernährung" gilt und als „moderne westliche Ernährung" in vielen anderen Ecken der Welt übernommen wurde, unterscheidet sich deutlich von der Ernährungsweise, die den Theorien zufolge unseren Ahnen im Verlauf der Evolution das Überleben sicherte.[4] Auch wenn die gegenwärtig akzeptierten Ernährungsempfehlungen von staatlicher und ärztlicher Seite sich allmählich verändern, wird in den Industrieländern doch seit 50 Jahren vor gesättigten Fetten und Cholesterin gewarnt. Man riet den Menschen, sich cholesterinarm zu ernähren, Fett zu sparen und den Energiebedarf möglichst über Kohlenhydrate zu decken, besonders durch Getreide wie Weizen, Mais und Reis. Die wenigen Fette, die noch empfohlen wurden, waren pflanzliche Öle (wie Sojaöl oder Maisöl), die einen hohen Anteil an leicht zerfallenden und schnell oxidierenden, mehrfach ungesättigten Fettsäuren enthalten. Von den chemisch stabileren, gesättigten Fetten, wie sie vornehmlich in tierischen Lebensmitteln (Butter) und tropischen Pflanzen (Kokosöl, Palmöl) vorliegen und die zum Kochen besser geeignet sind, wurde abgeraten.[5]

Zudem enthält die moderne, industriell gefertigte Nahrung auch generell weniger dunkelgrünes oder stark farbiges Gemüse und Früchte mit vielen Phytonährstoffen und Antioxidanzien als die Nahrung, die unsere robusteren Vorfahren vermutlich verzehrten. Unter pflanzlicher Nahrung verstehen wir zunächst einmal stärkereiche Kohlenhydratquellen wie Weizen, Kartoffeln oder Mais. Diese Ernährung, die nicht unserer Evolution entspricht, scheint mit so unterschiedlichen Krankheitsbildern wie koronare Herzkrankheit, Akne, Adipositas, Sehstörungen, polyzystischem Ovarsyndrom und Krebs in Verbindung zu stehen.[6] Wenn die physiologischen und biochemischen Wirkungen dieser Lebensmittel (bei gleichzeitigem Mangel an Gemüse mit vielen Mikronährstoffen und vollwertigen, natürlichen Fetten) im späteren Lebensverlauf die kognitive Funktion angreifen, können wir der Liste der vermutlich von dieser Ernährung verursachten Leiden auch die Alzheimer-Krankheit hinzufügen.

Angesichts von Bluthochdruck, Diabetes, koronarer Herzkrankheit und metabolischem Syndrom in epidemischem Ausmaß sind die schädlichen Wirkungen stark verarbeiteter Nahrung mit einem geringen Gehalt an Vitaminen, Mineralstoffen und natürlichen Fetten nicht zu bestreiten. Doch die physiologischen Einflüsse dieser Ernährung enden keineswegs an der Blut-Hirn-Schranke, die das Gehirn vom Rest des Körpers abgrenzt. Das Gehirn hat einen ungeheuren Energiebedarf. Einerseits macht es im Normalfall nur etwa zwei Prozent des Körpergewichts aus, andererseits verbraucht es rund 20 Prozent der verfügbaren Glukose und des Sauerstoffs.[7] Dieser unverhältnismäßig große Energieverbrauch bedeutet, dass alles, was die Energieversorgung oder -verarbeitung im Gehirn beeinträchtigt, sich massiv auf Gedächtnis, Emotionen, Verhalten und Verstand auswirkt.

Ein besonders wichtiges Element in diesem Zusammenhang ist das metabolische Syndrom. Beim metabolischen Syndrom liefern verschiedene Marker Hinweise, dass der Körper Schwierigkeiten mit der Kohlenhydratverwertung hat.[8] Auf den Verzehr von stärke- und zuckerreichen Speisen reagiert der Körper in diesem Fall mit einem länger anhaltenden, ungewöhnlich hohen Insulin- oder Glukosespiegel. Solche Marker sind beispielsweise die Stammfettsucht (Apfelform mit einer betonten Körpermitte bei vergleichsweise schlanken Armen und Beinen), Bluthochdruck, erhöhte Triglyzeridwerte (Blutfette), erhöhte Mengen an kleinen Low-Density-Lipoproteinen (LDL-Partikel), reduzierte Mengen an High-Density-Lipoproteinen (HDL-Partikel), erhöhte Blutzucker- und Insulinwerte sowie ein erhöhter Hämoglobin-A1c-Wert (der Aussagen über den Langzeitblutzucker gestattet).[9] Viele dieser Merkmale gehen mit Typ-2-Diabetes Hand in Hand, und es besteht Grund zur Annahme, dass leichte kognitive Beeinträchtigungen (der Vorläufer von Alzheimer) ebenfalls zu den Krankheitsbildern zählen, die daraus folgen.

Die meisten (vielleicht auch alle) Merkmale des metabolischen Syndroms lassen sich durch eine Senkung der Kohlenhydratzufuhr positiv beeinflussen.[10] Das liegt daran, dass das metabolische Syndrom auf einer Langzeitinsulinresistenz beruht, die wiederum auf Überernährung (insbesondere mit raffinierten Kohlenhydraten) in Verbindung mit dem Dauerstress des modernen Lebens, schlechtem und unzureichendem Schlaf sowie Bewegungsmangel zurückgeht. All diese Elemente tragen dazu bei, dass der Körper Kohlenhydrate und andere Energieträger irgendwann schlechter verwerten kann. Abgesehen von den Kohlenhydraten sind auch andere Lebensstil- und Ernährungsfaktoren an der Entstehung von Insulinresistenz und metabolischem

Syndrom beteiligt; exzessiver Kohlenhydratkonsum zählt jedoch zu den Hauptantriebsfedern.

An dieser Stelle sei ausdrücklich angemerkt, dass die Alzheimer-Krankheit nicht nur dann entsteht, wenn zuvor das metabolische Syndrom oder Typ-2-Diabetes diagnostiziert wurde. (Auf dieses Thema gehen wir in Kapitel 2 näher ein.) Genetisch oder umweltbedingt (oder durch Vorgänge im Körperinneren) ist die kognitive Beeinträchtigung durch Alzheimer mitunter die einzige erkennbare Ausprägung von Insulinresistenz und Kohlenhydratintoleranz. Deshalb besteht auch bei „normalen" Blutwerten die Möglichkeit, dass der Körper mit seinem Kohlenhydratstoffwechsel und erhöhtem Insulinspiegel zu kämpfen hat. Und bei genauerer Laborauswertung dürften wahrscheinlich zumindest einige Merkmale des metabolischen Syndroms zutage treten. Tatsächlich waren sie gegebenenfalls schon seit Jahren präsent, wurden aber übersehen, weil Ärzte insbesondere auf Gewicht, Herz oder Diabetes achten und weniger auf die Verbindung zwischen Gesundheit und Gehirn und Verstand.

Wissenschaftliche Untersuchungen belegen, dass das Gehirn vor Stoffwechsel- und Umweltproblemen keineswegs besser geschützt ist als der Rest des Körpers. Vielmehr besteht sogar Grund zu der Annahme, dass das Gehirn aufgrund seines hohen Energiebedarfs, eines schnelleren Sauerstoffverbrauchs, hoher Konzentrationen an langkettigen, mehrfach ungesättigten Fettsäuren (die zu Oxidationsschäden neigen) und einer geringeren Regenerationsfähigkeit (durch die Bildung neuer Zellen) für die schädlichen Auswirkungen der modernen Ernährungs- und Lebensweise besonders anfällig ist.

Betrachten wir Typ-2-Diabetes als Modell für die Energieverwertung in einem Körper, der mit Kohlenhydraten nicht mehr richtig umgehen kann, so sehen wir zunächst, dass der Körper nicht mehr effektiv von Kohlenhydraten mit Energie versorgt wird. Zugleich aber hindert der chronisch erhöhte Insulinspiegel andere wichtige Energieträger (nämlich Fette und Ketone) daran, im Blut ein Niveau zu erreichen, das den Körper ernähren könnte. Menschen mit Typ-2-Diabetes haben vielfach mit ständiger Müdigkeit und Erschöpfung, chronischen Schmerzen und Energiemangel zu kämpfen. Das liegt daran, dass sie zwar trotz des häufig (aber nicht immer) vorliegenden Übergewichts auf zellulärer Ebene *hungern*. Diese Erkenntnis lässt sich auf das Alzheimer-Gehirn übertragen: Im Kern besteht bei der Alzheimer-Krankheit ein Energiemangel im Gehirn. Aufgrund der Hyperinsulinämie (zu viel Insulin im Blut), Insulinresistenz und einer eingeschränkten Fähigkeit, Glukose zu verstoffwechseln, verhungern im Gehirn die Nervenzellen.

Lässt sich das belegen?

Wie andere chronische Krankheiten der Moderne entsteht auch die Alzheimer-Krankheit nicht über Nacht. Schon Jahre vor der Diagnosestellung tauchen messbare und subjektive Symptome auf. Die kognitive Funktion nimmt allmählich ab. (Die erwähnten „leichten kognitiven Beeinträchtigungen" gehen dem Vollbild der Alzheimer-Krankheit häufig voraus.) Was wir bei älteren Menschen als kleine Aussetzer und Vergesslichkeit einstufen, könnte durchaus eines der frühesten Anzeichen dafür sein, dass das Gehirn nicht mehr genug Energie erzeugen kann.

Zu den wichtigsten Kennzeichen von Alzheimer zählt eine reduzierte zerebrale Glukosestoffwechselrate (CMRglu): Das Tempo, in dem der Blutzucker im Gehirn in Energie umgewandelt wird, geht zurück. Im Vergleich zu Gesunden ist die CMRglu bei Alzheimer-Patienten um bis zu 45 Prozent vermindert; manche Forscher halten das für die vorherrschende Abweichung dieser Erkrankung.[11] Dabei beschränkt sich die reduzierte Treibstoffverwertung auffällig auf bestimmte Regionen im Gehirn, in denen Gedächtnis- und Lernprozesse verankert sind. Regionen, in denen visuelle und sensomotorische Reize verarbeitet werden, bleiben hingegen unberührt. Das heißt, die Betroffenen können weiterhin gehen, sehen, Dinge zur Hand nehmen oder sich anderweitig bewegen. Nur die kognitive Funktion ist eingeschränkt. PET-Scans (Positronenemissionstomografien) von Menschen mit erhöhtem Alzheimer-Risiko belegen, dass diese Reduzierung bereits in jüngeren Jahren beginnt, lange bevor sich Symptome der Alzheimer-Krankheit zeigen. Das scheint der allererste Schritt in einer langen Ereigniskette zu sein, die irgendwann mit dem Vollbild der Erkrankung endet. Der Rückgang der Glukoseverwertung ist als auslösender Faktor besonders teuflisch, weil es für diese Veränderung keine erkennbaren Symptome gibt. Das Gehirn kann den inneren Energiemangel jahrzehntelang kompensieren, ehe auch nach außen hin Anzeichen erkennbar werden. Ich möchte an dieser Stelle betonen, dass Versuchspersonen bei Tests in jüngeren Jahren kognitiv völlig normal abschneiden und keinerlei Hinweise auf die Alzheimer-Krankheit liefern. Aus diesem Grund lässt sich der langsame Rückgang der CMRglu mit dem Kanarienvogel im Bergwerk vergleichen, der bei zunehmender Kohlenmonoxidbelastung frühzeitig von der Stange fällt. Er ist ein präklinischer Hinweis darauf, dass etwas schief läuft – lange bevor die Schädigung so weit fortgeschritten ist, dass die Symptomatik offensichtlich wird.

Dass der Glukosestoffwechsel im Gehirn zurückgeht, lässt sich bei konkretem Risiko (aufgrund von Genotyp oder Familiengeschichte) bereits vor dem

30. oder 40. Lebensjahr nachweisen, also Jahrzehnte vor einer äußerlichen Manifestierung der Krankheit. In diesem Fall geht es um eine lebenslange Ernährungs- und Lebensstilumstellung und nicht etwa um die verzweifelte Reaktion auf eine Alzheimer-Diagnose mit 80 Jahren. Das Gehirn kann die suboptimale Energieversorgung oft viele Jahre lang ausgleichen. In dieser Zeit bleibt die kognitive Funktion unbeeinträchtigt. Und ohne erkennbare Probleme sehen Menschen über 40 oder 50 Jahren noch keine Veranlassung, ihre Glukoseverwertung im PET-Scan überprüfen zu lassen. Gelegentliche Aussetzer oder „Matsch im Gehirn" assoziieren wir lieber mit dem normalen Alterungsprozess. *(Wo waren doch gleich meine Schlüssel? Hatte ich am Donnerstag nicht noch irgendeinen Termin?)* Dabei könnte es durchaus sein, dass das Gehirn uns auf diese Weise mitteilt, dass es allmählich nicht mehr in der Lage ist, ausreichend Energie aus Glukose zu gewinnen. Wir können über solche Momente lachen *(Ich werde langsam senil!)*, und jeder tritt mitunter durch eine Tür undweiß nicht mehr, was er gerade wollte. Doch wenn solche Situationen sich häufen und zunehmend verstörender erscheinen, ist das nicht mehr zum Lachen.

Früher wurde die Alzheimer-Krankheit vielfach als „Verkalkung" abgetan und galt als Alterserscheinung. Inzwischen jedoch werden leichte kognitive Beeinträchtigungen oder Alzheimer auch bei jüngeren Menschen diagnostiziert. Die kognitive Beeinträchtigung beschränkt sich nicht mehr auf das hohe Alter, wo mit einem gewissen Grad an Gedächtnislücken und Verwirrung durchaus zu rechnen ist. Aber was geschieht, wenn Menschen schon mit unter 70, unter 60 oder gar in noch jüngeren Jahren erste Anzeichen für kognitiven Abbau aufweisen?

Der Rückgang des zerebralen Glukosestoffwechsels ist kein singulärer Prozess. Zur Energiegewinnung nehmen wir üblicherweise über drei Hauptquellen – die sogenannten *Makronährstoffe* – Proteine, Fette und Kohlenhydrate auf. Das Gehirn bevorzugt Glukose (aus Kohlenhydraten) als Brennstoff. Wenn es diese Energiequelle immer schlechter verwerten kann, können die Nervenzellen ihre Funktionen auch immer schlechter erfüllen und leiden regelrecht Hunger. Um es noch einmal zu betonen: Im Grunde genommen bedeutete Morbus Alzheimer, dass die Gehirnzellen ganz langsam verhungern.

Ein weiteres Puzzleteil, das die Alzheimer-Krankheit mit einem chronisch erhöhten Insulinspiegel verknüpft, sind die Beta-Amyloid-Ablagerungen im Gehirn (mehr dazu in Kapitel 6). Beta-Amyloid-Ablagerungen sind Proteinbruchstücke, die sich im Gehirn ansammeln, verhärten und die Kommunikationsfähigkeit der Zellen beeinträchtigen. Neben einer verminderten Glukoseverwertung zählen diese „senilen Plaques“ zu den Hauptdiagnosekriterien der Alzheimer-Krankheit. Bruchstücke von Beta-Amyloid-Proteinen sind auch bei gesunden Menschen normal. Im Krankheitsfall jedoch ballen sie sich zu charakteristischen, größeren und unlöslichen „Knoten“ zusammen.[12]

Zudem sammelt sich bei Alzheimer-Patienten weit mehr Beta-Amyloid an als bei gesunden Menschen.[13] Das ist bemerkenswert, weil der Körper mit kleineren Beta-Amyloid-Mengen problemlos fertig wird; erst ab einem gewissen Spiegel kommt es zur Plaquebildung. Das kann man sich folgendermaßen vorstellen: Solange die Müllabfuhr regelmäßig vorfährt, kann man seinen Müll problemlos nach draußen stellen. Wenn die Bediensteten jedoch streiken, sammelt sich immer mehr Müll an und erreicht irgendwann ein Niveau, welches das Leben vor Ort unerträglich macht. Genau das geschieht, wenn sich im Alzheimer-Gehirn zu viel Beta-Amyloid ansammelt und es nicht mehr abtransportiert wird.

Während der niedrige Beta-Amyloid-Spiegel im gesunden Gehirn sich kognitiv nicht auswirkt, kommt es bei Alzheimer-Patienten aus noch unbekanntem Grund zu einem gefährlichen Anstieg der Proteinbruchstücke. Dafür kommen zwei Ursachen in Betracht: Entweder erzeugen Alzheimer-Patienten *mehr* Beta-Amyloid oder sie bilden zwar normale Mengen, aber diese werden nicht mehr ordnungsgemäß zerlegt und abtransportiert (die Müllabfuhr streikt). Forschungsergebnisse deuten auf das zweite Szenario hin.

Für den Abtransport von Beta-Amyloid ist in erster Linie das insulinabbauende Enzym *Insulysin* verantwortlich, also dasselbe Enzym, mit dem der Körper Insulin zerlegt, sobald es seine Aufgabe erfüllt hat: Eigentlich soll Insulin die Leber davon abhalten, gespeicherte Glukose ins Blut abzugeben (was sie zwischen den Mahlzeiten tut) und Glukose und Aminosäuren aus dem Blut in die Zellen schleusen. Enzyme sind Proteine, die als Katalysatoren und Hilfsmoleküle biochemische Reaktionen schneller und reibungsloser ablaufen lassen. Ich stelle mir das gern folgendermaßen vor: Eltern, die mehr als ein Kind haben, behaupten immer, dass sie kein Lieblingskind haben. Enzyme sind da anders; sie haben Lieblingsprozesse. Wissenschaftlich ausgedrückt haben Enzyme eine höhere Affinität für ganz bestimmte Zielaktionen (Substrate). Insulysin zerlegt sowohl Insulin als auch Beta-Amyloid, aber seine Insulinaffinität ist viel höher als die für Beta-Amyloid – Insulin ist sozusagen das Lieblingskind. Wenn nun Insulin und Beta-Amyloid zerlegt und beseitigt werden müssen, bekommt Insulin den Vorrang. Das bedeutet, dass das Insulysin (unsere Müllabfuhr für beide Stoffe) sich bereits beim Vorliegen geringer Insulinmengen ganz auf das Insulin konzentriert, sodass sich das Beta-Amyloid ansammeln kann.[14]

Bei chronisch erhöhtem Insulinspiegel ist das Enzym also völlig ausgelastet damit, das Insulin zu beseitigen, und so kann das Beta-Amyloid schließlich Plaques bilden. Ein dauerhaft hoher Insulinspiegel ist häufig bei Menschen zu beobachten, die viele stark verarbeitete Kohlenhydrate verzehren, und das Ganze wird durch eine sitzende Lebensweise, chronischen Schlafmangel und übermäßigen Stress noch verstärkt (all diese Faktoren tragen zur Insulinresistenz bei). Das könnte ansatzweise erklären, warum das Risiko für die Alzheimer-Krankheit bei Menschen mit einer bestimmten genetischen Veranlagung zu Typ-2-Diabetes und bei Insulinpflichtigen am höchsten ist.[15] Je mehr Insulin im Blut mitschwimmt, desto mehr Beta-Amyloid sammelt sich an, und je schlechter diese Proteine abtransportiert werden, desto wahrscheinlicher ist die Entstehung von Plaques.

Treibstoff für das abgekämpfte Gehirn

Wenn wir davon ausgehen, dass die Alzheimer-Krankheit letztlich darauf beruht, dass bestimmte Hirnregionen Glukose nicht mehr ausreichend verstoffwechseln können, dass sich gleichzeitig Amyloidablagerungen bilden und andere neuronale Strukturveränderungen ablaufen, die auf einem über längere Zeit chronisch erhöhten Insulinspiegel und einer zu geringen Versorgung mit wichtigen Mikronährstoffen beruhen, dann sollte jede Ernährungsintervention zur Vorbeugung oder Beeinflussung des Krankheitsverlaufs die Stoffwechsel- und Strukturveränderungen auf folgende Weise angehen: Den Insulinspiegel senken, Körper und Gehirn auf andere Energiequellen als Glukose umstellen sowie die großzügige Versorgung mit schützenden Nährstoffen, insbesondere Omega-3-Fettsäuren, Vitamin B_{12}, Zink und anderen entscheidenden Substanzen für das Gehirn.

Dabei können wir uns an dem orientieren, was beim Fasten (oder bei einer Kohlenhydratrestriktion) abläuft: Sobald dem Körper die Glukose ausgeht, schaltet er auf einen anderen Treibstoff um. Wenn Alzheimer letztlich auf Neuronen zurückzuführen ist, die hungern, weil sie Zucker nicht mehr ausreichend verwerten können, wäre der erste und wichtigste Schritt die Versorgung dieser Neuronen mit einer anderen, für sie verwertbaren Energiequelle.

Treibstoff fürs Gehirn: Glukose oder Ketone?

Sobald dem Körper die Kohlenhydrate ausgehen, schaltet er von Glukose als Primärenergiequelle auf Fettverbrennung um. In diesem Fall setzt er auf Ketone und geringe Mengen Glukose, die nicht aus Kohlenhydraten stammen, sondern aus der Glukoneogenese.[16] (Dieser Prozess wird in Kapitel 2 näher erläutert.) Ketone entstehen erst, wenn der Insulinspiegel sehr niedrig ist. Sie sind Nebenprodukte des Fettabbaus, wobei der Körper sowohl auf gespeichertes Körperfett als auch auf Ernährungsfette zugreift. Auch die Ketone selbst dienen als Treibstoff, und das Gehirn ist perfekt auf die Ketonverwertung vorbereitet. Der Ketonspiegel lässt sich auf unterschiedliche Weise erhöhen, die wir in Kapitel 2 genauer beleuchten werden. Bei den meisten Menschen reicht es bereits aus, den Insulinspiegel niedrig zu halten, indem man die Kohlenhydratzufuhr massiv einschränkt.

Häufig heißt es, das Gehirn könne nur Glukose verbrennen und bräuchte davon 120 bis 140 Gramm pro Tag. Das ist falsch und in Bezug auf die menschliche Physiologie übertrieben vereinfacht. Glukose wird regelmäßig als „bevorzugter“ Treibstoff für Körper und Gehirn dargestellt. Diese Bevorzugung gilt allerdings nur in dem Sinne, dass Glukose üblicherweise zuerst verbrannt wird. Zucker ist weder effizienter noch physiologisch „sicherer“ als die beiden anderen Energiequellen, die Körper und Gehirn verwerten können: Fette und Ketone. Wenn die Nahrung nur noch wenig Kohlenhydrate liefert, können Ketone 40 bis 60 Prozent der vom Gehirn benötigten Energie decken und dadurch den Glukosebedarf erheblich senken.[17] Und auch der verbleibende Kohlenhydratbedarf muss keineswegs über die Nahrung gedeckt werden. Der menschliche Körper ist eine perfekte Wiederverwertungsmaschine und kann andere Substanzen wie Aminosäuren (aus Proteinen) und Glycerin (aus Fetten) in Glukose verwandeln.

Schulmediziner stufen Ketone mitunter als schädlich ein, aber das sind sie nicht. Ketone sind ein normaler Faktor des menschlichen Stoffwechsels und werden bevorzugt von Gehirn und zentralem Nervensystem verbrannt, während der Rest des Körpers bei stark eingeschränkter Kohlenhydrataufnahme vor allem auf Fettverbrennung setzt.[18] (Der erstrebenswerte Zustand der ernährungsbedingten Ketose durch eine sehr kohlenhydratarme Diät ist nicht dasselbe wie die akut gefährliche *diabetische Ketoazidose*. In Kapitel 2 wird dieser Punkt genauer erläutert.)

Manch einer fragt sich jetzt vielleicht: Wenn Ketone so nützlich für das Gehirn sind und das Alzheimer-Gehirn Schwierigkeiten hat, sich zu ernähren, warum schaltet es nicht automatisch und sofort von selbst auf Ketonnutzung, sondern nimmt lieber Glukose? Das liegt daran, dass nicht genügend Ketone bereitstehen. Der Körper erzeugt nicht regelmäßig große Mengen Ketone. Normalerweise setzt die Ketonproduktion erst bei sehr niedrigem Insulinspiegel ein. Ein Ketonspiegel, der das Gehirn ausreichend mit Energie versorgen kann, entsteht erst, wenn die Kohlenhydrataufnahme und somit auch der Insulinspiegel so niedrig sind, dass der Körper komplett auf Fettverbrennung als primäre Energiequelle umschaltet. Stark vereinfacht erzeugt der Körper erst dann größere Ketonmengen, wenn er unbedingt muss, weil schlichtweg keine Glukose mehr vorhanden ist. Am leichtesten erhöht man daher die Ketonmenge im Blut (und versorgt das Gehirn mit verwertbarem Treibstoff) durch eine dramatische Senkung der Kohlenhydratzufuhr. Der Insulinspiegel lässt sich auch durch andere Ernährungs- und Lebensstilveränderungen beeinflussen, auf die wir später eingehen werden, aber eine starke Kohlenhydratreduzierung führt am schnellsten und einfachsten zum Ziel.

Die Kohlenhydrattoleranz und die passende Kohlenhydratreduktion, um den Körper zum Umstieg auf Fett- und Ketonverbrennung zu bewegen, sind individuell sehr unterschiedlich. Die meisten Menschen müssen dazu lediglich weit, weit weniger Kohlenhydrate zu sich nehmen, als wir es mit der üblichen stärke- und getreidelastigen Ernährungsweise gewohnt sind.

Futtern Sie sich aus dem Dämmerschlaf heraus!

Falls wir die Alzheimer-Krankheit tatsächlich als eine weitere „Zivilisationskrankheit“ einstufen dürfen, die vor allem durch eine Ernährungs- und Lebensweise entsteht, die nicht auf die menschliche Physiologie zugeschnitten ist, wäre die Rückkehr zu einer Ernährung, die eher unserer evolutionären Veranlagung entspricht, ein naheliegender Ausgangspunkt für den Kampf gegen dieses zerstörerische Leiden. Naheliegend erscheint eine „Steinzeitdiät“ (Paläo-Ernährung), die auf relativ große Mengen tierischer Fette und Proteine setzt, auf reichlich stärkearmes Gemüse sowie Früchte, Nüsse und Samen in begrenzter Menge. Ungünstig erscheinen Getreideprodukte und raffinierter Zucker mit hohem glykämischen Index sowie chemisch manipulierte, stark verarbeitete Lebensmittel mit einem hohen Anteil an pflanzlichen Ölen.

In Kombination mit angemessener körperlicher Aktivität, ausreichend Schlaf, Stressabbau sowie frischer Luft und Tageslicht zur Unterstützung der natürlichen zirkadianen Rhythmen könnte man mit einer derartigen Ernährungsweise dazu beitragen, die Insulinsensitivität ein Leben lang zu erhalten, und könnte sich bis ins hohe Alter an einem gut funktionierenden Körper und Geist erfreuen. Indem wir die Ernährung der Körperphysiologie anpassen, können wir kognitivem Abbau hoffentlich vorbeugen.

Um allerdings das Fortschreiten der Alzheimer-Krankheit zu verlangsamen, wenn diese sich bereits bemerkbar macht, oder gar erste Schäden am Gehirn und die typischen Stoffwechselstörungen bei Alzheimer-Patienten rückgängig zu machen, ist die Kohlenhydratreduzierung ein entscheidender erster Schritt. Dazu gehört der vollständige (oder weitgehende) Verzicht auch auf wenig verarbeitete, vollwertige Produkte mit hohem Zucker- oder Stärkeanteil wie Kartoffeln, Süßkartoffeln, Rote Bete, Bohnen, zuckerreiche Früchte (wie Trauben, Bananen oder Äpfel) und sonstiges stärkereiches Wurzel- und Knollengemüse. Solche Lebensmittel sind keineswegs per se gesundheitsschädlich – schließlich zählen sie seit Jahrtausenden zu den Grundnahrungsmitteln gesunder, robuster Bevölkerungsgruppen. Ich will weder ihren Nährstoffgehalt anzweifeln noch diese pflanzlichen Lebensmittel als Krankheitsursache bezeichnen. Wer einen gesunden Stoffwechsel hat, hat nichts zu befürchten. Doch Menschen, die bereits mit der Alzheimer-Krankheit oder anderen Formen des kognitiven Abbaus kämpfen und bei denen das Gehirn nicht mehr in der Lage ist, aus Zucker ausreichend Energie zu gewinnen, tun sich keinen Gefallen, wenn sie ihren Körper mit größeren Mengen Glukose in Form von Kohlenhydraten aus der Ernährung konfrontieren. Nur bei einer sehr kohlenhydratarmen Ernährung (und auch solche vollwertigen, nahrhaften Pflanzen liefern Kohlenhydrate) sinkt der Insulinspiegel so weit ab, dass der Körper von Glukoseverbrennung auf Fettverbrennung umsteigt und dabei ausreichend Ketone als Gehirnnahrung erzeugt. Denn ein Mangel an diesen Ketonen ist die Hauptursache für die Symptomatik der Alzheimer-Krankheit. Ketone entfalten eine derart eindrucksvolle therapeutische und nervenschützende Wirkung, dass einer der wichtigsten Forscher zum Thema Ketone und Gehirngesundheit davon ausgeht, dass der „Ketonmangel" ein echter Nachteil der modernen, kohlenhydratbetonten Ernährung ist.[19]

Die Wirkung extrem kohlenhydratarmer, ketogener Ernährungsformen auf Störungen des zentralen Nervensystems ist schon lange bekannt. Bei Alzheimer und anderen neurologischen Erkrankungen scheinen sie besonders vielversprechend zu sein.[20] Wenn das Gehirn bei verringerter Glukosezufuhr vor allem auf Ketone zugreift, müsste es Alzheimer-Patienten mit einer ketogenen Diät oder einer gezielten Verabreichung von Ketonen somit besser gehen. Diese These ließ sich in randomisierten, placebokontrollierten Doppelblindstudien gemäß internationalem Gold-Standard belegen. Dabei führte die orale Gabe von Ketonen im Vergleich zum Placebo bei kognitiven Tests zu Verbesserungen.[21]

In einer Studie zur ernährungsbedingten Ketose durch eine sehr kohlenhydratarme Diät (weniger als zehn Prozent der Gesamtkalorienmenge aus Kohlenhydraten) bei Patienten mit leichten kognitiven Beeinträchtigungen erzielten die Probanden mit reduzierter Kohlenhydratzufuhr bessere Gedächtnisleistungen als Teilnehmer, bei denen 50 Prozent der Kalorien aus Kohlenhydraten stammten.[22] Dabei korrelierten die besseren Ergebnisse mit einem höheren Ketonspiegel im Blut: je höher der Ketonspiegel, desto besser die individuelle Leistung. Bei der Low-Carb-Gruppe, nicht jedoch bei der Gruppe mit mehr Kohlenhydraten, ging der Insulinspiegel deutlich zurück. Das bedeutet, dass die verringerte Kohlenhydrataufnahme erfolgreich den Insulinspiegel senken konnte. Bei jenen, die die Hälfte ihrer Kalorien über Kohlenhydrate deckten, war kein signifikanter Insulinrückgang zu beobachten. Die Autoren vermuten nun, dass die verbesserte Gedächtnisleistung auf einer Kombination aus Ketonverwertung im Gehirn und einer verbesserten Insulinsensitivität beruht, die ihrerseits eine bessere Glukoseverwertung gestattet.

Klassische ketogene Diäten werden seit fast 100 Jahren zur Behandlung von Epilepsie eingesetzt und bedeuten, dass 80 bis 90 Prozent der Gesamtkalorien aus Fett stammen. Das ist ein klarer Bruch mit der kohlenhydratreichen Ernährung, die derzeit in der westlichen Welt als normal gilt. Die gute Nachricht lautet, dass in der Alzheimer-Therapie vermutlich *keine* derart drastische, schwer durchzuhaltende Ernährung erforderlich ist. Klassische ketogene Diäten beschränken sowohl die Kohlenhydrat- als auch die Proteinmenge, denn auch eine hohe Proteinaufnahme kann die Insulinausschüttung anregen. Und das würde eine Diät, die auf einen höheren Ketonspiegel und einen niedrigeren Blutzuckerspiegel abzielt, unterminieren. (Die Beschränkung von Kohlenhydraten und Proteinen erklärt, weshalb eine klassische ketogene Diät derart fettlastig ist: Es gibt nur drei Makronährstoffe. Wenn wir zwei davon einschränken, kann nur einer die Lücke füllen. Irgendwo müssen Kalorien und Nährstoffe herkommen, und bei einer ketogenen Diät mit wenig Kohlenhydraten und Proteinen stammen sie vor allem aus Fett, also gespeichertem Körperfett und nährenden Fetten aus vollwertigen Lebensmitteln wie Fleisch von Weidetieren, wildgefangenem Fisch, Avocados, Nüssen und Samen.)

Anstelle einer sehr strengen ketogenen Diät als Strategie gegen die Alzheimer-Krankheit ließe sich das Gehirn wohl auch entlasten, indem wir die Kohlenhydrataufnahme auf ein Niveau absenken, wenn bereits Ketone entstehen und der Insulinspiegel sich normalisiert. Natürlich spielt hierbei nicht nur die individuelle Insulinsensitivität eine Rolle, sondern auch die individuelle Fähigkeit, größere Mengen Ketone zu erzeugen. Diese körperliche Fähigkeit ist unterschiedlich stark ausgeprägt, doch sobald man seine Kohlenhydratzufuhr stark absenkt und mehr Fett zu sich nimmt, sollte der Ketonspiegel zumindest ein Stück weit ansteigen.

Hinzu kommt, dass bei einer sehr kohlenhydratarmen Ernährung (bei der ebenfalls Ketone entstehen) im Gegensatz zur klassischen ketogenen Diät mehr Gemüse- und Obstsorten mit niedriger glykämischer Last gestattet sind. Diese liefern in der Regel mehr Mikronährstoffe, Antioxidanzien und Phytonährstoffe als raffiniertes Getreide und Industriezucker, die mit ihrem hohen glykämischen Index bei dieser Ernährung tabu sind.[23] Deshalb eignet sich eine sehr kohlenhydratarme Ernährung eher als erste Therapieoption. Eine klassische ketogene Diät ist mit derart vielen Einschränkungen verbunden, dass sie manchen Menschen langfristig einfach inakzeptabel erscheint. Dieses Problem mit dem Durchhalten dürfte auch erklären, warum die bisher erforschten Ansätze, die Alzheimer-Krankheit mit Ketonen zu behandeln, sich in erster Linie auf ketonhaltige Getränke konzentrieren und nicht auf eine Ernährungsumstellung. (In Kapitel 2 gehen wir auf solche Produkte näher ein.) Zudem scheut die Medizin auch insgesamt vor einer derart hohen Fettzufuhr (besonders von gesättigten Fetten) zurück, obwohl es immer mehr Belege dafür gibt, dass gesättigte Fette keineswegs ein erhöhtes kardiovaskuläres Risiko darstellen, sondern vielmehr eine reduzierte Kohlenhydratzufuhr zahlreiche Marker für eine Herzgefährdung sinken lassen.[24] Trotz vielversprechender Ansätze behindern überholte Denkschulen in der Ernährungswissenschaft noch immer die Forschung in der Ernährungstherapie.

Weitere Faktoren: Nahrungsergänzungsmittel und Lebensstil

Das Alzheimer-Gehirn weist komplexe Schäden auf, an denen viele Faktoren beteiligt sind. Deshalb sollte jede Intervention zur Hinauszögerung oder eventuell auch Therapie dieser Schäden diverse Facetten berücksichtigen, um neben der Hauptursache auch Neben- und Folgeerscheinungen anzusprechen. Dabei geht es vor allem um Nährstofffragen, aber auch um Veränderungen des Lebensstils. Die Grundlage jeder „Anti-Alzheimer-Strategie" wäre natürlich eine sehr kohlenhydratarme Ernährung mit hohem Fettanteil und insgesamt hoher Nährstoffdichte. Hinzu kommen Nahrungsergänzungsmittel, die aufgrund ihrer biochemischen

Wirkung helfen könnten. Ergänzende Lebensstilveränderungen können den Insulinspiegel weiter absenken, den Stoffwechsel im ganzen Körper verbessern und die kognitive Funktion unmittelbar erleichtern, indem sie das Gehirn zur Bildung neuer Nervenzellen anregen. Diese Faktoren werden in den Teilen 3 und 4 dieses Buches detailliert erläutert.

Fazit: Es gibt eine Lösung

Die Wissenschaft liefert immer mehr Belege dafür, dass die in diesem Buch dargestellten Ernährungs- und Lebensstilumstellungen bei kognitiven Beeinträchtigungen und der Alzheimer-Krankheit selbst tatsächlich helfen können. Ein Vorreiter dieser Forschungsrichtung ist der Mediziner Dale Bredesen, dessen multifaktorieller Behandlungsansatz äußerst vielversprechende Resultate erbringt.[26] Durch Ernährung und Lebensweise werden dabei diverse biochemische und physiologische Reaktionen neu justiert, und es sollte niemanden überraschen, dass der Hauptschalter der *lipid-basierte Stoffwechsel* ist, wie Dale Bredesen ihn nennt: Eine Ernährungsform, die den Körper dazu bewegt, bei der Energiegewinnung nicht mehr auf Glukose, sondern in erster Linie auf Fette und Ketone zu setzen.

> Morbus Alzheimer ist keine geheimnisvolle, unbehandelbare Gehirnerkrankung. Es handelt sich um eine reversible, normalerweise systemische Stoffwechselkrankheit bzw. Stoffwechselvergiftung mit einem relativ langen Behandlungsfenster.[25]
>
> *Dale Bredesen*

Teilweise war die kognitive Funktion bei Bredesens Patienten bereits so stark eingeschränkt, dass sie ihren Beruf nicht mehr ausüben konnten – heute arbeiten sie wieder und führen ein normales Leben. Sowohl bei Patienten mit leichten kognitiven Beeinträchtigungen als auch beim Vollbild der Alzheimer-Krankheit konnte Bredesen faszinierende Verbesserungen erreichen – selbst bei Menschen vom Genotyp ApoE4, dem stärksten genetischen Risikofaktor für die Alzheimer-Krankheit (mehr dazu in Kapitel 7).

Sein Behandlungsprogramm MEND (engl. *metabolic enhancement for neurodegeneration;* also Stoffwechseloptimierung bei Neurodegeneration) zeigt, dass kognitive Beeinträchtigungen und Demenz auf Stoffwechselproblemen beruhen, sofern keine äußerlichen Kopf-, Schädel- oder Gehirnverletzungen als Ursache in Frage kommen. Und deshalb muss der Stoffwechsel behandelt werden. Es ist denkbar, dass diese Stoffwechseltherapie eines Tages medikamentös unterstützt werden kann, aber die separate Behandlung einzelner Symptome wird nie so wirkungsvoll sein wie eine Lösung, welche die eigentliche Ursache angeht.

Weitere Aspekte von Bredesens Programm berücksichtigen exakt die Lebensstilfaktoren, auf die wir in Teil 3 eingehen: ausreichend langer und guter Schlaf, kurze Fastenperioden, Stressabbau, Sport, Optimierung der Vitamin- und Mineralstoffversorgung und vieles mehr. Solche Ernährungs- und Lebensstilelemente hat jeder selbst in der Hand. Deshalb dürfen wir darauf hoffen, dass wir einen Krankheitsprozess, für den die Pharmaindustrie bisher enttäuschend wenige und dazu auch noch wenig wirksame Präparate bereithält, positiv beeinflussen können.

KAPITEL 2

Der Gehirnstoffwechsel: Unser Schlüssel zum Verständnis der Alzheimer-Krankheit

Um Ihnen begreiflich zu machen, warum eine Ernährungs- und Lebensumstellung zur Senkung des Insulinspiegels und Ketonbildung im Kampf gegen die Alzheimer-Krankheit so wichtig sind, müssen wir uns gründlicher mit den komplexen Abläufen des Energiestoffwechsels im Gehirn auseinandersetzen. Keine Sorge, ich werde es nicht zu kompliziert machen. Auch ein Nichtwissenschaftler, dem es lediglich darum geht, betroffene Angehörige bestmöglich zu einer gewissen Wiederherstellung ihrer kognitiven Funktionen zu verhelfen, kann die nötigen Grundlagen nachvollziehen – auch ohne einen Doktortitel in Biochemie. Aber verstehen sollte man es, denn erst dann erschließt sich die unbestreitbare Logik einer Umstellung auf eine kohlenhydratarme, fettreiche Ernährung und der sonstigen Maßnahmen zur Verbesserung der Insulinsensitivität sowie zur Senkung der Entzündungsbereitschaft und der oxidativen Belastung. Fangen wir also an.

Ist die Alzheimer-Krankheit „Typ-3-Diabetes"?

Im ersten Kapitel bin ich auf die Überlappung zwischen metabolischem Syndrom und Alzheimer-Krankheit eingegangen. Bei beiden Erkrankungen zählt die chronische Hyperinsulinämie zu den treibenden Faktoren. Neben „Typ-3-Diabetes" und „Gehirndiabetes" (zwei faszinierende Beschreibungen) verwenden Forscher auch die Bezeichnung „kognitives metabolisches Syndrom", um eindeutig klarzustellen, dass diese spezielle Form der Demenz ein *Stoffwechselproblem* darstellt.[1]

Denn es zeigt sich zunehmend, dass kognitive Beeinträchtigungen mit dem metabolischen Syndrom Hand in Hand gehen können. Das metabolische Syndrom ist ein Risikofaktor für die Alzheimer-Krankheit, und das am stärksten ausgeprägte gemeinsame Merkmal ist (neben diversen anderen) die Insulinresistenz.[2]

Bei so viel Augenmerk auf Insulin, Kohlenhydraten und Zuckerverwertung im Gehirn sagen Sie sich nun vielleicht: „Aber mein Angehöriger hat doch gar keinen Diabetes." Das mag sogar stimmen. Aber es bedeutet nicht, dass bei den Betroffenen kein gestörter Kohlenhydratstoffwechsel oder eine Fehlregulierung des Insulinspiegels vorliegen. Um die Krankheitsbilder Typ-2-Diabetes, Insulinresistenz und kognitive Beeinträchtigung zu verbinden, müssen wir verstehen, auf welcher Basis derzeit der Typ-2-Diabetes diagnostiziert wird und warum dies problematisch ist.

Die Diagnose Typ-2-Diabetes beruht normalerweise allein auf bestimmten blutzuckerbezogenen Biomarkern. Gemäß den Kriterien der American Diabetes Association gelten beispielsweise folgende Werte für ein „erhöhtes Diabetesrisiko" (Prädiabetes):[3]

- Nüchternglukosewert: 100 bis 125 mg/dl (5,6 bis 6,9 mmol/l)
- Hämoglobin A1c: 5,7 bis 6,4 Prozent (Hämoglobin A1c [HbA1c] ist ein annähernder Durchschnittswert des Blutzuckerspiegels der letzten drei Monate.)
- Blutzucker zwei Stunden nach einem Getränk mit 75 Gramm Glukosegehalt (oraler Glukosetoleranztest): 140 bis 199 mg/dl (7,8 bis 11 mmol/l)

Für die Diagnose des Vollbilds Typ-2-Diabetes müssen die Messwerte folgende Werte übersteigen:[4]

- Nüchternglukosewert: ≥ 126 mg/dl (7,0 mmol/l)
- Hämoglobin A1c: ≥ 6,5 Prozent
- Blutzuckerreaktion auf den oralen Glukosetoleranztest nach zwei Stunden: ≥ 200 mg/dl (11,1 mmol/l)

Keines dieser Diagnosekriterien berücksichtigt dabei das Insulin. Das ist ein ausgesprochen begrenzter Blick auf die Blutzuckerkontrolle, und wenn wir an dieser kurzsichtigen Einstufung festhalten, bleiben Tausende, vielleicht sogar Millionen Menschen mit signifikant eingeschränkter Insulinsensitivität unerkannt. Vor Jahrzehnten leistete der Mediziner Joseph Kraft auf diesem Gebiet Pionierarbeit und erkannte das schockierende Ausmaß dieser unzureichenden Diagnostik. Er sagte: „Es gibt viel zu viele, denen man sagt: ‚Keine Sorge, Ihr Nüchternzucker ist normal.'"[5] Doch ob Nüchternzucker, HbA1c-Wert oder die Reaktion auf den oralen Glukosetoleranztest (oGTT), all diese Tests gestatten keine Aussage zum *Insulinspiegel*. Ein „normaler" Blutzuckerspiegel, ein „normaler" HbA1c-Wert oder eine „normale" Reaktion auf den oGTT sind möglicherweise nur normal, weil ein pathologisch hoher Insulinspiegel den Blutzucker in Schach hält.

Angesichts von „normalen" Blutzuckerwerten kann man dem Einzelnen kaum vorwerfen, dass er sich in Bezug auf den Stoffwechsel für völlig gesund hält. Wenn der Körper jedoch dauerhaft mit immer mehr Insulin überschüttet wird, „hören" die Zellen irgendwann nicht mehr auf dessen Botschaft und werden insulinresistent. Insulinresistente Zellen benötigen allerdings noch mehr Insulin, bis sie gezwungenermaßen schließlich doch den im Blut kreisenden Zucker aufnehmen. In diesem Zeitraum steigt der Insulinspiegel somit immer höher, während der Blutzucker im Normbereich bleibt. Erst ein auffälliger Blutzuckeranstieg verrät dem Arzt, dass sein Patient prädiabetisch oder schon Diabetiker ist, und dazu kommt es nur, wenn einer der zwei folgenden Faktoren auftritt (oder beide): Die Insulinresistenz erreicht ein Maß, bei dem die Zellen den Blutzucker nicht mehr zeitgerecht aus dem Blut aufnehmen, oder die Betazellen in der Bauchspeicheldrüse können den extremen Insulinbedarf nicht mehr decken (was mitunter als *Betazell-Burnout* bezeichnet wird). Das Ergebnis ist jeweils dasselbe, nämlich ein anhaltender Blutzuckeranstieg.

Wie Sie sehen, ist der Blutzuckeranstieg daher bei einer gestörten Insulinsensitivität das letzte Glied in der Kette. Bis der Blutzucker so stark ansteigt, dass die Diagnose Typ-2-Diabetes gestellt wird, kann der Insulinspiegel seit Jahren oder teilweise seit Jahrzehnten gefährlich hoch gewesen sein. Deshalb führte Joseph Kraft bei seinen Patienten einen oralen Glukosetoleranztest (oGTT) durch, bei dem die üblichen zwei Stunden auf fünf Stunden verlängert waren und zusätzlich auch das Insulin ermittelt wurde. (Bei einem normalen oGTT trinken die Patienten eine Lösung mit 50–75 Gramm Glukose. Danach wird zwei Stunden lang im 30-Minuten-Takt ihr Blutzucker ermittelt.) Mit seinem Vorgehen entdeckte Kraft, dass Tausende Menschen ihren Blutzuckerspiegel nur über einen gefährlich hohen Insulinspiegel im Normbereich halten konnten, und folgerte daraus, dass oGTT ohne Insulinbestimmung „erheblich zu kurz greifen".[6] Für den Zustand der Hyperinsulinämie bei normalem Blutzucker prägte Kraft den Ausdruck des „Diabetes

> Insulinresistenz steht auf der Liste der Lebensstilfaktoren, die das Risiko für kognitiven Abbau im Alter erhöhen, ganz weit oben.[7]
>
> *Stephen Cunnane und Kollegen*

in situ“ oder „okkulten Diabetes“. (Okkult bedeutet „verborgen“, das heißt, der Diabetes [hoher Blutzucker] versteckt sich hinter dem hohen Insulinspiegel.)

Wenn ein Alzheimer-Patient mit Hyperinsulinämie kein Diabetiker ist, liegt das schlechterdings daran, dass Typ-2-Diabetes allein anhand der Glukosewerte diagnostiziert wird. Der Insulinspiegel spielt dabei keine Rolle. Aber täuschen Sie sich nicht: Die Betroffenen haben ein ernsthaftes Stoffwechselproblem. Bei überschießendem Insulinspiegel muss nur genügend Zeit verstreichen, bis die Regulierungsschaltkreise versagen und der Blutzuckeranstieg die Diagnose Diabetes nahelegt. Bei Alzheimer-Patienten finden sich üblicherweise sehr hohe Insulinspiegel, und eine Hyperinsulinämie stellt einen unabhängigen Risikofaktor für kognitiven Abbau und Demenz dar.[9] Unabhängig von den Genen ist bei Diabetikern oder anderen Risikofaktoren also bereits der chronisch erhöhte Insulinspiegel ein signifikanter Risikofaktor. Eine Studie ermittelte für nichtdiabetische Personen mit Hyperinsulinämie ein doppelt so hohes Alzheimer-Risiko wie für eine Vergleichsgruppe mit normalen Insulinwerten.[10] Ob wirklich kein Diabetes vorliegt, darüber ließe sich streiten.

> Immer mehr Untersuchungsergebnisse weisen darauf hin, dass eine erhöhte Prävalenz an auffälligen Insulinwerten und Insulinresistenz bei der Alzheimer-Krankheit zur Pathophysiologie und den klinischen Symptomen gehören dürften.[8]
>
> *G. Stennis Watson und Suzanne Craft*

Was aber ist, wenn neben normalen Blutzuckerwerten auch kein überschüssiges Körperfett oder Adipositas vorliegen, die typischen Begleiterscheinungen von Typ-2-Diabetes? Auch mit einem „gesunden“ Körpergewicht und Body-Mass-Index (BMI) sind das metabolische Syndrom, Typ-2-Diabetes oder kognitive Beeinträchtigungen keineswegs ausgeschlossen. Viele ältere Menschen mit Alzheimer-Krankheit sind sogar untergewichtig. Nur sind Untergewicht oder Normalgewicht leider kein Garant für einen gesunden Stoffwechsel. Bei einem chronisch erhöhten Insulinspiegel sammelt sich bei vielen Menschen überschüssiges Körperfett an – bei vielen anderen hingegen nicht. Joseph Kraft sagte hierzu: „Nicht jeder Typ-2-Diabetiker ist adipös. (…) Normalgewicht, ein normaler BMI, ein normaler Nüchternzucker und normales Nüchterninsulin sind keine Ausschlusskriterien für Hyperinsulinämie oder Typ-2-Diabetes.“[11]

Unter Medizinern steigt das Bewusstsein dafür, dass der äußere Anschein trügen kann und ein scheinbar gesundes Körpergewicht wenig darüber aussagt, was individuell im Körper vorgeht. Es ist durchaus möglich (und zunehmend verbreitet), dass auch schlanke Menschen diverse Merkmale des metabolischen Syndroms und der Insulinresistenz aufweisen. Übergewicht (besonders um die Körpermitte herum) ist nur *einer* der Indikatoren für einen entgleisenden Stoffwechsel. Auch bei Normalgewicht können ergänzende Indikatoren vorliegen, darunter Bluthochdruck, erhöhte Triglyzeridwerte, niedriges HDL-Cholesterin, erhöhtes Nüchterninsulin und ein hoher Nüchternblutzucker oder ein hoher Hämoglobin-A1c-Wert. Solche Menschen gelten als „dünne Dicke".[12] Es dürfte niemanden überraschen, dass die Betroffenen, die nach außen hin gesund erscheinen, obwohl ihr Stoffwechselprofil auf eine extreme Schädigung und innere Fehlregulierung hindeutet, ein höheres Risiko für Herz-Kreislauf-Erkrankungen und eine höhere Gesamtmortalität aufweisen und insgesamt kränker sind als Gesunde oder Übergewichtige, deren Biomarker im Normbereich liegen (metabolisch gesunde Adipöse).[13] Eine Studie stufte 7 bis 36 Prozent der Adipösen als metabolisch gesund ein, aber 21 bis 87 Prozent der Normalgewichtigen als metabolisch *nicht* gesund.[14] Es mag ungewohnt klingen, doch ein „gesundes" Körpergewicht mit „normalem" Blutzucker bedeutet keineswegs, dass man in Bezug auf das metabolische Syndrom oder einen chronisch erhöhten Insulinspiegel automatisch auf der sicheren Seite wäre. Im Zweifelsfall wiegt man sich zu Unrecht in Sicherheit und übersieht dadurch schwelende Stoffwechselprobleme.

Joseph Krafts verlängerte orale Glukosetoleranztests mit Insulinprofil ergaben, dass die Inzidenz der Hyperinsulinämie erheblich unterschätzt und daher zu wenig beachtet wird. Es lässt sich nur schwer abschätzen, wie groß das Problem der Hyperinsulinämie tatsächlich ist. Die Millionen Betroffenen mit Typ-2-Diabetes und metabolischem Syndrom sind jedenfalls nur die Spitze des Eisbergs. Physiologische und biochemische Regelkreise lassen vermuten, dass die chronische Hyperinsulinämie mit der überwiegenden Mehrheit der Zivilisationskrankheiten in Verbindung steht, auch Krankheitsbildern wie Vertigo (Schwindel), Tinnitus und Morbus Menière, die bisher als *idiopathisch* galten (das heißt, man kennt ihre eigentliche Ursache nicht).

Typ-2-Diabetiker haben zweifellos ein erhöhtes Risiko für kognitive Beeinträchtigungen und Morbus Alzheimer.[16] Die Bezeichnung *Typ-3-Diabetes* sollte uns jedoch nicht zu dem Trugschluss verleiten, dass Typ-2-Diabetes eine Voraussetzung für diese Form des kognitiven Abbaus wäre. Bei vielen Alzheimer-Patienten ist der Glukosespiegel völlig unauffällig, und sie gelten nicht als Diabetiker. Doch das Problem ist nicht der Zucker, sondern das Insulin, besser gesagt, die Insulinresistenz im Gehirn oder im Rest des Körpers (oder beidem).[17]

Alzheimer-Patienten weisen häufig einen hohen Insulinspiegel im Blut auf, aber einen geringeren in Gehirn und Zerebrospinalflüssigkeit. Das bietet einen Erklärungsansatz für bestimmte pathologische Merkmale der Erkrankung, auf die wir noch zu sprechen kommen.

Typ-2- und Typ-3-Diabetes sind nicht dieselbe Krankheit. Man muss keineswegs Diabetiker sein, um die Alzheimer-Krankheit zu entwickeln, und viele Alzheimer-Patienten sind dies auch nicht. Die Ursachen sind wahrscheinlich dieselben, nur manifestiert sich die Insulinresistenz jeweils unterschiedlich. Menschen mit Typ-2-Diabetes haben ein höheres Risiko für kognitiven Abbau als Nichtdiabetiker, wobei die Formulierung einiger Wissenschaftler präziser erscheint, dass „Patienten mit der Alzheimer-Krankheit ein höheres Risiko für Beeinträchtigungen bei der Glukoseregulierung haben als gesunde ältere Menschen."[18] Noch zutreffender wäre wohl die Aussage, dass Menschen mit eingeschränkter Glukoseregulierung ein höheres Alzheimer-Risiko haben als gesunde ältere Menschen.

Bei normalem Körpergewicht steigen Nüchternblutzucker und Hämoglobin A1c oft erst ganz am Ende der Entwicklung an. Deshalb möchte ich in aller Deutlichkeit klarstellen: „Es geht um das Insulin!" (Ärzte können den Nüchterninsulinspiegel problemlos bestimmen lassen. Auch hier bedeutet ein normaler Spiegel jedoch keineswegs, dass das Insulin nach dem Essen – und damit einen Großteil des Tages – nicht erhöht wäre. Ein Fünf-Stunden-oGTT mit Insulinkurve kann einen guten Eindruck davon vermitteln, wie Ihr Körper mit Kohlenhydraten fertig wird. Eine Lösung mit 50 bis 75 Gramm Zucker zu trinken, klingt nicht gerade empfehlenswert, und dieser Test hat auch wenig damit zu tun, wie wir normalerweise essen. Aber man bekommt einen guten Eindruck davon, wie der Insulinspiegel bei sich oder einem Angehörigen auf eine große Menge Einfachzucker reagiert. Der Test ist in dieser 5-Stunden-Form nicht üblich. Sprechen Sie Ihren Arzt darauf an; vielleicht finden Sie gemeinsam eine gute Lösung.)

Der Gehirnstoffwechsel: Energiegewinnung aus Glukose und Ketonen

Wie in Kapitel 1 dargestellt, zählt die eingeschränkte Glukoseverwertung in Gehirnregionen, die für das Gedächtnis und andere Funktionen zuständig sind, zu den unveränderlichen Kennzeichen von leichten kognitiven Beeinträchtigungen und Morbus Alzheimer. Das Krankheitsbild ist tatsächlich umso schwerer, je tiefer die zerebrale Glukosestoffwechselrate (CMRglu) sinkt. In Zahlen ausgedrückt ergab eine Langzeitstudie, bei der die CMRglu bei Menschen zwischen 50 und 80 Jahren über PET-Scans gemessen wurde, dass eine reduzierte Glukosestoffwechselrate im Hippocampus zu Beginn der Studie deutliche Hinweise lieferte auf die Progression von einer normalen kognitiven Funktion zur Alzheimer-Krankheit. Die niedrigsten Ausgangswerte korrelierten mit der schnellsten Entwicklung des Krankheitsvollbilds.[19] Je stärker also die CMRglu anfangs eingeschränkt war, desto schneller schritt die Erkrankung voran. (Als Vergleich bietet sich ein Neuwagenkauf gegenüber einem Gebrauchtwagen an, der schon einige Kilometer auf dem Buckel und die eine oder andere Delle hat. Bei dem etwas abgenutzten Gebrauchtwagen mit seinen Vorschäden sind weitere Probleme deutlich schneller zu erwarten als bei dem nagelneuen Auto.) Der Ausgangswert für den Glukosestoffwechsel im Hippocampus lag bei Menschen, die im Studienverlauf leichte kognitive Beeinträchtigungen entwickelten, zu Beginn 15 Prozent unter dem Durchschnitt und ging pro Jahr um weitere 2,4 Prozent zurück. Bei Teilnehmern mit normaler kognitiver Funktion, die im Studienverlauf Alzheimer entwickelten, lag der CMRglu-Ausgangswert 26 Prozent niedriger als bei jenen, die nicht an Morbus Alzheimer erkrankten, und der kognitive Abbau betrug 4,4 Prozent pro Jahr, verlief also fast doppelt so schnell wie bei den weniger schwer Betroffenen. Menschen, die anfangs normale CMRglu-Werte aufwiesen und nicht erkrankten, bauten geistig nur um 0,8 Prozent pro Jahr ab.[20] (Dass die kognitive Funktion im fortgeschrittenen Alter allmählich nachlässt, steht zu erwarten und könnte sogar unvermeidbar sein. Erst ein drastischer, schnellerer Rückgang führt zu kognitiven Beeinträchtigungen und Morbus Alzheimer.) Wenn man davon ausgehen würde, dass der Rückgang einigermaßen konstant verläuft, würde dies im Rückschluss bedeuten, dass der Prozess bei den späteren Alzheimer-Patienten etliche Jahre bis hin zu Jahrzehnten vor der ersten Untersuchung begonnen hatte.

Zu Beginn der Studie waren alle Teilnehmer kognitiv unauffällig, auch jene, deren CMRglu bereits erniedrigt war. Das lässt vermuten, dass das Gehirn die eingeschränkte Energieerzeugung eine Weile kompensieren kann, ehe die ersten Symptome auftreten. Der Ausgangspunkt der verminderten Glukosenutzung im Gehirn sowie der schneller fortschreitende Abbau dürften zu den frühesten Auslösern zählen, die am Ende zu Morbus Alzheimer führen. Bei dieser Langzeitstudie verdoppelte sich mit jeder Einheit geringerer CMRglu das Risiko für künftige kognitive Einbußen.[21] (Das heißt, je weiter die CMRglu sank, desto höher war das Risiko für kognitiven Abbau.) Andere Studien unterstützen diese Ergebnisse. Im Vergleich zur gesunden Kontrollgruppe (Menschen mit normaler Kognition) war die CMRglu bei Alzheimer-Patienten um 45 Prozent niedriger, was einer der Studienautoren als die „vorherrschende Abweichung" und den „primären pathophysiologischen Ablauf" bei Morbus Alzheimer bezeichnet.[22] Besonders tückisch ist dabei, dass der Krankheitsprozess vermutlich schon viele Jahre vor den ersten erkennbaren Anzeichen beginnt. Und ohne spürbare Symptome fehlt jeder Hinweis auf eine Stoffwechselveränderung, die am Ende zu einer stark eingeschränkten Kognition führt. Aus diesem Grund sollte man die möglichen Präventionsmaßnahmen zur Risikominderung sein Leben lang beachten. Denn es ist zwar gut möglich, dass man die Symptomatik teilweise in den Griff bekommt, aber es wäre weitaus einfacher, die Umstellung vorzunehmen, bevor das Kind in den Brunnen gefallen ist. Vorbeugen ist nun einmal einfacher als Heilen. (Auf mögliche Vorbeugemaßnahmen gehen wir in Kapitel 24 ein.)

Da die sinkende Glukoseverwertung in bestimmten Hirnregionen zu den frühesten Ereignissen bei der Entstehung von leichten kognitiven Beeinträchtigungen und Morbus Alzheimer sind (lange vor der Entstehung der Beta-Amyloid-Plaques und vor merklichen kognitiven Veränderungen), dürfte es sich dabei um einen primären Kausalfaktor handeln. Immerhin ist diese Reduzierung im PET-Scan schon bei Menschen unter 40 oder 50 erkennbar, lange vor den ersten Anzeichen einer Demenz. Die Wissenschaft suchte über viele Jahre eine Antwort auf die Frage, ob die abweichende Glukoseverwertung bei Neuronen, die an Lern- und Gedächtnisprozessen beteiligt sind, darauf beruht, dass sie nicht genug Glukose aufnehmen, oder darauf, dass sie die aufgenommene Glukose nicht mehr richtig verwerten. Liegt das Problem also im Angebot oder im Bedarf? Das klingt nach einem Henne-oder-Ei-Problem, doch inzwischen geht man davon aus, dass sich zunächst der Bedarf verändert. Bei leichten kognitiven Beeinträchtigungen und selbst in den Frühstadien von Morbus Alzheimer scheint das Gehirn Glukose noch normal aufzunehmen. Was zurückgeht, ist ihre Verstoffwechselung. Erst wenn dieser Zustand eine Weile anhält, schrauben die Zellen ihre Glukoseaufnahme zurück. Wo wenig Bedarf ist, ist ein großes Angebot schließlich überflüssig.

Nachdem der gestörte Energiestoffwechsel in den Gehirnarealen, die an Gedächtnisprozessen, Lernen und bestimmten Verhaltensaspekten beteiligt sind, der treibende Faktor hinter kognitiven Beeinträchtigungen zu sein scheint, sollten wir uns näher damit befassen, wie das Gehirn seine Energie gewinnt.

So kommt das Gehirn an Energie

Generell hat das Gehirn einen hohen Energiebedarf. Unter normalen Ernährungsbedingungen, wenn die Nahrung also einen erheblichen Kohlenhydratanteil enthält, verbraucht das Gehirn vor allem Glukose. Wie wir wissen, ist es jedoch relativ anpassungsfähig und kann auch eine zweite Energiequelle verwerten, nämlich Ketone. Diese Flexibilität war im Laufe der Evolution für unser Überleben unverzichtbar. Wenn in Hungerzeiten, bei knappem Nahrungsangebot oder einfach in einem langen Winter keine größeren Mengen kohlenhydratreicher, pflanzlicher Nahrung bereitstanden, wären wir ohne die Möglichkeit, anderen Treibstoff zu nutzen, ernsthaft in Gefahr gewesen.

Zum Glück schaltet das Gehirn bei Glukoseknappheit bereitwillig auf die Verwertung von Ketonen um – sofern diese verfügbar sind. Allerdings erzeugt der Körper Ketone erst dann, wenn der Insulinspiegel deutlich absinkt, was in der Regel erst bei eingeschränkter Kohlenhydrataufnahme der Fall ist. (Insulinspiegel und Insulinsensitivität unterliegen auch vielen anderen Einflüssen, aber die Kohlenhydrataufnahme hat bei den meisten Menschen den größten Einfluss darauf. Weitere relevante Faktoren beziehen wir in Teil 3 dieses Buches ein.) Deshalb ist der Ketonspiegel bei Menschen, die sich typisch westlich, also kohlenhydratreich, ernähren, fast immer sehr gering. Über Nacht steigt er vielleicht ein wenig an, weil der Insulinspiegel etliche Stunden nach der letzten Mahlzeit wahrscheinlich wieder seinen niedrigen Ausgangspunkt erreicht, weshalb der Ketonspiegel frühmorgens eventuell leicht erhöht ist, aber im Vergleich zu den Mengen, die jemand erzeugt, der sich rund um die Uhr kohlenhydratarm ernährt, ist dieser Anstieg unbedeutend.

Lehrbüchern und Studien zufolge liegt der tägliche Glukosebedarf des Gehirns in der Regel zwischen 110 und 145 Gramm.[23] Wenn jedoch nicht nur Glukose bereitsteht und der Ketonspiegel ansteigt, können Ketone bis zu 60 Prozent dieses Energiebedarfs decken. Das bedeutet, dass das Gehirn eigentlich deutlich weniger Glukose benötigt.[24] Zudem entsteht bei der Ketonverbrennung im Gegensatz zur Glukoseverbrennung mehr Energie und der Körper nimmt weniger Schaden, sodass diese Form der Energiegewinnung insgesamt effizienter erscheint. (Ketone sind also eine vergleichsweise „saubere“ Energiequelle.) Die Fähigkeit der Ketone, Körper und Gehirn deutlich besser mit Energie zu beliefern, verleitete einen prominenten Ketonforscher zu der Aussage: „Ketonkörper verdienen eine Einstufung als ‚Superenergieträger‘.“[25]

Das Alzheimer-Gehirn leidet also darunter, dass wichtige Areale nicht mehr genügend Energie aus Glukose gewinnen können. In dieser Situation müsste das Gehirn logischerweise einfach auf die Ketonverbrennung umsteigen. Das funktioniert jedoch nicht, wenn der stete Nachschub an Ketonen nicht gewährleistet ist. Und wenn große Mengen Insulin im Blut vorliegen, hat der Körper auch keinen Anlass, Ketone zu bilden. Ein hoher Insulinspiegel hemmt unmittelbar die Ketonbildung. Wenn jemand also ausreichend Ketone erzeugen möchte, um seine hungernden Neuronen mit größeren Mengen Energie zu versorgen, ist ein hoher Insulinspiegel ein schier unüberwindliches Hindernis. (Auf die Gefahr hin, die Dinge zu verkomplizieren, gibt es auch bei hohem Insulinspiegel Möglichkeiten, den Ketonspiegel anzuheben. Darauf kommen wir gleich noch zu sprechen. An dieser Stelle konzentrieren wir uns jedoch auf die normale Ketonbildung.)

Wir wissen, dass Aufnahme und Verwertung von Glukose im Alzheimer-Gehirn erschwert sind. Aber steht wirklich fest, dass das Alzheimer-Gehirn Ketone aufnehmen und verwerten kann? Ja, das tut es. Ein kanadisches Wissenschaftsteam unter der Leitung von Stephen Cunnane, PhD, konnte zeigen, dass Ketonaufnahme und Stoffwechsel im Gehirn bei der Alzheimer-Krankheit uneingeschränkt funktionieren.[26] Je höher der Ketonspiegel im Blut (im Rahmen sicherer Obergrenzen), desto mehr Ketone nimmt das Gehirn auf. Hierzu schrieben Cunnane und sein Team:

Die Ergebnisse deuten darauf hin, dass Ketone sogar die bevorzugte Energiequelle des Gehirns darstellen, weil sie unabhängig von der Glukoseverfügbarkeit proportional zu ihrer Plasmakonzentration ins Gehirn übergehen. Wenn der Energiebedarf des Gehirns zunehmend von Ketonen gedeckt wird, geht die Glukoseaufnahme entsprechend zurück. Dieses Absinken der Glukoseaufnahme durch das Gehirn bei Verfügbarkeit von Ketonen und Glukose, stützt die These, dass das Gehirn Ketone als Energieträger präferiert. Allerdings stehen Ketone und Glukose üblicherweise nicht gleichzeitig bereit. Wenn das eine erhöht ist, geht das andere zurück. Bei normaler, ausreichender Energieversorgung und drei Mahlzeiten pro Tag bleibt die Ketogenese unterdrückt [sic], und der Energiebedarf des Gehirns wird zu 95 Prozent durch Glukose gedeckt. Deshalb ist Glukose (…) im Gehirn der vorherrschende, aber eben nicht der bevorzugte Energieträger.[27]

Dass das Gehirn – sogar ein gealtertes, von der Alzheimer-Krankheit zerstörtes Gehirn – sich selbst mit Ketonen versorgen kann, ist ein unmittelbarer Hinweis auf Ernährungs- und Lebensstilstrategien, die den Insulinspiegel senken und die Ketonmenge anheben. Hierzu zählen eine betont kohlenhydratarme Ernährung und weitere Interventionen, auf die wir später kommen werden. Immer wieder hat sich gezeigt (auch in randomisierten, placebokontrollierten Doppelblindstudien), dass eine Ketonerhöhung bei Menschen mit leichten kognitiven Beeinträchtigungen und der Alzheimer-Krankheit die Kognition verbessert.[28] Ketone sind für das Gehirn ein hervorragender Energieträger, doch wir halten unseren Körper aufgrund einer kohlenhydratlastigen Ernährung unbeabsichtigt davon ab, sie in ausreichender Menge zu erzeugen.

> Wenn die Energieversorgung des Gehirns seinem Stoffwechselbedarf nicht mehr gerecht wird, zählen die Neuronen, die am härtesten arbeiten – besonders jene, die sich mit Gedächtnis und Kognition befassen –, zu den ersten, deren Funktion nachlässt (zum Beispiel in Form von Beeinträchtigungen bei Gedächtnis und kognitiver Leistung).[29]
>
> *Sami Hashim und Theodore VanItallie*

Wie ich ausdrücklich betonen möchte, ist nur die Energieversorgung mit Glukose unzureichend. Wenn wir die Ketonmenge erhöhen können – und das geht! –, stellen wir den betroffenen Neuronen einen alternativen Energieträger in signifikanter Menge zur Verfügung. Obendrein belegen Studien, dass bei Mäusen, deren Ernährung auf eine Ketonerzeugung ausgerichtet ist, nicht nur mehr Ketone im Gehirn verwertet werden, sondern auch die Glukoseverbrennung wieder ansteigt.[30] Sie profitieren also doppelt! Auch wenn diese Daten nur für Mäuse vorliegen, erscheinen sie vielversprechend.

Zudem zeigen Betroffene mit leichten kognitiven Beeinträchtigungen oder Morbus Alzheimer bei erhöhtem Ketonspiegel deutliche Verbesserungen. Das lässt darauf schließen, dass die betroffenen Gehirnareale keineswegs „tot“ sind, sondern eher schlummernd darauf warten, endlich passende Nahrung zu bekommen, um wieder aktiv zu werden. Die Gruppe um Stephen Cunnane entdeckte, dass sich das Energiedefizit im Gehirn „durch ketogene Behandlungen zumindest teilweise beheben lässt. Ein Kernelement dieser Interpretation ist, dass zuvor dysfunktionale Gehirnzellen und/oder Neuronennetze wieder zu einer normaleren Funktion ansetzen können, sobald sie mit mehr Treibstoff versorgt werden. Das heißt, sie waren am Hungern oder stark erschöpft, aber nicht tot. Sonst wäre eine solche kognitive Besserung nicht möglich.“[31]

Ich hoffe, Sie sind gerade genauso fasziniert wie ich! Das sind bahnbrechende Erkenntnisse, die therapeutisch vielversprechender erscheinen als jedes bisher entwickelte Medikament. Leider werden Sie darüber in Ihrer Arztpraxis oder auch von den meisten Neurologen wenig erfahren, obwohl diese Informationen in der wissenschaftlichen und medizinischen Literatur jederzeit bereitstehen. Nur sind solche Journale den Angehörigen und Pflegekräften von Alzheimer-Patienten oder solchen mit leichter kognitiver Störung kaum zugänglich. Niemand macht diese entscheidenden Erkenntnisse publik – bis jetzt!

Aber warum erzählt Ihnen niemand von diesen spannenden Ansätzen, die das Leben völlig verändern könnten? Dafür gibt es verschiedene Gründe: *Erstens* hat nicht jeder Arzt Zeit, auf seinem Fachgebiet ständig in jeder Hinsicht auf dem allerneuesten Stand zu sein, geschweige denn, um sich mit Untersuchungen zu Ketonen und Gehirnstoffwechsel zu befassen, die in weniger gängigen Journalen für andere Fachrichtungen erscheinen. *Zweitens* erscheint es geradezu unfassbar, dass etwas so Komplexes wie die Alzheimer-Krankheit womöglich durch eine Spezialdiät beeinflussbar ist. *Drittens* herrscht nach wie vor große Unwissenheit und Unklarheit zum Thema Ketone *(Was ist das, was machen sie, sind sie nun gefährlich oder nicht?)*, obwohl inzwischen eine Vielzahl an wissenschaftlichen Artikeln, Büchern, Internetseiten, Podcasts, Kampagnen und Konferenzen das erstaunliche therapeutische Potenzial ketogener Ernährungsformen für eine Vielzahl an chronischen Krankheiten unterstreichen.

> Zwei Punkte stehen fest: 1. Morbus Alzheimer wird durch chronischen, progressiven Energiemangel im Gehirn aufgrund eines dort herrschenden Glukosedefizits zumindest teilweise verschlimmert (wenn nicht gar verursacht). 2. In klinischen Studien erwies sich der Versuch, das kognitive Defizit im Frühstadium der Erkrankung über eine ketogene Intervention zu behandeln, als sicher, ethisch und wissenschaftlich gut begründet.[32]
>
> *Stephen Cunnane und Kollegen*

Auf den ersten Punkt habe ich keinen Einfluss. Mein Buch bezweckt ein Umdenken in Bezug auf den zweiten Punkt. Und zum dritten Punkt bleibt noch Einiges zu tun.

Ketose und Ketoazidose

Ketone entstehen beim Fettabbau als Nebenprodukt. Das sollten wir uns genauer ansehen. Der menschliche Körper lässt sich mit einem Hybridfahrzeug vergleichen, das verschiedene Treibstoffe verarbeiten kann. Je nach Aktivität, Organ oder Zelltyp können wir sogar auf diverse Energieträger parallel zugreifen. Die Blutkörperchen beispielsweise sind auf Glukose angewiesen, denn sie können keine Fette oder Ketone verwerten. Die meisten Gehirnzellen verarbeiten Glukose oder Ketone, verbrennen aber selbst kein Fett. Wenn wir uns sehr kohlenhydratarm ernähren und der Glukosenachschub ausbleibt, ist der Körper gezwungen, auf Fettverbrennung umzustellen, um die wenige noch verfügbare Glukose für all jene Gewebearten aufzusparen, die darauf angewiesen sind. (Ja, ich wiederhole mich, aber es ist wirklich wichtig, diesen Punkt vollständig zu verstehen.) Proteine sind für den Menschen in der Regel keine Energiequelle. Wir können zwar geringe Proteinmengen so weit zerlegen, dass wir die Aminosäuren verbrennen können, aber am liebsten greift der Körper auf Fett zurück. Deshalb speichern wir so viel davon (und manche Menschen leichter als andere).

In der Wissenschaft gelten Ketone vielfach als eine Art „Ersatzenergieträger“, auf den der Körper nur beim Fasten und bei Nahrungsknappheit zurückgreift. Diese Aussage beruht jedoch auf der These, dass der Körper bevorzugt Glukose verbrennt. Das ist so allerdings nicht unbedingt haltbar, denn in Wahrheit sind wir eher auf Fettverbrennung ausgerichtet. Sehen wir uns hierzu einmal genauer an, wie der Körper Treibstoff einlagert. Denn der Wahnsinn hat Methode: Sobald man das Grundkonzept versteht, wird man für sich oder Angehörige bereitwillig auf eine sehr kohlenhydratarme, fettreiche Ernährung umsteigen. Das ist weder abwegig noch der neueste Hype, sondern eine Ernährungstherapie, die auf den Grundlagen der menschlichen Physiologie beruht.

Sehen wir uns hierzu Tabelle 2.1 von oben nach unten an. Der Körper kann Kohlenhydrate bzw. Glukose (hier abgekürzt als CHO mit Bezug auf die Summenformel $C_6H_{12}O_6$ für Glukose) an dreierlei Orten speichern. Da wären

Gespeicherter Energieträger	Speicherort	Reserven (in Gramm)	Reserven (in kcal bzw. „Kalorien“)
Glukose (CHO)	Körperflüssigkeiten	20	80
Glykogen (CHO)	Leber	70	280
Glykogen (CHO)	Muskeln	120	480
Protein	Muskeln	6000	24 000
Fett	Fettgewebe	15 000	135 000

Tabelle 2.1: Energiereserven beim Menschen (bei einem Erwachsenen mit 70 kg Körpergewicht)
Quelle: Thomas M. Devlin, ed. *Textbook of Biochemistry With Clinical Correlations.* 7th Edition. (Hoboken, NJ: John Wiley & Sons, Inc., 2011): 849

zunächst die Körperflüssigkeiten, zu denen neben dem Blut unter anderem auch die Zerebrospinalflüssigkeit („Hirnwasser“) und die Glaskörperflüssigkeit (im Auge) zählen. Diese Flüssigkeiten enthalten 20 Gramm Treibstoff, also 80 Kalorien. (Ein Gramm Kohlenhydrate liefert vier Kalorien.) Das ist nicht viel. Für die Energieversorgung von Körper und Gehirn reichen 80 Kalorien nicht annähernd aus. Aber der Körper verfügt daneben ja auch über seine Glykogenspeicher.

Für den Menschen ist Glykogen die übliche Speicherform für Kohlenhydrate, so wie Pflanzen diese in Form von Stärke speichern. (Deshalb ist die Kartoffel ein Stärkelieferant, wohingegen wir diese Stärke in Glykogen umbauen.) Da unser Blut nur begrenzte Mengen Glukose aufnehmen kann (was sogar für Typ-2-Diabetiker gilt), muss der Körper andere Speichermöglichkeiten finden. Hier bieten sich Leber und Muskeln an. Die Leber kann bis zu 70 Gramm Kohlenhydrate (280 Kalorien) in Form von Glykogen aufnehmen. Das ist immer noch nicht viel. Als gebürtige New Yorkerin kann ich Ihnen versichern, dass schon einer unserer schier kopfgroßen Bagels an die 70 Gramm Kohlenhydrate liefert. Das Leberglykogen scheint also eine ebenso unzuverlässige Treibstoffquelle zu sein wie das Blut.

Aber immerhin haben wir noch die Muskeln. Selbst ein relativ unsportlicher Mensch besitzt eine ganze Menge Muskelmasse. Unser hypothetischer 70-Kilo-Mensch aus Tabelle 2.1 speichert in den Muskeln etwa 120 Gramm Kohlenhydrate (480 Kalorien) in Form von Glykogen. Das ist ganz ordentlich, aber immer noch nicht gewaltig. (In der Pizzeria oder im China-Restaurant nimmt man über Weißbrot, Pasta, Dessert und Wein oder aber Reis, Nudeln, Teigtaschen und mit Stärke angedickte Soßen bei nur einer Mahlzeit locker 120 Gramm Kohlenhydrate zu sich.) 120 Gramm Kohlenhydrate aus Muskelglykogen stellen also auch nicht unbedingt die Energieversorgung sicher. Ein weiterer Faktor, der erheblich gegen Muskelglykogen als Brennstoff für den gesamten Körper (oder das Gehirn) spricht, ist die Tatsache, dass es dort nur dazu taugt, die Muskeln anzutreiben, in denen es gespeichert ist. Der Rest des Körpers hat also nichts davon. Im Bizeps gespeichertes Glykogen kann nicht wieder ins Blut übergehen, wenn der Blutzucker sinkt. Das vermag nur das Glykogen aus der Leber. Muskelglykogen eignet sich somit nicht als Treibstoff für den restlichen Körper.

Womit wir zum Protein kommen. Im Körper sind rund 6 Kilogramm Protein gespeichert, also 24 000 Kalorien. (Ein Gramm Protein liefert ebenfalls vier Kalorien.) Das klingt nach einer ganzen Menge Energie! Aber wo speichern wir dieses Protein? In den Muskeln. Und zusätzlich in Organen, Drüsen, Knochen, Sehnen, Bändern und anderem wichtigen Gewebe, das bestimmt nicht zur Energiegewinnung abgebaut werden soll. Protein ist an diesen Stellen viel zu wertvoll, um es als Energiequelle zu verbrauchen. Diese 24 000 Kalorien erscheinen also ausgesprochen verführerisch, fallen als Energiequelle jedoch aus.

Womit nur noch eine potenzielle Energiequelle übrig bleibt: Fett. Und siehe da, die 15 Kilogramm Fettgewebe unseres Durchschnittsmenschen halten atemberaubende 135 000 Kalorien bereit. (Ein Gramm Fett liefert neun Kalorien.) Das ist eine echte Hausnummer!

Der menschliche Körper kann nahezu unbegrenzte Fettreserven in Form von Körperfett anlegen, wie viele Menschen zu ihrem Leidwesen wissen. Offenbar hat somit die Natur, die Evolution, die göttliche Vorsehung oder was auch immer Sie dafür verantwortlich machen möchten, Fett als Hauptenergiequelle für unseren Körper vorgesehen, denn Fett ist der Brennstoff, von dem die „Öltanks" unseres Körpers am meisten einlagern können. Wenn zudem ein Gramm Kohlenhydrate nur vier Kalorien liefert, während die gleiche Menge Fett neun Kalorien enthält, spendet uns Fett also Gramm für Gramm mehr als doppelt so viel Energie. Daran sollten Sie denken, wenn wieder einmal jemand sagt, dass der Körper am liebsten Kohlenhydrate verbrennt.

Viele Forscher, aber auch insbesondere behandelnde Ärzte, die tagtäglich mit den zerstörerischen Folgen unserer kohlenhydratlastigen Ernährung und des entsprechend hohen Insulinspiegels konfrontiert sind, halten Fett inzwischen für den bevorzugten Treibstoff des Körpers und Ketone keineswegs für einen Notanker, sondern für die Energiequelle, auf die wir eigentlich eingestellt sind. Das erklärt auch, weshalb eine kohlenhydratarme Diät zugleich viel Fett liefern sollte. Wenn wir derart wenig Energie aus Kohlenhydraten zu uns nehmen und nicht auf Proteine umschwenken wollen, bleibt nur Fett, und zwar sowohl das gespeicherte Körperfett als auch Nahrungsfette. Eines möchte ich betonen: Selbstverständlich braucht der Körper Glukose. Aber er braucht nicht annähernd so viel, wie wir ihm über Frühstücksflocken, Kekse, Müsliriegel, Nudeln, Brot, Saft und Limonaden ständig zuführen.

Also: Fette, Proteine und Kohlenhydrate. Aber wie passen die Ketone in dieses Schema?

Wenn der Körper statt Kohlenhydraten in erster Linie Fette nutzt, übersteigt der Fettabbau jedoch den eigentlichen Bedarf. Dann wird ein Teil des Fetts in Ketone umgewandelt, die wiederum eine zusätzliche Energiequelle darstellen. Dieser normale, gesunde Stoffwechselprozess wird als „ernährungsbedingte Ketose" oder nach Dr. Robert Atkins (ja, genau *der* Dr. Atkins) als „benigne ernährungsbedingte Ketose" bezeichnet.

Als ganz normale physiologische Reaktion des Körpers auf die ausbleibende Glukoseversorgung ist die Ketose ein Zustand, der nicht mit der diabetischen Ketoazidose zu verwechseln ist. Da selbst gut ausgebildete medizinische Fachkräfte die wohltuende ernährungsbedingte Ketose leicht mit der schädlichen, krankhaften diabetischen Ketoazidose über einen Kamm scheren, sind Ärzte und Ernährungsberater mit ihren Empfehlungen für eine kohlenhydratarme, ketogene Diät oft äußerst zurückhaltend. Ketose und Ketoazidose sind jedoch nicht dasselbe, nur weil beide den Wortanteil „Keto" enthalten. Hierzu sagen die Low-Carb-Forscher Jeff Volek und Stephen Phinney: „Diese beiden Zustände gleichzusetzen, wäre, als würde man einen sanften Regen mit einer Springflut vergleichen, nur weil jeweils Wasser beteiligt ist."[33] Das ist eine passende Analogie. Der Unterschied zwischen der benignen (gutartigen) Ketose und der diabetischen Ketoazidose ist wie ein Frühlingsschauer im Vergleich zu einem Tsunami oder dem Monsun.

Die diabetische Ketoazidose ist ein pathologischer, lebensbedrohlicher Zustand, der bei Typ-1-Diabetes und mitunter auch bei Typ-2-Diabetes auftreten kann. Sie erinnern sich? Ein hoher Insulinspiegel hemmt unmittelbar die Ketonbildung. Typ-1-Diabetiker können allerdings kaum oder gar kein Insulin erzeugen. Wenn sie also keine angemessene Menge Insulin bekommen, kann bei ihnen die Insulinmenge im Blut gefährlich absinken. Bei zu wenig Insulin im Blut steigt der Blutzucker gefährlich hoch an, ohne dass parallel dazu die Ketonbildung gestoppt wird. Die diabetische Ketoazidose beruht also darauf, dass Blutzucker und Ketonkörper gleichzeitig in die Höhe schnellen. Ein sehr hoher Ketonspiegel ist problematisch, weil Ketonkörper sauer sind. Im Extremfall kann der Körper diese Säuremengen im Blut nicht mehr abpuffern, und dann wird es kritisch.

Die benigne ernährungsbedingte Ketose hingegen ist etwas ganz anderes. In diesem Fall ist der Blutzucker relativ niedrig. Der Ketonspiegel bleibt deutlich unterhalb der schädlichen Schwelle, und der pH-Wert des Bluts verharrt im normalen, gesunden, sicheren Bereich. Neben der Regenschauer-Monsun-Analogie mag ich auch den Vergleich zum Alkoholgenuss: Die benigne Ketose entspricht der Wirkung von ein bis zwei Gläsern Wein – man ist ein wenig entspannter und zugänglicher als sonst, aber noch völlig Herr seiner selbst. Die Ketoazidose wäre, als würde man stockbetrunken umkippen. In beiden Szenarien ist Alkohol im

Stoffwechselzustand	Ketone im Blut (BHB, mmol/l)
Ernährung (kohlenhydratreich)[34]	0,1 bis 0,2
Nächtliches Fasten bei normaler Ernährung[35]	unter 0,5
Ernährungsbedingte Ketose[36]	0,5 bis 5,0
Therapeutische Ketose[37]	2,0 bis 7,0
Hungerstoffwechsel[38]	5,0 bis 8,0
Diabetische Ketoazidose[39]	15 bis 25

Tabelle 2.2: Ketonspiegel je nach Stoffwechsellage

Spiel, aber der Zustand ist ein Riesenunterschied. Tabelle 2.2 vermittelt einen Überblick über den jeweiligen Ketonspiegel (in diesem Fall für Beta-Hydroxybutyrat [BHB], ein im Blut nachweisbares Keton) bei unterschiedlichen Stoffwechsellagen.

Wie Sie sehen, entstehen bei der diabetischen Ketoazidose weit mehr Ketonkörper als bei einer ernährungsbedingten Ketose im Rahmen einer Low-Carb-Diät oder als beim Vollfasten. Bei einem gesunden Menschen, der ausreichende Insulinmengen bilden kann, ist nur relativ wenig Insulin erforderlich, um die übermäßige Ketonbildung zu drosseln. Deshalb muss man sich nicht vor einer Ketoazidose fürchten. Zudem stimulieren die Ketone auch selbst die Insulinsekretion. Normalerweise stößt ein ansteigender Ketonspiegel die Insulinausschüttung an, hemmt damit die weitere Ketonbildung und reguliert sich selbst. Bei gesunden Insulinmengen können die Ketone also keine gefährlichen Höhen erreichen. Ich wiederhole jedoch: Dies gilt nur für einen Körper mit gesunder Regulierung. Typ-1-Diabetiker oder insulinpflichtige Typ-2-Diabetiker müssen deutlich vorsichtiger sein. Auch bei ihnen lässt sich eine ketogene Diät jedoch wirkungsvoll umsetzen.[40] Keith Runyan, ein Arzt aus Florida mit Typ-1-Diabetes, behandelt seine Erkrankung selbst über eine ketogene Diät und hält Blutzucker und Ketone dabei auf einem sicheren Niveau.[41]

Ärzte, die Diabetiker (Typ 1 und Typ 2) pauschal vor den Gefahren der Ketose warnen, verwechseln die ernährungsbedingte Ketose mit der Ketoazidose. Es ist sehr bedauerlich, dass „Ketonkörper und die ernährungsbedingte Ketose sowohl von Ernährungsberatern als auch von Medizinern, denen vielfach das Grundverständnis für die Aufgabe der Ketone im menschlichen Energiestoffwechsel fehlt, einfach verworfen werden."[42] Ich bin keine Ärztin, aber wenn ich eine wäre, würde ich allen Kollegen, die im Sumpf ihrer physiologischen und metabolischen Unwissenheit feststecken, ein Lehrbuch zur Biochemie ans Herz legen, in dem die folgende Passage zu finden ist: „Viele Gewebearten nutzen anstelle von Glukose bevorzugt Fettsäuren und Ketonkörper für die Oxidation. Diese Gewebearten können in der Regel zwar Glukose verbrennen, oxidieren aber lieber Fettsäuren und Ketonkörper."[43] Und weiter: „Bei anhaltendem Hungerstoffwechsel ersetzten Acetoacetat und Beta-Hydroxybutyrat Glukose als vorrangigen Treibstoff für das Gehirn. Beim Übergang zum Hungerstoffwechsel greifen die Muskeln zunächst auf Ketonkörper zu und stellen schließlich auf die Fettsäureoxidation um, womit für den Gehirnstoffwechsel noch Ketonkörper übrig bleiben. Ketonkörper sind somit für diverse Gewebearten eine normale Energiequelle und Teil eines komplexen Regelwerks für den Energiestoffwechsel."[44]

Hierzu schrieb einer der führenden Forscher zum Einsatz von Ketonen bei der Alzheimer-Krankheit, Samuel Henderson:

> *In der normalen westlichen Ernährung mit hohem Kohlenhydratanteil (über 50 Prozent der Gesamtkalorienaufnahme) ist eine signifikante Ketogenese die meiste Zeit gehemmt. (…) Während eines Großteils der menschlichen Evolution stellte die Ketose, die bei knappem Nahrungsangebot den Gehirnstoffwechsel gewährleistete, wahrscheinlich einen wesentlichen Überlebensfaktor dar. Daher lässt sich die moderne Ernährung gewissermaßen als ‚Ketomangelzustand' einstufen.*"[46]

Als nachweislich effektive, alternative Energiequelle für das Gehirn erscheinen Ketone damit äußerst vielversprechend, um kognitive Beeinträchtigungen und Alzheimer zu verbessern. Ausschließlich auf Ketonbasis kann das Gehirn aber auch nicht funktionieren – manche Körperzellen können Fett oder Ketone nicht verarbeiten und sind auf Glukose angewiesen. Selbst bei einer sehr kohlenhydratreduzierten Diät benötigen Körper und Gehirn weiterhin gewisse Mengen Glukose. Der Bedarf lässt sich bei dieser Ernährungsform über Gemüse, Früchte, Nüsse, Samen und Milchprodukte decken. Menschen überleben jedoch

> Die häufigste Kritik an ketogenen Ernährungsweisen ist, dass die Ketose ungesund und gefährlich sei und sogar zum Tode führen könne. Aber wo sind die Toten? Wenn sie so gefährlich ist, wo sind die Massen an Opfern? Und: Warum rettet sie so viele Leben?[45]
>
> *John Kiefer*

selbst ohne jegliche Nahrungsaufnahme eine ganze Weile. In dieser Zeit nehmen sie auch keinerlei Glukose auf. (Ohne Wasser verdursten wir nach zwei bis drei Tagen, aber ohne Nahrung überlebt ein Mensch wesentlich länger.) Doch woher nimmt der Körper diese unverzichtbare Glukose, wenn der Nachschub völlig ausbleibt?

Glukoneogenese: Glukosegewinnung aus anderen Substanzen

Erinnern Sie sich noch, was ich über die Recyclingfähigkeiten des Körpers sagte? Der Mensch kann viele Substanzen sehr gut in andere Substanzen umwandeln. Dass wir alle reichlich Kohlenhydrate essen müssen, weil das Gehirn Glukose braucht, ist ebenso kurzsichtig und falsch wie die Aussage, dass wir alle Orangen essen müssen, weil sie viel Vitamin C enthalten. Es stimmt, Orangen sind eine gute Vitamin-C-Quelle. Aber eben nicht die Einzige. Auch Brokkoli, Paprika oder Spinat enthalten viel Vitamin C. Ebenso stellen Kohlenhydrate aus der Nahrung zwar eine offensichtliche Glukosequelle dar, aber wir können Glukose auch aus anderen Molekülen gewinnen, darunter essenzielle Aminosäuren (aus Proteinen) und essenzielle Fettsäuren (aus Fetten). Essenzielle Kohlenhydrate hingegen gibt es nicht. Das bedeutet im Umkehrschluss nicht, dass der Körper keine Kohlenhydrate bräuchte, aber sein Bedarf muss nicht zwingend über die Nahrung gedeckt werden. Jeff Volek und Stephen Phinney sagen hierzu in ihrem (bisher nicht ins Deutsche übersetzten) Buch *The Art and Science of Low Carbohydrate Performance:* „In der Nährstoffklasse der ‚Kohlenhydrate' gibt es kein Molekül, das für Gesundheit und Wohlergehen des Menschen unverzichtbar ist. Das bedeutet nicht etwa, dass der Blutzucker völlig unwichtig wäre, sondern vielmehr, dass er sich beim keto-adaptierten Menschen auch ohne Zufuhr über die Ernährung gut durch Stoffwechselprozesse wie die Glukoneogenese aufrechterhalten lässt."[47]

Das Food and Nutrition Board, ein Gremium am Institute of Medicine der amerikanischen National Academy of Sciences, erklärt diesbezüglich: „Die mit dem Leben zu vereinbarende Untergrenze des Kohlenhydratgehalts der Nahrung liegt offenbar bei Null, solange adäquate Protein- und Fettmengen verzehrt werden."[48] Ich will keineswegs behaupten, dass ein vollständiger Kohlenhydratverzicht optimal oder ratsam wäre. Er ist jedoch *möglich,* weil der Körper Glukose auch aus anderen Substanzen erzeugen kann. Und wie? Über den Prozess der *Glukoneogenese.*

Lassen Sie sich von diesem Wort nicht abschrecken. Es bedeutet lediglich so viel wie „neue Glukose erzeugen“ und benennt das biochemische Verfahren, mithilfe dessen der Körper aus anderen Molekülen Glukose herstellt, um das Gehirn und anderes Gewebe mit dem unverzichtbaren Minimum zu versorgen. Wenn wir also den Körper nicht zur Glukoseverbrennung zwingen, indem wir zum Beispiel einen Bagel essen, erzeugt er die nötige Glukose im Zweifelsfall je nach Bedarf eben selbst. Und sobald Körper und Gehirn auf Fett- und Ketonverbrennung umgestellt haben, geht der Glukosebedarf insgesamt stark zurück.

Glukoneogenese findet im Körper ständig statt. Wir verbrauchen verschiedene Energiequellen parallel, wobei der Körper unablässig wieder- und weiterverwertet. Insgesamt allerdings steigt die Glukoneogenese tatsächlich an, wenn es nötig wird, zum Beispiel wenn wir sehr wenig Kohlenhydrate essen, aber weiterhin Glukose benötigen. Zuerst greift der Körper hierfür auf den Glykogenspeicher in der Leber zurück. Glykogen lässt sich in einzelne Glukosemoleküle zerlegen, die wir dann verbrennen können. Allerdings enthält die Leber nur kleine Mengen Glykogen. Sobald diese Reserven abnehmen (vollständig erschöpft sind sie nie), werden andere Quellen angezapft, zum Beispiel Proteine. Viele der Aminosäuren, aus denen Proteine bestehen, lassen sich in Glukose umwandeln. Ehe der Körper auf Fettabbau und Ketonverbrennung umstellt, beharrt er auf den gewohnten Glukosemengen. Deshalb baut er zunächst kleinere Mengen Körperproteine ab, um Aminosäuren für die Glukoneogenese zu gewinnen. Dieser Prozess hält jedoch nicht lange an. Sobald sich der Körper an die Fett- und Ketonherstellung angepasst hat, geht der Glukosebedarf insgesamt zurück, und der Proteinabbau zugunsten der Glukosegewinnung wird überflüssig. (Zudem können auch Aminosäuren aus Nahrungsproteinen in Glukose umgewandelt werden, sodass der Körper keinen Grund hat, sein mühsam aufgebautes, kostbares Muskelgewebe anzugreifen.)

Sogar Fett kann eine kleine Menge der benötigten Glukose beisteuern. Wenn Fett zur Energiegewinnung abgebaut wird, wird ein Teil davon verbrannt. Ein anderer Teil wird in Glukose umgewandelt (und anschließend in dieser Form ebenfalls verbrannt). Der Körper speichert Fett als Triglyzeride. Der Einfachheit halber stellen wir uns diese in Form des Buchstabens *E* vor. Das verbindende Molekül des Triglyzerids, an dem die drei Fettsäuren hängen (die Silbe „tri“ weist darauf hin, dass hier drei Fettsäuren verbunden sind), ist das Glycerin (chemisch korrekter: *Glycerol).* Zwei Glycerinmoleküle können sich zu einem Glukosemolekül verbinden. Bei sehr geringer oder gar ausbleibender Kohlenhydrataufnahme kann der Körper die erforderliche Glukose also selbst erzeugen. Dazu braucht er weder Nudeln noch Apfelsaft! Dennoch empfehle ich in diesem Buch keinen vollständigen Kohlenhydrat*verzicht*, sondern eine kohlenhydrat*reduzierte* Ernährung. Schließlich stammen nicht alle Kohlenhydrate aus Stärke. Bei dem Begriff Kohlenhydrate denkt man spontan an Kartoffeln, Reis und Brot. Aber alle stärkearmen Gemüsesorten wie Blattsalat, Brokkoli, Zucchini, Spargel und Blumenkohl sind bei diesem Ernährungsansatz willkommen. Daher liefert die hier empfohlene Diät durchaus Glukose.

Den Ketonspiegel anheben

Die bisherigen Ausführungen haben ein solides Grundwissen dazu vermittelt, wie wir über die Ernährung eine biochemische Stoffwechselumstellung bewirken können, die jenen Teilen des Gehirns nutzt, die nicht mehr ausreichend Energie aus Glukose gewinnen können. Wir wissen, dass die Glukose, die für bestimmte Gewebearten erforderlich ist, über geringe Mengen in der Ernährung sowie über die Glukoneogenese bereitgestellt werden kann. Wir wissen auch, dass wir den Ketonspiegel anheben sollten, denn dieser Ernährungsansatz beruht darauf, dass die hungernden Neuronen endlich Ketone bekommen.

An dieser Stelle regt sich oft die Befürchtung, dass man den geliebten Menschen *auf gar keinen Fall* zu einer stark kohlenhydratreduzierten, fettreichen Ernährung bewegen könne. Kann man dann überhaupt noch etwas tun, um doch noch den Ketonspiegel anzuheben? Gibt es ein Hintertürchen für mehr Ketone, wenn eine Person einen hohen Insulinspiegel hat oder viele Kohlenhydrate isst? Ja, durchaus!

Ein hoher Insulinspiegel (der vor allem, aber nicht ausschließlich auf hoher Kohlenhydratzufuhr beruht) verhindert die Bildung signifikanter Ketonmengen. Es gibt jedoch Möglichkeiten, das Gehirn trotz dieser Stoffwechsellage mit Ketonen zu beliefern. Einerseits können Sie dem Körper mehr Nahrung zuführen, die leicht in Ketone umgewandelt werden kann; andererseits kann man Ketone auch direkt aufnehmen. Beginnen wir mit ersten Methode.

Am einfachsten und billigsten hebt man die Ketone im Körper an, indem man mittelkettige Triglyzeride (MCT) zu sich nimmt. MCT sind eine Fettsorte, die anders verdaut und resorbiert wird als andere Fette. Im Gegensatz zu Fetten wie Olivenöl oder Sesamöl werden MCT ohne Umweg in die Leber transportiert, dort in Ketone umgewandelt und dann ins Blut abgegeben, über das sie zu dem Gewebe gelangen, wo sie benötigt werden. (Der überwiegende Anteil der

Ketone im Körper wird in der Leber erzeugt. Die Leber verwertet die Ketonkörper jedoch nicht, sondern gibt sie ins Blut ab.)

Einige Fette und Öle enthalten von Natur aus MCT, hierzu zählen vor allem Kokosöl und Palmkernöl. Allerdings machen die MCT nur einen kleinen Anteil der Gesamtfettsäuren in diesen Ölen aus. Im Handel sind mittlerweile auch konzentrierte MCT-Präparate erhältlich, die zu 100 Prozent mittelkettige Triglyzeride liefern. (Für Kokosöl schwanken die Quellenangaben zwischen 15 und 57 Prozent MCT-Anteil. Das liegt auch daran, dass die Wissenschaft sich über die Definition nicht ganz einig ist. Dennoch ist Kokosöl eine gute Quelle, auch wenn 57 Prozent MCT weniger sind als reines MCT-Öl.) Dass die Einnahme von MCT den Ketonspiegel im Blut hebt, ist durch Studien an Mensch und Tier belegt. Eine Ärztin, deren Mann an Alzheimer erkrankt war, schildert, dass sich seine Kognition deutlich verbesserte, als sie im Kokosöl verabreichte.[49] Andere Ernährungs- oder Lebensstilveränderungen gab es hierbei nicht.

Das Faszinierende am Einfluss MCT-reicher Öle auf die kognitive Funktion ist, dass die Ketone dabei unabhängig von Insulin- und Blutzuckerspiegel ansteigen. Außerdem nimmt das Gehirn Ketone auf, sobald sie vorhanden sind: Je höher der Ketonspiegel, desto freimütiger greift das Gehirn darauf zu, und das gilt sowohl für Gesunde wie auch für Menschen mit leichten kognitiven Einschränkungen und Alzheimer-Krankheit.[50] (Auf Kokosöl und MCT gehen wir in Kapitel 13 genauer ein.)

Daneben kann man den Ketonspiegel bei hohem Insulinspiegel auch durch exogene Ketone anheben. *Exogen* bedeutet „von außen" und steht im Gegensatz zur internen Ketonerzeugung durch den Verzehr MCT-reicher Fette oder die Anpassung an eine sehr kohlenhydratarme Ernährung. Exogene Ketone sind also eine Art Nahrungsergänzungsmittel. Die Produkte sind als Drinks oder in Pulverform zum Einrühren in eigene Getränke online erhältlich. Im Vergleich zu Kokos- oder MCT-Ölen sind diese für die meisten jedoch wenig wirtschaftlich.

Bei leichten kognitiven Beeinträchtigungen oder Alzheimer profitiert das Gehirn von einem höheren Ketonspiegel – unabhängig davon, ob dieser durch eine sehr kohlenhydratarme Ernährung über den Verzehr von MCT-Ölen oder durch exogene Ketone erreicht wird.[51] Die Verbesserungen sind mithilfe von Standardtests oder auch weniger genormten Gedächtnisüberprüfungen nachweisbar. Schon diese Aussage weist darauf hin, dass Ketone und ketogene Diäten zumindest teilweise zur Therapie kognitiver Störungen beitragen. Allerdings profitiert nicht jeder Alzheimer-Patient automatisch von exogenen

Ketonen. Beim Genotyp ApoE4 beispielsweise, dem stärksten genetischen Alzheimer-Risikofaktor, sind die Ergebnisse bisher weniger verheißungsvoll als bei Personen mit anderem Genprofil.

Und trotz der teilweise positiven Wirkung von MCT-reichen Ölen und exogenen Ketonen auf die Kognition sind diese keineswegs ein Allheilmittel, sondern wirken eher wie ein Pflaster auf einer tiefen Brustwunde. Sie sind besser als nichts, aber nicht unbedingt ein maßgeblicher Beitrag zur Verbesserung der Situation. Es ist, als wolle man ein leckgeschlagenes Boot ausschöpfen, ohne zuvor das Loch zu stopfen. Eine Erhöhung des Ketonspiegels über MCT und exogene Ketone verbessert lediglich die Symptome der kognitiven Störung, trägt aber nicht zur Behebung der wahren Ursache bei. Daher kann sie das Fortschreiten der Erkrankung weder verzögern, noch aufhalten oder gar rückgängig machen. Ich plädiere unbedingt dafür, Ketone kurzfristig auf jegliche Weise anzuheben, doch der eigentliche Durchbruch wird sich erst zeigen, wenn Sie die Kohlenhydratreduktion mit einem großzügigen Einsatz von MCT-Produkten oder exogenen Ketonen kombinieren.

Den Universitäten und Unternehmen, die ketonhaltige Nahrungsergänzungsmittel für die breite Masse entwickeln, gebührt aufrichtiger Dank. Ich bin davon überzeugt, dass diese für Ernährung und Lebensstil eine wichtige Rolle spielen werden. Dennoch gestattet eine äußere Ketonzufuhr, bei der die eigentlichen Ursachen der kognitiven Störung nicht angegangen werden, der inneren Ursache das weitere Fortschreiten. Dasselbe gilt für Insulin. Obwohl die Alzheimer-Krankheit und leichte kognitive Beeinträchtigungen zumeist mit einem erhöhten Insulinspiegel im Blut einhergehen, kann der Insulinspiegel im Gehirn vergleichsweise niedrig sein. (Was zu bestimmten strukturellen Veränderungen im Gehirn der Betroffenen beiträgt.) Solchen Patienten könnte es durchaus helfen, wenn man ihnen Insulin direkt ins zentrale Nervensystem verabreichen würde. Entsprechende Studien stießen auf dasselbe Hindernis wie exogene Ketone: Kurzfristig erwiesen sich Insulininfusionen ins zentrale Nervensystem als hilfreich, langfristig könnten sie den Verlauf jedoch durchaus verschlimmern. Hinzu kommt, dass keineswegs alle Betroffenen positiv auf eine derartige Insulinzufuhr reagieren. Bei manchen verschlechterte sich die Kognition sogar.[52]

Dass Träger des ApoE4-Gens von exogenen Ketonen weniger profitieren als andere Menschen, dürfte zumindest teilweise auf individuelle und genetische Merkmale zurückzuführen sein. Möglicherweise ist eine Ketonsupplementierung bei manchen Menschen nicht ausreichend, um eine nennenswerte Wirkung zu erzielen. Eine gewisse Verbesserung wäre dann immer noch zu erwarten, aber sie fiele nicht so dramatisch aus wie bei anderen. Aus bestimmten Gründen, um die es in Kapitel 7 gehen wird, setzt die heutige Ernährungs- und Lebensweise Menschen mit dem ApoE4-Gen stärker zu als anderen. Eine Erhöhung des Ketonspiegels allein reicht dann vermutlich nicht aus, um die Schädigung auszugleichen. Um signifikant von erhöhten Ketonwerten zu profitieren, müssten dann vielleicht weitere sinnvolle Veränderungen hinzukommen, auf die wir noch zu sprechen kommen. Immerhin gehen leichte kognitive Beeinträchtigungen wie auch die Alzheimer-Krankheit auf die langjährige Überforderung von Stoffwechsel und Physiologie zurück. Da überrascht es kaum, dass exogene Ketone manche Menschen nicht merklich weiterbringen. Überraschend ist vielmehr, dass so viele Menschen davon profitieren.

Zugeführte Ketone und Ketonmessung zu Hause

Zu diesem Thema gilt es zwei Fragen zu klären: Sollten Sie oder Ihre Angehörigen exogene Ketone zuführen? Und kann und sollte man den Ketonspiegel selbst messen? Die Antwort auf beide Fragen lautet: Ja, aber …

Zur Verwendung exogener Ketone möchte ich sagen: Wie erwähnt können MCT-reiche Öle und exogene Ketone die Symptomatik einer kognitiven Funktionsstörung kurzfristig recht beeindruckend verbessern. Allerdings verpufft die Wirkung, sobald die Ketone verbraucht sind. Ohne eine grundsätzliche Ernährungs- und Lebensstilintervention, die auch die eigentlichen Ursachen anspricht, benötigen die Betroffenen immer höhere und häufigere Dosen MCT oder Ketone, denn die Grunderkrankung verschlimmert sich weiter. (Die Halbwertzeit eines erhöhten, über exogene Ketone induzierten BHB-Spiegels im Blut beträgt nur 60 bis 90 Minuten, weshalb die Wirkung flüchtig bleibt.)[53] Mit einer stark kohlenhydratreduzierten Diät hingegen gehen Sie die wahre Problematik an: Hyperinsulinämie, Entzündungsbereitschaft und oxidativen Stress. Allerdings können beide Ansätze – ketogene Ernährung und exogene Ketone – eigenständig wirken und in Kombination vermutlich hervorragende Resultate erzielen. Zudem läuft bei einer kohlenhydratarmen Ernährung zumindest auf einem geringen Dauerniveau fast ständig eine gewisse endogene Ketonproduktion ab.

So beeindruckend das klingt, sollten wir jedoch nicht die Realität aus dem Blick verlieren. Sehr betagte oder stark betroffene Menschen werden kaum freiwillig auf Toast und Orangensaft verzichten und stattdessen Eier essen, die in

Kokosöl gebraten wurden. Für ihre Angehörigen und das Pflegepersonal dürfte jeder Versuch, hier eine Änderung herbeizuführen, sehr frustrierend sein und eine ohnehin schon belastende Situation noch stressiger gestalten. In solchen Fällen rate ich unbedingt zum großzügigen Umgang mit Kokosöl, MCT-Ölen oder exogenen Ketonen. Wir wollen Neuronen erhalten, die am Verhungern sind, und das geht nur über eine Erhöhung des Ketonspiegels. Wie auch immer das gelingt!

Trotz des ungehindert fortschreitenden Krankheitsverlaufs könnten kurzfristige Verbesserungen den Betroffenen zum Ende hin noch einige Jahre mit leicht verbesserten Wahrnehmungen und Fähigkeiten ermöglichen. Gleichzeitig (und das ist sicher genauso wichtig) könnte sich dadurch die Belastung der pflegenden Personen mindern und deren Lebensqualität verbessern.

Andererseits betreffen kognitive Beeinträchtigungen und Alzheimer auch jüngere Menschen. Wenn die Krankheit bereits vor dem 60. oder 70. Lebensjahr einsetzt (wenn die Lebenserwartung noch 25 bis 30 Jahre betragen kann), würde ich zwar ebenfalls zu MCT-reichen Ölen raten, aber sehr viel mehr Nachdruck auf eine Umsetzung aller Ernährungs- und Lebensstiländerungen legen, zu denen die Betroffenen bereit und in der Lage sind. Hohe Ketongaben sind, als würde man eine stark blutende Wunde abbinden: Unmittelbar ist das Vorgehen notwendig, um die akute Krise in den Griff zu bekommen, aber dann muss die ursächliche Behandlung erfolgen. Der Verletzte käme ins Krankenhaus, wo das wahre Problem behoben würde. Neben der erforderlichen Erhöhung des Ketonspiegels müssen wir *die wahren Ursachen angehen.* Je jünger die Betroffenen sind, desto leichter wird ihr Körper sich an entsprechende Veränderungen anpassen und darauf reagieren. Der menschliche Körper ist außerordentlich resilient – wenn wir es ihm zugestehen.

Zur zweiten Frage möchte ich sagen: Ja, man kann zu Hause den Ketonspiegel messen. Aber das ist nicht unbedingt erforderlich. Zu diesem Thema gibt es unterschiedliche Meinungen. Die meisten Aussagen stammen von Menschen, die mit ketogenen Diäten abnehmen oder ihre sportliche Leistung optimieren wollen. Ihre Sorgen gelten nicht unbedingt auch für Menschen, die mithilfe der ernährungsbedingten Ketose ihre kognitive Funktion verbessern oder erhalten wollen.

An dieser Stelle sollten wir eines vorwegnehmen: Da Typ-2-Diabetes derart verbreitet ist, sind Blutzuckermessgeräte inzwischen schon in Drogeriemärkten erhältlich. Und während viele Typ-2-Diabetiker ihren Blutzucker erfolgreich über Low-Carb-Diäten managen, besteht für Alzheimer-Patienten oder Menschen mit leichten kognitiven Beeinträchtigungen kein Anlass zur regelmäßigen Blutzuckerbestimmung. Ihr Problem ist nicht der Zucker, sondern das Insulin; und zum Zeitpunkt der Veröffentlichung dieses Buches (die US-Ausgabe ist 2017 erschienen; Anm. d. Verlages) gibt es noch kein Gerät, das im Hausgebrauch den Insulinspiegel misst. (Natürlich sind Blutzuckermessungen nicht völlig sinnlos. Sie vermitteln immerhin einen Eindruck davon, wie jemand individuell auf bestimmte Lebensmittel reagiert. Beachten Sie jedoch, dass der Blutzucker auch wegen eines hohen Insulinspiegels „normal" sein könnte.)

Ketone kann man zu Hause messen, aber ob die Strategie hilft oder nicht, lässt sich einfacher am Befinden der Betroffenen ablesen. Aufgrund unserer Gene und anderer Faktoren ist die Fähigkeit, Ketone zu erzeugen, individuell sehr unterschiedlich. Manche Menschen bilden trotz identischer Ernährung, Aktivität oder Supplementierung bereitwillig mehr Ketone als andere. Zudem wurde bisher keine eindeutige „Ketonschwelle" ermittelt, ab der die Kognition garantiert profitiert und unter der sich keinerlei Wirkung zeigt. Das heißt, dass nicht nur die körpereigene Ketonproduktion unterschiedlich ausgeprägt ist, sondern auch das Ansprechen auf Ketonkörper. Aus diesem Grund erhalten Sie bei Ketonmessungen zwar eine Zahl, können daraus jedoch nicht ablesen, ob diese Menge hilfreich ist oder nicht. Manche Menschen profitieren bereits von einer leichten Ketonerhöhung, andere brauchen dauerhaft einen höheren Spiegel.

Dennoch kann die Ketonmessung sinnvoll sein. Es gibt zwar nicht unbedingt eine generelle Korrelation zwischen höherem Ketonspiegel und kognitiven Verbesserungen (auch wenn die meisten Studien einen Zusammenhang stützen), aber die Messwerte können einen Ansporn darstellen. Der konkrete Nachweis, dass die ernährungsbedingte Ketose erreicht wurde, kann enorm motivieren, eine Diät beizubehalten, die nicht immer leicht zu befolgen ist. Zudem ist es durchaus möglich, dass auch nach mehreren Wochen stark kohlenhydratreduzierter Ernährung (oder der Einnahme exogener Ketone) keine Verbesserungen eintreten – mitunter wurde die ernährungsbedingte Ketose hier einfach nie erreicht. Mit der Ketonmessung wissen Sie, wo Sie stehen.

Dafür stehen drei Möglichkeiten bereit, die jeweils unterschiedliche Ketonarten ermitteln. In der Atemluft lässt sich das Molekül *Aceton* ermitteln. (Die Aceton-Konzentration sorgt bei der ketogenen Ernährung für einen typischen Mundgeruch; mehr dazu in Kapitel 20.) Die Messung der Atem-Ketone ist ein guter Hinweis, ob die Ketose erreicht ist oder nicht. Ich bevorzuge jedoch die Messung im Blut oder Urin.

Im Blut messen die Geräte das *Beta-Hydroxybutyrat* (BHB) und benötigen dazu lediglich einen Tropfen Blut aus der Fingerbeere. (Die Bedienung gleicht der Standardblutzuckermessung.) Die Geräte selbst sind nicht teuer, die Teststreifen allerdings schon. Je nach Budget ist die Messung der Ketone im Blut daher nicht immer realistisch. Auch hier sei erwähnt, dass sich bei manchen Menschen bei einem Blutketonspiegel zwischen 1,0 und 1,5 mmol/l erfreuliche kognitive Verbesserungen zeigen, wohingegen andere erst bei deutlich höheren Spiegeln profitieren. Uns geht es jedoch nicht um Werte, sondern um Wirkungen. (Laut Tabelle 2.2 auf Seite 57 setzt die ernährungsbedingte Ketose bei einem BHB-Wert zwischen 0,5 und 5,0 mmol/l ein. Irgendwo dazwischen können die ersten erkennbaren Reaktionen auftreten.)

Urinteststreifen zur Ketonmessung messen einen anderen Typ, das *Acetoacetat*. Solche Streifen (Handelsname: Ketostix) gibt es preisgünstig in der Apotheke oder im Versandhandel. Im Gegensatz zu Bluttests liefern die Urinstreifen lediglich einen Anhaltswert, ob der Körper insgesamt in Richtung Ketose reagiert. (Der Testabschnitt färbt sich innerhalb von etwa 15 Sekunden von Beige zu Rosa oder Lila. Je dunkler die Farbe, desto höher ist die Acetoacetatkonzentration. Wie bei den Blutketonen bedeutet ein höherer Acetoacetatgehalt im Urin nicht zwangsläufig, dass Ihr Angehöriger davon kognitiv profitiert. Schließlich wird dieses Acetoacetat gerade ausgeschieden, ernährt also nicht das Gehirn. Der Farbumschlag dient daher in erster Linie der moralischen Aufmunterung und sollte nicht überbewertet werden.)

Wenn Sie sich für Urinteststreifen entscheiden, sollten Sie auf Folgendes achten:

- Eine dunklere Färbung ist kein Hinweis auf eine „intensivere Ketose". Dunkellila kann auch anzeigen, dass die getestete Person zu wenig Wasser trinkt und ihr Urin deshalb stark konzentriert ist. Jede merkliche Farbveränderung ist ein gutes Zeichen, auch leichtes Rosa. Dunkel heißt nicht zwangsläufig besser – lassen Sie sich von Rosa nicht entmutigen! Es ist nach wie vor ein Hinweis auf eine Ketose.
- Wer eine ruhige Hand hat, kann die Teststreifen längs halbieren. So bekommen Sie die doppelte Menge zum gleichen Preis. (Achtung, das funktioniert nur bei den Urinteststreifen, nicht bei den Teststreifen fürs Blut!)
- Mit der Zeit fällt die Veränderung möglicherweise schwächer aus und legt die Vermutung nahe, dass die Ketonproduktion stockt. Weniger Veränderung kann jedoch auch bedeuten, dass der Körper die Ketone effizienter verbrennen kann und deshalb weniger über den Urin aussscheidet und so „verschwendet".

Lassen Sie sich also von Schwankungen nicht entmutigen, aber behalten Sie die Ernährung im Auge. Möglicherweise haben sich doch wieder zu viele Kohlenhydrate eingeschlichen.

Ein weiterer Einwand gegen übertriebene Ketonmessungen ist, dass das Gehirn auch selbst in einem gewissen Umfang Ketone erzeugt, die über die Blutmessung nicht erfassbar sind. Untersuchungen konnten nachweisen, dass Astrozyten (Gehirnzellen, die für die Ernährung und Pflege der Neuronen zuständig sind) in Zellkulturen mittelkettige Triglyzeride in Ketone umwandeln können.[54] Bei Lebewesen werden diese Ketone von den umliegenden Neuronen verbrannt.[55] Solche Prozesse geschehen im Gehirn, ohne dass eine Blutmessung sie nachweisen könnte. Niedrige Ketonwerte im Blut bedeuten daher nicht zwangsläufig, dass die Neuronen keine klinisch relevanten Ketonmengen erhalten.

Die Bestimmung der Ketone in Blut oder Urin wird noch durch weitere Faktoren verkompliziert. Bei manchen Menschen ist der BHB-Spiegel abends höher als morgens oder umgekehrt. Und jeder Ketontest (besonders ein Bluttest) ist nur eine Momentaufnahme und damit ein winziger Ausschnitt. Eine Stunde früher oder später könnte die Messung anders ausfallen. Angesichts der Preise für die Teststreifen sind mehrfache Tests im Tagesverlauf jedoch nicht unbedingt realistisch.

Sie sehen also, warum ich die Ketonmessung zur Motivation durchaus befürworte. In meinen Augen ist sie jedoch nicht erforderlich, und ich halte es auch nicht für sinnvoll, nur um hoher Zahlen willen einen hohen Ketonspiegel anzustreben. Der eigentliche Beleg dafür, ob Ketone das Gehirn ernähren, ist die Verbesserung der Kognition. Solche Ergebnisse sind wichtiger als Zahlen. Der BHB-Wert oder der Acetoacetatwert im Blut sind lediglich Krücken. Der entscheidende Faktor sollte nicht etwa ein hoher BHB-Wert sein, sondern die Frage, wie es den Betroffenen geht. Dass ihr Gedächtnis wieder zuverlässiger funktioniert oder sie im Kontakt mit anderen häufiger „ganz der Alte" sind und es seltener zu untypischen Verhaltensweisen kommt, erkennt man auch ohne Ketonbestimmung. Zahlen liefern einen Anhaltspunkt, doch ansonsten sollten Sie Ihrem Instinkt vertrauen. Sie erkennen selbst, wann es einem geliebten Menschen besser geht!

Falls Sie auf die Ketonbestimmung über Teststreifen verzichten möchten, gibt es einige subjektivere Anhaltspunkte, die Ihnen verraten, ob der Übergang zur Fettverbrennung und erhöhten Ketonerzeugung gelungen ist. Achten Sie auf folgende Signale:

- „Metallischer“ oder „fruchtiger“ Mundgeruch (der Atem riecht nach Aceton)
- Weniger Appetit (die Person kommt zwischen den Mahlzeiten viele Stunden zurecht, ohne sonderlich hungrig oder reizbar zu werden)
- Insgesamt mehr Energie
- Gute Laune, optimistisch gestimmt
- Relativ niedriger Blutzuckerspiegel (bei regelmäßiger Glukosemessung) ohne körperliche oder psychische Hinweise auf eine Unterzuckerung
- Schärferer Verstand, weniger Verwirrtheit

Nachdem wir jetzt herausgearbeitet haben, warum es für Alzheimer-Patienten und Menschen mit kognitiven Beeinträchtigungen so wichtig ist, den Insulinspiegel niedrig zu halten und dem Körper die Ketonbildung zu gestatten, befassen wir uns in den folgenden Kapiteln mit einigen physischen und biochemischen Veränderungen im Krankheitsverlauf. Dabei konzentrieren wir uns darauf, warum Ernährungs- und Lebensstilanpassungen, die Insulinspiegel und Blutzucker senken, die Ketone erhöhen und dem Gehirn wichtige Nährstoffe liefern, im Kampf gegen den kognitiven Abbau vermutlich unsere wirksamsten Waffen sind.

KAPITEL 3

Welche Rolle spielen Form und Struktur der Neuronen?

Damit Sie verstehen, wieso die konkreten Ernährungsempfehlungen in diesem Buch die physiologischen Schäden im Rahmen der Alzheimer-Krankheit mindern und möglicherweise sogar verhindern oder rückgängig machen können, möchte ich Ihnen ein elementares Verständnis über Struktur und Funktion der Neuronen vermitteln. Die Neuronen sind im Gehirn die Zellen, die vorrangig für die normale Kognition zuständig sind, also für Funktionen wie den Zugriff auf das Gedächtnis, emotional gesteuertes Verhalten und Impulskontrolle. Beginnen wir mit der Neuronenstruktur.

Die folgende Abbildung 3.1 zeigt die Grundstruktur eines Neurons.

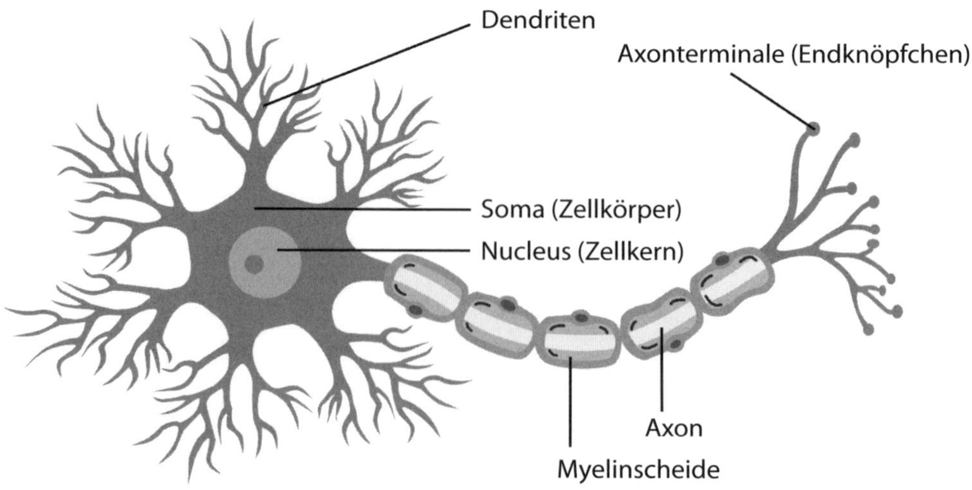

Abbildung 3.1: Grundstruktur eines Neurons. *Bildnachweis:* © Jacky Co/Shutterstock.com

Der Hauptbestandteil eines Neurons ist der *Zellkörper*. Der lange, dünne Fortsatz, der aus dem Zellkörper herausragt, heißt *Axon* und endet mit der *Axonterminale*, an der sich das Axon in verschiedene Endpunkte verzweigt. Am anderen Ende des Neurons ragen kleinere Auswüchse aus dem Zellkörper, die *Dendriten*. Die Axone können wir uns als „Sender" und die Dendriten als „Empfänger" vorstellen. Wenn Neuronen miteinander kommunizieren, geben sie Signale weiter, das heißt, das Axon sendet ein Signal aus, und die Dendriten anderer Neuronen nebenan nehmen dieses Signal auf. Die winzigen Zwischenräume zwischen den Endknöpfchen des Axons und den Dendriten heißen *Synapsen*. Das Gehirn enthält buchstäblich Billiarden an Synapsen.

Die nächste Abbildung 3.2 zeigt, wie ein Nervenimpuls das Axon durchläuft.

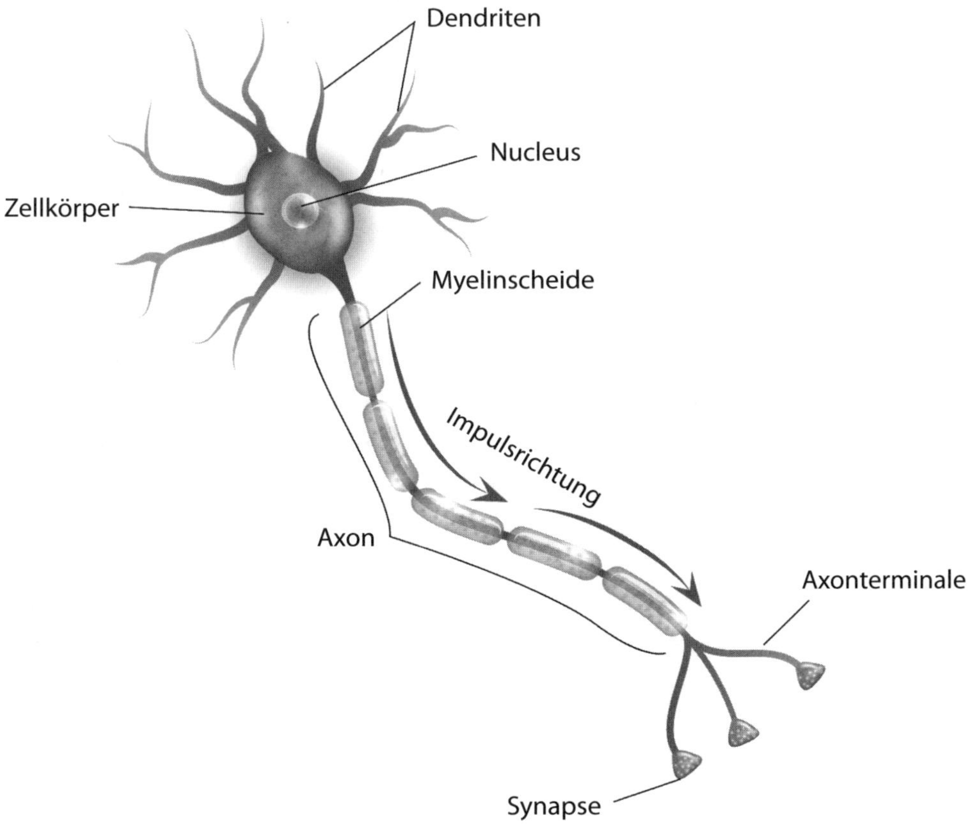

Abbildung 3.2: Impulsübertragung in der Nervenzelle. Zellen kommunizieren über elektrische Impulse, die vom Zellkörper aus das (von der Myelinscheide geschützte und isolierte) Axon durchlaufen und über die Axonterminale austreten. *Bildnachweis*: © Tefi/Shutterstock.com

Diese Impulsleitung funktioniert nur, wenn die Neuronen und ihre Synapsen die richtige Form (Struktur) haben, also unbeschädigt und nicht verformt sind. Eine verformte Synapse funktioniert nicht richtig, und bei eingeschränkter Funktion bricht die Kommunikation zwischen den Neuronen rasch ab. Ein solcher Abbruch der neuronalen Kommunikation führt zu Störungen der kognitiven Funktion.

Nach diesem rudimentären Einblick in die neuronalen Verbindungen möchte ich tiefer in das Geschehen einsteigen, das im Gehirn von Alzheimer-Patienten abläuft, und erklären, warum dies die Kognition beeinträchtigt.

Wir wissen bereits, dass Morbus Alzheimer letztlich auf dem Absterben oder der Beeinträchtigung von Gehirnzellen beruht, weil diese keine Glukose mehr verwerten können. Diese Fehlfunktion scheint den größten Einfluss auf die Erkrankung zu haben, ist aber nicht der einzige Faktor. Erst in Kombination mit langjährigen Empfehlungen an alle Bevölkerungsgruppen, weniger Cholesterin zu essen, und mit der millionenfachen Verordnung von Antazida (gegen Reflux und Magenbeschwerden) und Statinen (zur Cholesterinsenkung) hatten die Gehirnzellen keine Chance mehr.

Deformierte Synapsen: So beeinträchtigen schrumpfende Axone und Dendriten die Kognition

Die Synapse, also der Raum zwischen Axonen und Dendriten, ist die eigentliche Verbindung zwischen den Neuronen. Die Kommunikation erfolgt durch die Übertragung von Nervenimpulsen. Wenn nun die Synapsenform beeinträchtigt ist, kann die Kommunikation im Gehirn nicht problemlos verlaufen. Die Synapsenform kann unter vielfältigen Einflüssen leiden. Einige davon sollten wir uns näher ansehen.

Die zuvor schon erwähnten Beta-Amyloid-Plaques (Aβ-Plaques), die wir uns in Kapitel 6 näher ansehen werden, zählen zu den klassischen Alzheimer-Merkmalen. Es handelt sich dabei um unlösliche Proteinfragmente, die sich im Gehirn ansammeln. Manche Forscher glauben, dass die Plaques die Krankheit verursachen, doch angesichts der biochemischen Prozesse, die an Entstehung und Abbau der Aβ-Plaques beteiligt sind, dürften diese Ablagerungen eher eine Krankheitsfolge und eng mit einem chronisch hohen Insulinspiegel verwoben sein.

Unabhängig davon, ob diese Proteinreste die Krankheit verursachen oder infolge der Stoffwechselstörung auftreten, beeinträchtigen sie die Synapsenfunktion. Wenn die Fragmente sich ansammeln, verbinden sie sich zu unlöslichen

Plaques, die mit der Zeit immer größer werden und sich miteinander verknüpfen, bis sie die Synapse blockieren und der Impulsübertragung „im Weg stehen". Denken Sie an einen Notausgang in einem Haus voller Menschen. Wenn Kisten und anderes Gerümpel vor der rettenden Tür stehen, ist der Ausgang versperrt und niemand gelangt ins Freie. Im Notfall entsteht dadurch eine höchst gefährliche Situation. Was geschieht nun im Gehirn, wenn der Ausgang (die Synapse) blockiert ist und die Nervenimpulse nicht weitergeleitet werden? Die Auswirkungen für die kognitive Funktion liegen auf der Hand – und sie sind erschreckend.

Eine weitere Veränderung der Form von Neuronen und Synapsen, welche die kognitive Funktion beeinträchtigt, ist das Schrumpfen der Axone und Dendriten. Abbildung 3.3 zeigt eine Synapse aus der Nähe. Zwischen der Axonterminale, die den Nervenimpuls sendet, und den empfangenden Dendriten ist ein kleiner Spalt.

Diesen Spalt müssen die elektrischen Impulse (aber auch Nährstoffe und andere Substanzen) überwinden, um von einem Neuron zum nächsten zu gelangen, ganz als würden sie über ein Loch im Boden springen. Wenn das Loch (der Spalt zwischen den Axonen und Dendriten) größer wird, funktioniert die Impulsübertragung immer schlechter.

Bei der Alzheimer-Krankheit wird der Zwischenraum (der synaptische Spalt) tatsächlich größer, und auch dies erschwert die Kommunikation zwischen den

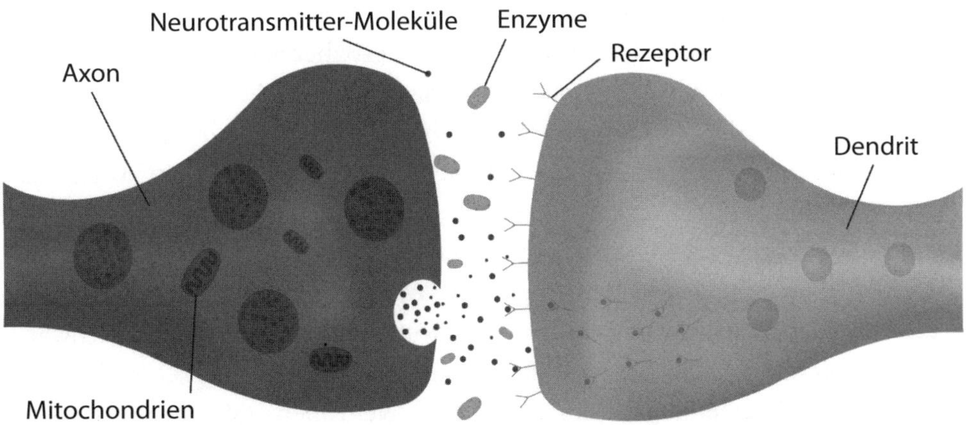

Abbildung 3.3: Neuronale Synapse aus der Nähe. Elektrische Impulse und chemische Botenstoffe (Neurotransmitter) queren den Raum zwischen den Neuronen, indem sie aus dem Endknöpfchen eines Axons austreten und von dem Dendriten eines anderen aufgenommen werden. Für eine korrekte neuronale Impulsübertragung müssen die Axone, die Dendriten und die Synapse selbst die richtige Form haben. *Bildnachweis*: © joshya/Shutterstock.com

Neuronen. Dafür gibt es einen Grund: Das Hauptproblem bei Alzheimer sind die Degeneration und das Absterben von verhungernden Neuronen. Aber Neuronen sterben nicht einfach so. Unsere Zellen sind stark und widerstandsfähig, und sie wollen leben. Deshalb sorgen Neuronen für ihr Überleben, wenn ihnen die Nahrung ausgeht, indem sie ihre Axone und Dendriten verkleinern, um mehr Energie für den Zellkörper übrig zu behalten. Mit weniger Energieaufwand für ein hübsches, langes Axon oder diverse Dendriten steigt ihre Überlebenschance. Sobald die Zelle schrumpft, verkürzen sich daher die Axone und Dendriten. Denken Sie zur Veranschaulichung an einen Staubsauger, dessen Kabel sich selbst aufwickelt. Das lange, dünne Kabel wird in den „Bauch" der Maschine zurückgezogen und dort gelagert. Auch der neuronale Zellkörper saugt sein Axon wieder ein. Sobald die Axone und Dendriten sich in den Zellkörper zurückziehen, ist die Synapse nicht mehr funktionsfähig. Eine solch große Distanz kann der Nervenimpuls nicht mehr überwinden (sofern die Zelle überhaupt noch genügend Energie besitzt, um einen solchen Impuls zu erzeugen).

Neurofibrillenbündel: Fehlgebildete Zellen, fehlgeschaltetes Gehirn

Die bisher erwähnten schädlichen Veränderungen der neuronalen Strukturen würden der Kognition bereits mehr als genug zusetzen. Aber das ist noch immer nicht alles. Das primäre Stoffwechselmerkmal bei Alzheimer ist der Rückgang der zerebralen Glukosestoffwechselrate. Das primäre physische Merkmal sind die Amyloidplaques. Ein zweites physisches Merkmal sind die Neurofibrillenbündel, die aus hyperphosphorylierten Tau-Proteinen bestehen. (Was für ein Wort!) Tau-Proteine gehören zum Zytoskelett der Zelle, das der Zelle wie ein inneres Gerüst ihre jeweilige Form verleiht (*zyto* bedeutet Zelle). Damit entsprechen die Tau-Proteine dem Fundament und den tragenden Wänden eines Gebäudes: Ohne sie würde das Gebäude einstürzen. Wenn das Zytoskelett sich verformt, geschwächt oder beschädigt ist, bricht auch die Zellfunktion zusammen.

Aufgrund ihrer einzigartigen Form sind Neuronen auf ein zuverlässiges Zytoskelett angewiesen, sonst funktionieren ihre Axone und Dendriten nicht richtig. Wie wir beim negativen Einfluss der Insulinresistenz auf die kognitive Leistung gesehen haben, sollte es niemanden überraschen, dass Probleme mit der Insulinsensitivität und der Signalgebung eng mit der Ansammlung von Tau-Proteinen und der Verformung des Zytoskeletts zusammenhängen. An diversen zellinternen Prozessen ist das Enzym Glykogensynthase-Kinase-3β beteiligt (GSK-3β). Und einer dieser Prozesse beeinflusst, wie die Tau-Proteine die Transportvorgänge regulieren sowie ihren Einbau ins Zytoskelett.

Bei einer GSK-3β-Überaktivität falten die Tau-Proteine sich in sich selbst zusammen und bilden Neurofibrillenbündel anstelle eines ordentlichen Zytoskeletts. Die GSK-3β-Aktivität wird teilweise über das Insulin reguliert. Insulin hemmt dieses Enzym und verhindert so die Überaktivität und die Bildung von Neurofibrillenbündeln. Und während bei Alzheimer-Patienten zwar vielfach eine Hyperinsulinämie vorliegt (zu viel Insulin im Blut), haben sie im Gehirn und im zentralen Nervensystem zu wenig Insulin. Aufgrund dieses „Insulindefizits" im Gehirn bleibt GSK-3β ungehemmt aktiv, was wiederum zu einer verstärkten Bildung von Neurofibrillenbündeln, mehr Fehlbildungen am Zytoskelett und erhöhter neuronaler Dysfunktion führt. Hinzu kommt, dass GSK-3β auch unmittelbar in die verstärkte Produktion von Beta-Amyloid-Plaques involviert sein könnte.[1] Darum versuchen Alzheimer-Forscher, GSK-3β medikamentös zu hemmen.[2]

Eine direkte Infusion von Insulin in das zentrale Nervensystem scheint zwar kurzfristig zu helfen (siehe auch Kapitel 2), ändert aber nichts an der grundsätzlichen Frage, warum das Gehirn nicht ausreichend Insulin bekommt oder warum die Neuronen nicht darauf reagieren, wenn dann doch noch etwas eintrifft. Arzneimittel, die auf bestimmte Symptome abzielen (die Beta-Amyloid-Plaques oder die Neurofibrillenbündel), könnten Alzheimer-Patienten vorübergehend Linderung verschaffen. Die kausalen Faktoren beeinflussen sie jedoch nicht, und deshalb erbrachten neu entwickelte Alzheimer-Medikamente bisher auch nur enttäuschende Ergebnisse.

Die Myelinscheide und das Vitamin B_{12}

Man könnte Neuronen mit lebenden Kabeln vergleichen. Ganz so weit hergeholt ist das gar nicht, denn letztlich leiten und übertragen auch sie elektrische Impulse. Und wie ein elektrischer Draht oder ein Elektrokabel müssen auch Neuronen isoliert sein, damit es keinen Kurzschluss oder Elektroschock gibt. Die isolierende Substanz um die Neuronen heißt *Myelin*, und weil sie die Axone und Nerven umhüllt wie eine Scheide ein Schwert, spricht man von der *Myelinscheide*.

Ein wichtiger Baustein für das Myelin ist Cholesterin. Sicher haben Sie schon gehört, dass Cholesterin „die Gefäße verstopft". Aber wissen Sie auch, dass Cholesterin für die Zellen und Gewebearten im ganzen Körper unverzichtbar ist? Und weil die vielen Gehirnzellen ein Vielfaches an Synapsen bilden und Axone mit Myelin überzogen sind, steckt im Gehirn massenweise nahrhaftes Cholesterin. Das Gehirn eines Menschen macht durchschnittlich zwei Prozent seines Körpergewichts aus, enthält jedoch 25 Prozent des gesamten Cholesterins im Körper – so wichtig ist Cholesterin also für die Hirnfunktion![3] (Wer alt genug ist, um sich an die Zeit vor den heute um sich greifenden Cholesterinwarnungen erinnern zu können, dürfte noch wissen, dass Eier wegen ihres Cholesterin- und Nährstoffgehalts einst als „Gehirnfutter" galten.) Und nun stellen Sie sich vor, was das langfristige Meiden cholesterinreicher Speisen oder die jahrelange Einnahme von Substanzen anrichten, die den Körper an der Synthese dieser lebenswichtigen Substanz hindern sollen. Auf Cholesterin gehen wir in Kapitel 9 noch genauer ein. Einen ersten Eindruck von der Bedeutung dieses faszinierenden Moleküls für ein gesundes Gehirn und die kognitive Funktion vermittelt eine Aussage der Lipidforscher Roger Lane und Martin Farlow: „Nahezu 25 Prozent des gesamten Cholesterins im menschlichen Körper stecken im Gehirn, und zwar vor allem in den spezialisierten Membranen des Myelins sowie in den Membranen der Neuronen und der Gliazellen."[4]

Streng genommen ist Cholesterin kein essenzieller Nährstoff, weil der Körper es selbst herstellen kann und dies auch tut. Wir können Cholesterin aus Fettsäuren und anderen Nährstoffen synthetisieren. Weil es aber an derart vielen Strukturen und biochemischen Prozessen beteiligt ist, kann der Körper den Bedarf nicht unbedingt immer decken. Manchmal ist also nicht ausreichend Cholesterin im Umlauf. Deshalb ist es sinnvoll, auch immer etwas Cholesterin über die Nahrung zu sich zu nehmen, und Menschen, die sich um die Wiedererlangung einer gesunden Kognition bemühen, könnten davon besonders profitieren.

In Kombination mit der Einnahme von Statinen oder anderen Arzneimitteln zur Cholesterinsenkung wird eine geringere Cholesterinversorgung des Gehirns noch verschlimmert. Statine hemmen die körpereigene Cholesterinproduktion. Diese interne Cholesterinerzeugung ist allerdings nicht nur für das Myelin von großer gesundheitlicher Bedeutung. Richtig kritisch wird es für ein beeinträchtigtes Gehirn, wenn jemand regelmäßig ein Medikament einnimmt, das die körpereigene Cholesterinproduktion drosselt, und sich zusätzlich cholesterinarm ernährt (also wenig Butter, Eigelb, rotes Fleisch, Muscheln und Schweinefett isst).

Ein weiterer Faktor, der die gesunde Myelinsynthese einschränkt, ist ein Vitamin-B_{12}-Mangel. Vitamin B_{12} ist für die korrekte Erzeugung und Funktion von Myelin verantwortlich, und ältere Menschen haben in der Regel einen niedrigeren B_{12}-Spiegel.[5] Dafür gibt es verschiedene Gründe: Zunächst einmal können wir Vitamin B_{12} nur aus der Nahrung aufnehmen, wenn die Magensäure hoch genug ist, und die Magensäuremenge geht mit zunehmendem Alter von Natur aus zurück. Hinzu kommt, dass viele ältere Menschen über Jahre oder gar Jahrzehnte sogenannte Antazida einnehmen (Säureblocker, meist gegen Sodbrennen). Solche Protonenpumpenhemmer (PPI) oder andere Wirkstoffe sollen die Magensäure im Zaum halten. Ein niedriger Magensäurespiegel hindert den Verdauungstrakt jedoch daran, der Nahrung Vitamin B_{12} zu entziehen. (Mehr zur Verdauung erfahren Sie in Kapitel 21.)

Verschärft wird diese erschwerte Vitamin B_{12}-Gewinnung dadurch, dass ältere Menschen ohnehin weniger B_{12}-reiche Lebensmittel essen. Am meisten davon steckt in tierischen Proteinen, besonders in rotem Fleisch und Innereien (und hier wiederum in der Leber), aber auch in Muscheln aller Art. Von Innereien und Muscheln wird aber wegen ihres Cholesteringehalts oft abgeraten.

Ältere Menschen verzichten aber nicht nur aus Scheu vor Fett und Cholesterin auf Vitamin-B_{12}-reiche Lebensmittel. Besonders Alleinstehende grillen sich seltener ein Steak oder braten abends Leber und Zwiebeln an, wenn es viel weniger Aufwand ist, schnell einen Teller Haferflocken zu essen oder eine Scheibe Brot zu toasten. Auch aufgrund ihrer oftmals eingeschränkten Mobilität ist es für alte Menschen oft am einfachsten, genau jene stärkehaltigen Kohlenhydrate zuzubereiten, die dem Gehirn vermutlich am meisten zusetzen. Alleinstehende greifen lieber zu praktischen Kohlenhydratträgern, als nur für sich eine Mahlzeit mit hochwertigen Fetten und Proteinen zuzubereiten. Durch diesen zweiten Doppelangriff auf die korrekte Myelinbildung kommt es also zu einem geringeren Verzehr von Lebensmitteln mit viel Vitamin B_{12}, und das wenige, was noch in der Nahrung steckt, wird schlecht aufgenommen.

Leider sind viele B_{12}-haltige Nahrungsmittel obendrein auch noch schwerer zu kauen als stärkereiche Kohlenhydrate. Eine schlecht sitzende Zahnprothese, schwache Zähne oder andere Mundprobleme, die das ausreichende Kauen von Fleisch behindern, lassen alte Menschen vermehrt zu Nahrung greifen, die sich leichter kauen lässt. Dabei sind Spätzle, Nudeln und Muffins genau das, was sie eigentlich meiden sollten.

An dieser Stelle möchte ich anmerken, dass ein schwerer Vitamin-B_{12}-Mangel (*perniziöse Anämie*) mitunter als Demenz fehldiagnostiziert wird. Zu den tückischen Symptomen eines lang anhaltenden B_{12}-Mangels zählen Depressionen, periphere Neuropathie (Taubheit, Schmerzen, Prickeln oder Kälteempfindungen in den Gliedmaßen), Gedächtniseinbußen und Veränderungen der kognitiven Funktion. Ich empfehle daher, in Absprache mit dem Hausarzt den Vitamin-B_{12}-Spiegel bestimmen zu lassen. Falls er sehr niedrig ist, sollte das Vitamin so bald wie möglich ergänzend verabreicht werden. Bei einem lang andauernden, ausgeprägten Mangelzustand sind die neurologischen Schäden nicht immer rückgängig zu machen, aber Vitamin-B_{12}-Gaben können den weiteren Abbau möglicherweise verhindern oder zumindest verlangsamen.

In jedem Fall behindert ein niedriger B_{12}-Spiegel die kognitive Funktion und ist nicht gesund für das Gehirn. In einer Studie zur Ermittlung des Vitamin-B_{12}-Spiegels bei älteren Menschen kamen die Autoren zu dem Schluss: „Ein niedriger Vitamin-B_{12}-Status sollte als modifizierbare Ursache von Hirnatrophie und wahrscheinlich nachfolgender kognitiver Beeinträchtigung bei älteren Menschen gründlicher untersucht werden.“[6] Ergänzend sagten sie:

> *Unsere Daten legen nahe, dass ein subklinisch niedriger Vitamin-B_{12}-Status, der normalerweise dem unteren Normbereich zugeordnet wird, bereits in den frühen Stadien des kognitiven Abbaus das Gehirnvolumen beeinflussen kann. Das geht möglicherweise auf eine Störung der Integrität des Myelins im Gehirn oder aber auf Entzündungen zurück. Die frühe Behandlung eines niedrigen Vitamin-B_{12}-Status könnte somit einem weiteren Verlust von Hirnvolumen vorbeugen.*

Bitte beachten Sie die Formulierung zum „subklinisch niedrigen Vitamin-B_{12}-Status, der normalerweise dem unteren Normbereich zugeordnet wird.“ Das bedeutet, dass man auch bei einem B_{12}-Spiegel innerhalb des „Normbereichs“ von einer Supplementierung profitieren könnte. Der „Normbereich“ kann je nach Labor schwanken, liegt aber üblicherweise zwischen 260 und 935 pg/ml. Das ist eine erhebliche Schwankungsbreite! Überlegen Sie selbst: Ihr Vitamin-B_{12}-Spiegel könnte 930 pg/ml betragen und würde als „normal“ gelten. Er könnte aber auch bei 260 pg/ml liegen (also nicht einmal ein Drittel der Höchstmenge), und das wäre immer noch „normal“. Wenn das Ergebnis eines Angehörigen also im unteren Normbereich liegt, wäre es vielleicht hilfreich, den Spiegel auf ein mittleres bis hohes Niveau anzuheben. Denn ein „normaler“ Spiegel für bestimmte Nährstoffe ist nicht unbedingt optimal. Das gilt besonders dann, wenn der Normbereich so weit gefasst ist.

Dieselben Autoren schrieben auch: „Unsere Studie zeigt, dass ein niedriger Vitamin-B_{12}-Status (…) bei älteren Menschen in Senioreneinrichtungen ein wichtiger Risikofaktor für den Verlust von Hirnvolumen ist. Diese Ergebnisse deuten darauf hin, dass der Vitamin-B_{12}-Status im Plasma ein frühzeitiger Marker für Hirnatrophie sein könnte und damit ein potenziell wichtiger, modifizierbarer Risikofaktor für den kognitiven Abbau im Alter.“[7]

Bei einer gestörten Verdauungsfunktion könnten orale B_{12}-Gaben helfen. Vitamin B_{12} aus Nahrungsergänzungsmitteln benötigt nicht dieselbe Magensäure und Verdauungsintensität, als wenn es in der Nahrung gebunden ist. Es gibt Präparate als Tabletten und in Kapselform. Wirksam ist auch die Einnahme über eine sublinguale Lutschtablette, die sich unter der Zunge auflöst. (Man kann sie auch wie einen kleinen Bonbon lutschen.) Der Arzt David Brownstein, von dem das Buch *Vitamin B_{12} for Health* stammt, hält die Methyl- oder Hydroxyl/Hydroxy-Formen von Vitamin B_{12} für wirkungsvoller als die in den meisten Multivitaminpräparaten enthaltene Cyanocobalamin-Form.[8] Achten Sie also auf die konkrete Bezeichnung „Methylcobalamin“ oder „Hydroxycobalamin“ im Kleingedruckten. Methylcobalamin oder Methyl-B_{12}-Lutschtabletten sind problemlos im Handel erhältlich.

Bei einem besonders niedrigen Vitamin-B_{12}-Spiegel kommen auch Vitamininjektionen in Betracht. Solche Injektionen umgehen alle Probleme im Verdauungstrakt, die eine Aufnahme behindern könnten. Auch hier gilt: Bestimmen Sie Vitamin- und Mineralstatus stets zusammen mit einem Arzt oder qualifizierten Heilpraktiker und lassen Sie sich kompetent beraten, wie ein eventueller Mangel am besten zu beheben ist.

Jetzt können Sie sicher nachvollziehen, warum die üblichen Ratschläge zur „gesunden Ernährung“ für das Gehirn so katastrophale Folgen haben. Man hat uns eingeschärft, möglichst wenig Cholesterin zu uns zu nehmen, obwohl es für das Gehirn der wichtigste Nährstoff ist. Die Basis für unsere Ernährung sollten Kohlenhydrate aus Stärke sein (Sie erinnern sich an die veraltete Nahrungspyramide?), insbesondere aus Getreide, dessen hohe glykämische Last bei vielen Menschen zu einem chronisch erhöhten Blutzucker- oder Insulinspiegel führt und einer Insulinresistenz Vorschub leisten kann. Außerdem hat man uns vor dem Verzehr natürlicher, stabiler gesättigter Fette gewarnt; lieber sollten wir „herzgesunde“, mehrfach ungesättigte pflanzliche Öle zu uns nehmen. Aber diese neuen, menschengemachten Fette verändern Struktur und Funktion der Zellmembranen, und zwar nicht nur im Gehirn, sondern im gesamten Körper. (Mehr zu diesem Thema in Kapitel 4.) Und ganz nebenbei haben wir infolge des Rats, auf cholesterin- und fettreiche Lebensmittel zu verzichten, unbeabsichtigt auch Nahrung gemieden, die viel Vitamin B_{12} enthält.

Tun Sie Ihrem Gehirn also einen Gefallen und kehren Sie zu einer soliden, nährstoffreichen Ernährung mit wenig Kohlenhydraten zurück, die das liefert, was ein angeschlagenes Gehirn dringend braucht: Cholesterin, natürliche Fette, mehrfach ungesättigte Omega-3-Fettsäuren, Antioxidanzien und Mikronährstoffe (Vitamine und Spurenelemente).

KAPITEL 4

Die Zellmembranen: Die „Türsteher" der Zellen

Ich hoffe, dass Sie sich inzwischen nicht in den Biologieunterricht zurückkatapultiert fühlen. Ein gewisses Grundwissen über Struktur und Funktion der Zellmembranen und anderer Membranen im Körper, woraus sie bestehen und was sie tun, möchte ich jedoch vermitteln, denn ein gesundes Gehirn ist auf gesunde Zellmembranen angewiesen.

Zellen sind die winzigen Bausteine, aus denen der Körper sich zusammensetzt. Von den Augäpfeln bis zum kleinen Zeh besteht der Mensch aus Zellen. Unsere Organe und Gewebearten enthalten Erythrozyten (rote Blutkörperchen), Hepatozyten (Leberzellen), Enterozyten (Dünndarmzellen), Myozyten (Muskelzellen), Adipozyten (Fettzellen), Astrozyten, Gliazellen und Neuronen (Gehirnzellen) sowie zahllose andere Zellen. Es sind Billionen, und im Grunde genommen sind wir laufende, sprechende Zellsäcke. (Aus Carl Sagans Sicht sind wir letztlich nur recycelter Sternenstaub, doch an dieser Stelle möchte ich lieber von großen Säcken aus Aberbillionen Zellen sprechen, nicht etwa wie bei Sagan aus Abermilliarden.)

Alle Abläufe im Körper beruhen auf Aktionen auf zellulärer Ebene. Wenn die Hand bei der Berührung einer heißen Pfanne zurückzuckt, geschieht dies, weil die Sinneszellen in der Hand etwas Heißes registriert haben. Diesen Eindruck haben sie an das Gehirn gefunkt, das den motorischen Zellen sofort einen Bewegungsbefehl erteilt – Finger weg! Die Aussage, dass alle Abläufe im Körper auf den Aktivitäten in oder um diese Billionen Zellen beruhen, ist keine Übertreibung. Unsere Nahrung können wir vertrauen, weil Zellen in der Schleimhaut von Magen und Dünndarm Salzsäure und Verdauungsenzyme absondern. Atmen können wir, weil die Lungenzellen Kohlendioxid aus dem Blut gegen Sauerstoff aus der Luft tauschen.

Doch alle Zellen, die wir hier erwähnen, besitzen Membranen. Dabei beziehe ich mich konkret auf die Plasmamembranen, welche die Organellen (Miniorgane) in den Zellen umgeben, aber auch die Zelle selbst. Diese Membranen separieren das Zellinnere von allem, was sich außerhalb der Zelle befindet. Der Zellmembran kommt eine Art Türsteherfunktion in einem elitären Klub zu: Nur sie entscheidet, wer hineindarf und wer draußen bleiben muss. Gute Türsteher müssen eindrucksvoll aussehen, denn mickrige, ängstliche oder schwächliche Personen würde niemand ernst nehmen. Aufgrund ihrer Sicherheitsfunktion sollten sie breitschultrig, muskulös und durchsetzungsfähig erscheinen.

Dasselbe gilt für unsere Zellmembranen. Sie müssen auf eine bestimmte Weise aufgebaut sein, um richtig zu funktionieren. Arbeiten die Zellmembranen nicht richtig, kann alles Mögliche schief gehen. Falls sie ihre Türsteherfunktion nicht richtig erfüllen, können erwünschte Dinge (wie Vitamine, Mineralstoffe, Aminosäuren und Glukose) nicht in die Zelle gelangen, und unerwünschte Dinge (wie Giftstoffe und normale Abbauprodukte aus dem Stoffwechsel) nicht hinausgelangen. Das kann nur im Desaster enden.

Aber was hat all das damit zu tun, ob und wie unsere Ernährung die Pathologie der Alzheimer-Krankheit beeinflussen kann? Nun, Zellmembranen bestehen aus Fettsäuren. (Sie sind aus Phospholipiden, Glykoproteinen, Cholesterin und anderen Substanzen zusammengesetzt, aber die Hauptkomponenten sind die Phospholipide, und diese wiederum bestehen weitgehend aus Fetten.) Zudem enthalten sie alle drei Fettsäurearten: gesättigte, einfach ungesättigte und mehrfach ungesättigte. Für die korrekte Struktur und Funktion der Zellmembran sind also alle drei Fettsäurearten erforderlich. Die Membranen für unterschiedliche Zellarten stellen unterschiedliche Anforderungen an den jeweiligen Anteil gesättigter und ungesättigter Fette, und es gibt kein Patentrezept, über das man die Zellmembran eines Neurons von der einer Herzmuskelzelle oder einer Betazelle in der Bauchspeicheldrüse abgrenzen könnte. Für unsere Zwecke reicht das Wissen, dass wir *alle drei Fettarten* brauchen. Mit einer gewissen Vorstellung vom Aufbau der Zellmembran (siehe Abbildung 4.1) ist dies leichter zu durchschauen.

Die Zellmembran ist eine *doppelte Phospholipidschicht*. (Das bedeutet, dass die Membran einer doppelten Tür mit zwei Schichten gleicht.) Der Wortbestandteil „phospho" steht für die Phosphatgruppen, die in Abbildung 4.1 auf der Ober- und Unterseite der Membran als kleine Kügelchen dargestellt sind. Was uns besonders interessiert, ist der Lipidanteil – die „Schwänzchen", die aus den

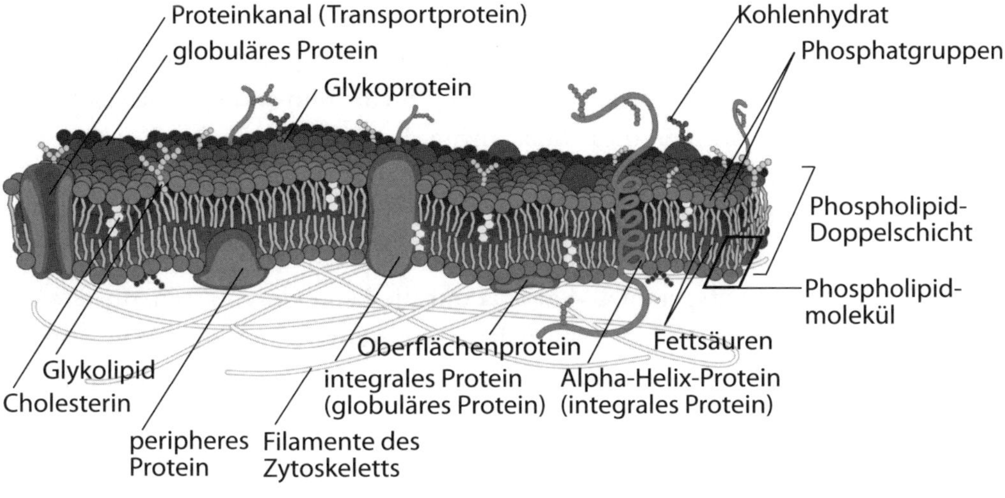

Abb. 4.1: Aufbau der Zellmembran: Die doppelwandige Zellmembran besteht vor allem aus Fettsäuren, Phosphatmolekülen und Cholesterin. An die Membran angedockt oder darin eingebettet sind diverse strukturelle Proteine und Kohlenhydrate sowie Rezeptoren, Poren und Kanäle, die wichtige Substanzen in die Zelle oder aus ihr heraus gelangen lassen.

kugeligen Phosphatgruppen herausragen. Jedes davon ist nämlich eine Fettsäure. Einige sind gesättigt, einige sind einfach ungesättigt und einige mehrfach ungesättigt. Nur wenn diese Fette in der richtigen Mischung vorliegen und nicht beschädigt sind, kann die Zellmembran ihre Aufgaben korrekt erfüllen. Mit den richtigen Bausteinen und bei gesunder Struktur funktioniert die Membran tatsächlich wie ein passend gebauter Türsteher.

Aber Membranen bestehen nicht ausschließlich aus Fettsäuren. Es sind noch viele weitere unterstützende Moleküle in die Membran eingebaut. Stellen Sie sich ein eindrucksvolles, ausgedehntes Anwesen vor, den Wohnsitz eines Superreichen, der einen eigenen Namen hat und nicht nur eine Adresse (also eher Château de la Mer als Alte Hafengasse 30). Eine solche Villa verfügt über diverse Ein- und Ausgänge. Es gibt eine Vordertür, eine Hintertür, Fenster, den Dienstboteneingang, Balkontüren, den Zugang zum Ballsaal, eine unterirdische Lieferantenzufahrt und so weiter. Damit diese Eingänge die Menschen hinein- und hinauslassen, muss das Haus entsprechend gebaut sein. Ohne die passende Architektur hätten Fenster und Türöffnungen vielleicht nicht die richtige Größe oder Form. Und wenn das Fundament langsam absackt, ist die unterirdische Zufahrt schnell funktionsuntüchtig.

Genauso ist es mit der Zellmembran. Wie in Abbildung 4.1 dargestellt, befinden sich in der Zellmembran Ionenkanäle, Transportmoleküle und anderes, um bestimmte Substanzen in die Zelle hinein- und andere hinauszubefördern. Ohne Hilfe können diese Substanzen die Zellmembran nicht passieren. Zellmembranen sind *semipermeabel*. Das bedeutet, dass manche Moleküle ganz leicht hindurchdringen können, wohingegen andere nur über einen bestimmten Weg oder in Begleitung eines anderen Moleküls passieren dürfen – als würde das Sicherheitspersonal der Villa nur die Leute durchlassen, die es auch kennt. Zum Beispiel erkennen spezialisierte Rezeptoren auf der Zellmembran Hormone wie Thyroxin, Insulin oder Testosteron sowie die Neurotransmitter Serotonin und Dopamin.

Was geschehen kann, wenn die Zellmembran nicht richtig aufgebaut ist, liegt auf der Hand: Substanzen, die in der Zelle gebraucht werden, werden abgewiesen, und andere, die hinausgelangen sollen, bleiben drin. Aber das ist noch nicht alles. Bei einer angegriffenen Membran arbeiten manche dieser Transportmoleküle, Kanäle oder Rezeptoren „schlampig", ganz so, als hätten die Türen und Fenster eines Hauses die falsche Form oder Größe. Wenn also die LDL-Rezeptoren auf der Zelloberfläche nicht richtig funktionieren, schwimmen mehr LDL-Partikel im Blut herum, weil sie nicht in die Zellen gelangen. (Ja, LDL gilt als „schlechtes Cholesterin", aber das ist eine übermäßige Vereinfachung. Mit Cholesterin befassen wir uns in Kapitel 9 genauer.) Wenn die Insulinrezeptoren und Glukosetransportmoleküle nicht mehr richtig arbeiten, weil die Zellmembran schlecht zusammengesetzt ist, steigt der Blutzuckerspiegel höher, als er sollte, denn das Insulin kann den Zucker nicht mehr in die Zellen schleusen. Ob eine Zellmembran ihre physiologische Funktion erfüllen kann oder nicht, hängt von ihren Bausteinen ab. Fehlfunktionen können überall im Körper und Gehirn schwere Schäden anrichten.

Und wann ist eine Zellmembran nicht richtig zusammengesetzt? Für diese Frage müssen wir wieder auf die Fettsäuren zurückkommen, denen die Membran ihre Grundstruktur verdankt. Dazu brauchen wir alle drei Fettsäurearten: gesättigte, einfach ungesättigte und mehrfach ungesättigte. Dummerweise werden wir seit mehr als 50 Jahren vor gesättigten Fetten gewarnt. Man hat uns eingebläut, wenig gesättigte Fette zu verzehren und lieber auf ungesättigte Fette zu setzen. Statt Butter, Käse, Schinkenfett, Rindertalg, Eigelb und fettem Fleisch sollten wir lieber Olivenöl, Sojaöl, Maisöl, Canolaöl, Sonnenblumenöl oder Distelöl zu uns nehmen.

Dieses Missverhältnis beeinträchtigt die Struktur der Zellmembranen. Wenn die Nahrung zu viele mehrfach ungesättigte Fette liefert, werden zu viele davon in die Zellmembranen eingebaut. Und mit zu vielen mehrfach ungesättigten Fettsäuren wird eine Membran instabil und schwach. Um die strukturelle Stabilität dieser geschwächten Membranen zu verbessern, schickt der Körper Verstärkung (wie tragende Wände oder Säulen), damit der Rest des Hauses (oder der Membran) nicht zusammenbricht. Und diese Verstärkung besteht aus – Cholesterin!

Das könnte der Grund sein, warum Ernährungsformen mit einem hohen Anteil an mehrfach ungesättigten Fetten mitunter zur Senkung des Cholesterinspiegels beitragen: Das Cholesterin verschwindet aus dem Blut und wird in die Membranen eingebaut, die aufgrund eines Übermaßes an mehrfach ungesättigten Fetten nun stabilisierendes Cholesterin benötigen. Gesättigte Fette kann der Körper selbst erzeugen, Cholesterin ebenfalls. Deshalb gelten gesättigte Fette nicht als essenzieller Nährstoff. Allerdings könnte es durchaus Menschen geben, die den Bedarf an gesättigten Fettsäuren nicht schnell genug durch die Eigensynthese decken können, und bei bestimmten Erkrankungen oder nach Traumata kann der Bedarf an gesättigten Fetten und Cholesterin zu Reparaturzwecken ansteigen.

Hinzu kommt, dass wir nicht nur auf den Zellaußenwänden Membranen besitzen. Auch bestimmte Strukturen im Zellinneren sind von Membranen umgeben. Diejenigen, die uns in Bezug auf die Hirnfunktion und Alzheimer-Entstehung die größte Sorge bereiten, sind die Mitochondrien, mit denen wir uns im nächsten Kapitel eingehend befassen.

KAPITEL 5

Gesunde und gestörte Mitochondrienfunktion

Wie in den vorherigen Kapiteln erklärt, gibt es nicht nur auf der Zelloberfläche Membranen. Sie umgeben auch die Miniorgane innerhalb der Zelle, die *Organellen*. Die Bestandteile, die uns besonders interessieren, sind die Mitochondrien (Einzahl: Mitochondrium). Mitochondrien sind die „Kraftwerke" der Zellen, denn hier wird die nötige Energie erzeugt. Abbildung 5.1 illustriert die mitochondriale Grundstruktur.

> Es mehren sich die Belege, dass eine gestörte Mitochondrienfunktion eng mit der Pathophysiologie der Alzheimer-Krankheit zusammenhängt. (…) Die Mitochondriendysfunktion und der daraus resultierende Energiemangel setzen eine Neurodegeneration und das Absterben von Neuronen in Gang.[1]
>
> *Paula I. Moreira und Kollegen*

Wie Sie sehen, besitzen Mitochondrien eine Außen- und eine Innenmembran, und über ein System, das in die innere Mitochondrienmembran eingebettet ist, erfolgt die Energieerzeugung. In diesem Prozess kommt dem Enzym ATP-Synthase am Ende eine entscheidende Rolle zu. Entlang der inneren Mitochondrienmembran sitzen die ATP-Synthasen zu Tausenden (siehe Abbildung 5.2).

ATP ist die „Energiewährung" des menschlichen Körpers. So wie in den USA in Dollar gezahlt wird und in Europa in Euro, laufen physiologische und biochemische Prozesse im Körper nur ab, wenn dafür mit ATP „bezahlt" wird. Hergestellt wird diese Energiewährung in den Mitochondrien.

Zur Beschreibung der Vorgänge bei einer neurologischen Degeneration – einschließlich der Alzheimer-Krankheit, der Parkinson-Krankheit, amyotropher Lateralsklerose (ALS), Multipler Sklerose und anderen Erkrankungen – werden Begriffe wie *Mitochondriendysfunktion* oder auch *erworbene Mitochondriopathie* verwendet.[2] Da letztlich die Mitochondrien die Energie erzeugen, führt eine Mitochondrienschädigung zu einer innerzellulären Energiekrise. Und inzwischen wird immer klarer, dass Alzheimer eine Energiekrise in den Gehirnzellen ist.

Eine gestörte Mitochondrienfunktion kann viele Ursachen haben, darunter auch angeborene Gendefekte und Mutationen. In diesem Kapitel befassen wir uns mit Glykierung und Oxidation, den zwei wichtigsten beeinflussbaren Ursachen einer mitochondrialen Dysfunktion. Beide beruhen in hohem Maße auf den Folgen eines übermäßigen Verzehrs raffinierter Kohlenhydrate und isolierter pflanzlicher Öle, die in unserer Ernährung einen so hohen Stellenwert einnehmen. Mit einer nährstoffdichten, kohlenhydratreduzierten Diät, ausreichend Schlaf und bewusstem Umgang mit Stress können Sie Ihre Mitochondrien jedoch gesund erhalten. Außerdem profitieren die kleinen Zellkraftwerke von regelmäßiger körperlicher Aktivität, sei es Gehen, Radfahren, Gartenarbeit, Gewichtheben, Golf, Yoga, Pilates, Schwimmen oder sonstigem Sport – was auch immer man mit Freude bewältigt. Auf diesen Punkt gehen wir in Kapitel 17

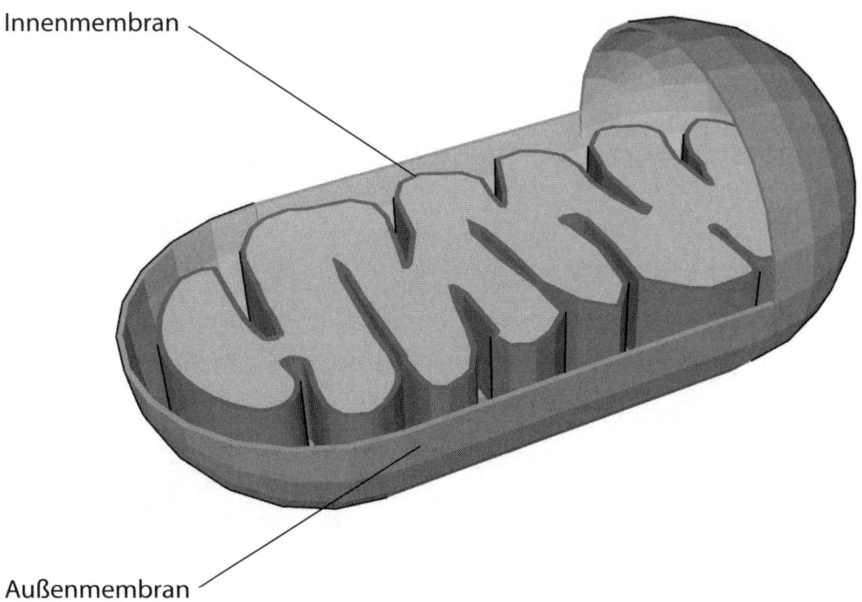

Abb. 5.1: Mitochondriale Grundstruktur. Jedes Mitochondrium ist eine doppelwandige Einheit. Der innere Bereich ist von einer Innenmembran umgeben, und das ganze Mitochondrium ist von einer Außenmembran umhüllt. *Bildnachweis*: © Yurii Andreichyn/Shutterstock.com

beim Thema Sport und Bewegung noch einmal an, aber es ist so wichtig, dass man es ruhig zweimal erwähnen kann. In Bezug auf die Mitochondrien gilt: Wer rastet, der rostet. Ein körperlich aktives Leben liefert dem Körper Gründe, neue, gesunde Mitochondrien zu bilden. Körperliche Bewegung (insbesondere anstrengende Bewegung) liefert den nötigen Anreiz für die Erzeugung weiterer Mitochondrien. In Kombination mit regelmäßiger wenig belastender Bewegung (wie zu Fuß gehen oder leichte Gartenarbeit) bleiben die vorhandenen Organellen auch in gutem Zustand. Geben Sie Ihrem Körper einen Grund, gesunde, funktionstüchtige Mitochondrien zu bilden, und er tut es auch!

Damit Sie besser verstehen, warum die in diesem Buch skizzierte Ernährungsstrategie so intensiv darauf setzt, Insulinsensitivität und Blutzuckerkontrolle zu verbessern, an bestimmten Fettarten zu sparen und andere zu bevorzugen, sollten Sie mit den Begriffen *Glykierung* und *Oxidation* vertraut werden.

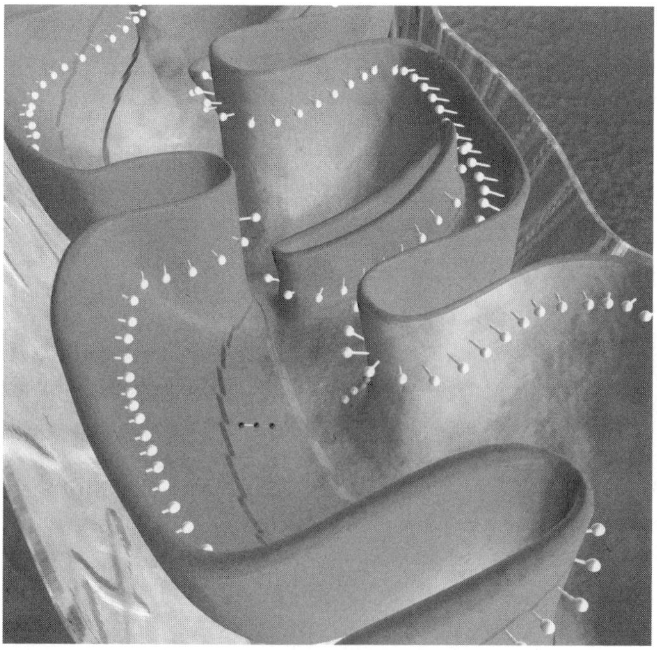

Abb. 5.2: Einblick in die Innenmembran eines Mitochondriums: In diese Innenmembran sind ATP-produzierende Enzyme eingebettet. Viele Körperzellen enthalten Tausende Mitochondrien, und jedes einzelne davon wiederum Tausende dieser Energie erzeugenden Enzyme.

Bildnachweis: sciencepics/Shutterstock.com

Glykierung und Oxidation sind Prozesse, die im Rahmen des ganz normalen, gesunden Stoffwechsels im menschlichen Körper ablaufen. Sie sind ein Teil unseres Lebens, weil wir dafür nun einmal atmen, Nahrung verstoffwechseln und körperlich in Bewegung sein müssen. Beide Prozesse sollten allerdings sehr langsam und auf kleiner Flamme ablaufen. Werden sie beschleunigt und kommen in einem höheren Ausmaß vor als normalerweise, kann der Körper die Zellen und Gewebebestandteile, die bei diesen Prozessen in Mitleidenschaft gezogen werden, nicht mehr schnell genug reparieren. Eine übermäßige Glykierung und zu starke oxidative Belastung gehen mit vielen chronischen Krankheiten einher, auch mit der Alzheimer-Krankheit, und sie sind möglicherweise deren direkte oder indirekte Ursache.

Im Gehirn lassen sich unkontrollierte Glykierung und Oxidation als zwei Formen einer Gehirnschädigung einstufen, die zum Teufelskreis der Alzheimer-Krankheit gehören. Dieser Kreisschluss wird durch Probleme im Umgang mit Glukose und Insulin in Gang und durch eine unausgewogene Fettsäurenzufuhr in Gang gesetzt. Übermäßige Glykierungs- und Oxidationsprozesse treten erst sekundär auf, können aber die reibungslose Neuronenfunktion und die Kommunikation zwischen den Gehirnzellen, die bereits mit Stoffwechselproblemen zu kämpfen haben, zusätzlich erschweren. Sehen wir uns dies einmal näher an; dazu beginnen wir mit der Glykierung.

Glykierung

Haben Sie schon einmal an einem heißen Tag eine offene Tüte Bonbons im Auto vergessen? Was geschieht? Der Zucker schmilzt, verteilt sich über die gesamte Oberfläche und macht alles so klebrig, dass es kaum noch zu reinigen ist. Wenn er danach aushärtet und trocknet, wird er hart und fast so brüchig wie Glas.

Etwas Ähnliches geschieht im Körper, wenn wir über längere Zeit größere Mengen Zucker (Glukose) im Blut haben. Das bereits erwähnte *Hämoglobin A1c* (HbA1c) bezieht sich auf das Protein Hämoglobin, das im Blut den Sauerstoff transportiert und nun vor lauter Zucker klebt. Es handelt sich um glykiertes, also verzuckertes Hämoglobin. Zur Glykierung kommt es, wenn Zellen für längere Zeit Zucker ausgesetzt sind: Je höher der Zuckergehalt im Blut ist und je länger dieser hohe Zuckergehalt anhält, desto mehr Glykierung läuft im Körper ab. Diabetiker mit schlecht eingestelltem Blutzucker haben in der Regel erhöhte HbA1c-Werte, weil ihr Blutzucker fast immer etwas über dem gesunden

Bereich liegt. (Wie in Kapitel 2 erwähnt spiegelt die HbA1c-Menge den ungefähren Durchschnittswert des Blutzuckerspiegels während der letzten drei Monate.) Bei einem erhöhten HbA1c-Wert dürfen Sie sich das Blut als klebriger und zäher als normal vorstellen. Seine Konsistenz oder Viskosität ist aus Sicht der Zellen nicht mehr wässrig, sondern ähnelt eher einem Sirup, und dieses dickere Blut strömt nicht mehr so problemlos wie gesundes Blut durch den Körper. Dadurch können Sauerstoff und Nährstoffe nicht mehr so gut in die Gewebe gelangen, wo sie benötigt werden, was vielfältige Folgen hat.

Hämoglobin ist keineswegs die einzige Substanz im Körper, die glykieren kann. Fast jedes Molekül in uns kann dasselbe Schicksal erleiden und von Zucker verkleben, auch die strukturgebenden Proteine, aus denen die Arterien, Kapillaren und andere Blutgefäße bestehen. Gesunde Blutgefäße gleichen weichen, anpassungsfähigen Gummischläuchen, die sich bereitwillig dehnen, um die Durchblutung zu gewährleisten. Glykierte Blutgefäße hingegen werden hart und unnachgiebig, bis sie eher brüchigen Glasröhrchen gleichen. Bei einem chronisch erhöhten Blutzucker strömt also nicht „Wasser" durch einen glatten, gummiartigen „Schlauch", sondern eine Art zäher, klebriger „Sirup" wird durch ein starres „Glasröhrchen" gepumpt, das sich schlechter an das Blutvolumen anpassen kann. Und nun stellen Sie sich vor, wie sehr das Herz sich anstrengen muss, um das Blut durch solche engen Bereiche zu pumpen, und wie viel mehr Druck das Blut auf solche Gefäßwände ausüben muss. Das könnte zu Bluthochdruck (Hypertonie) beitragen, der bei Menschen mit Typ-2-Diabetes und Insulinresistenz sehr verbreitet ist. Bluthochdruck zählt zu den Diagnosekriterien des metabolischen Syndroms, und der essenzielle oder idiopathische Bluthochdruck könnte auf einen chronisch erhöhten Insulinspiegel zurückgehen.[3] (Deshalb normalisiert sich ein erhöhter Blutdruck häufig beim Übergang zu einer kohlenhydratarmen Ernährung.)

Die chronische Erhöhung von Blutzucker und Insulin schädigt also die Blutgefäße und ihre Funktion, und das führt fast unweigerlich zu den diversen Folgen für Herz und Gefäße, von denen so viele Diabetiker betroffen sind und die weit über Bluthochdruck hinausgehen. Hierzu zählen Herzinfarkt, geplatzte Blutgefäße in den Augen, Durchblutungsstörungen, Nierenversagen (aufgrund von Schäden an den winzigen Blutgefäßen, die an der Blutfilterung beteiligt sind), Gefühlsverluste in den Extremitäten (diabetische Neuropathie) und vieles mehr.[4]

Die gestörte Blutzucker- und Insulinregulierung hat also katastrophale Folgen für das Herzgefäßsystem. Aber was geschieht im Gehirn? Gehirnzellen werden glykiert (wie das Armaturenbrett im Auto von den geschmolzenen Bonbons), und wenn sie mit klebrigem oder aber ausgehärtetem, brüchigem Zucker überzogen sind, können sie nicht mehr richtig funktionieren. Die unmittelbare Glykierung ist eine der Verbindungen zwischen einem überhöhten Blutzucker- und Insulinspiegel und Schäden am Gehirn.

Aber das ist noch nicht alles. Manchmal verbinden sich glykierte Elemente zu größeren Gruppen verhärteter, klebriger Zellen und Gewebestrukturen, die als fortgeschrittene Glykierungsendprodukte oder AGE (engl. *advanced glycation end-products)* bezeichnet werden. Die Glykierung von Proteinen in der Haut trägt vermutlich zumindest teilweise zu den sichtbaren Zeichen der Hautalterung bei, die wir in Form von trockener, spannender, schlaffer Haut und Faltenbildung registrieren.

Was wir äußerlich beobachten, ist jedoch nichts in Vergleich dazu, was innerlich im Gehirn geschieht. Stephanie Seneff und ihr Team drückten dies so aus: „Mit zunehmender Glukoseexposition neigen diverse Proteine sowohl in den Astrozyten als auch in den Neuronen zu Schäden durch Glykierung. Ein glykiertes Protein funktioniert nicht mehr richtig, tendiert verstärkt zu Schäden durch Oxidation und lässt sich weniger leicht vom Körper abbauen und entsorgen.“[5]

Sie könnten sich solche AGE auch als stark angebranntes, verkohltes Fleisch vorstellen. Auch die dunkle Kruste, die sich beim Grillen oder scharfen Anbraten auf Fleisch bildet, ist ein fortgeschrittenes Glykierungsendprodukt. Die gesundheitlichen Folgen des Verzehrs von AGE mit der Nahrung unterscheiden sich zwar deutlich von den AGE, die sich im Körper bilden, erleichtern aber die Vorstellung, welche Schäden beim Entstehen derartiger Gebilde im Gehirn drohen:

- Klebrige, geschädigte Zellen
- Zellen, die Nervenimpulse nicht mehr übertragen können
- Zellen, die so geschädigt sind, dass der Zugriff auf das Langzeit- und Kurzzeitgedächtnis verwehrt bleibt
- Zellen, deren Schädigung die Verhaltens- und Impulskontrolle beeinträchtigt
- Zellen, deren Schädigung zu Alzheimer-Symptomen führt

Schäden durch Oxidation

Der zweite große „Gehirnschaden" bei Alzheimer-Patienten sind Oxidationsschäden, die auch als oxidativer Stress oder einfach Oxidation bezeichnet werden. Wie bei der Glykierung gehört ein gewisses Maß an Oxidation unausweichlich zum ganz normalen, gesunden Stoffwechsel des Menschen. Erst wenn diese Oxidationsprozesse über längere Zeit unkontrolliert, verstärkt und ohne Pause ablaufen, tragen sie zu dem kognitiven Abbau im Alzheimer-Gehirn bei. Zu diesem unkontrollierten oxidativen Stress können viele Faktoren beitragen. Am relevantesten und zugleich am leichtesten zu beeinflussen sind dabei falsche Ernährung und chronischer Stress (einschließlich Schlafmangel).

Sicher kennen Sie den Begriff *freie Radikale*. Ein ausführlicher Exkurs über deren Entstehung würde hier den Rahmen sprengen. Für unsere Zwecke dürfen Sie sich freie Radikale als „Flipperkugeln" in den Zellen vorstellen, die wild umherschnellen und dabei gegen alles Mögliche prallen. Doch was sind das für Gebilde? Die Wissenschaft bezeichnet freie Radikale als „reaktive Sauerstoffspezies" (ROS). Biochemisch betrachtet sind es Moleküle mit einem ungebundenen Elektron. Derartige Moleküle sind instabil und „stehlen" daher Elektronen von anderen Molekülen, um ihren instabilen Zustand zu beenden. Dummerweise entsteht dadurch ein neues Molekül mit ungebundenem Elektron und immer so weiter, wie bei einer Kettenreaktion. Reaktive Sauerstoffspezies rauben solche Elektronen unter anderem aus den Fettsäuren in den Zellmembranen. Wenn ein Molekül ein Elektron einbüßt, gilt es als oxidiert. Wenn dies Fettsäuren zustößt, sprechen wir von oxidativen Schäden oder einer Oxidation. Um solche Schäden zu reparieren, muss das Molekül, das von dem freien Radikal getroffen wurde, auf andere Quellen zugreifen und sich an der Oxidationskettenreaktion beteiligten. Sogenannte *Antioxidanzien* sind Nährstoffe, die derartige Schäden in Grenzen halten oder mitunter ganz abwenden können.

Und woher stammen diese freien Radikale, die sich von Zelle zu Zelle, von Gewebe zu Gewebe vorarbeiten, überhaupt? Eine der Quellen sind Pflanzenöle mit einem hohen Anteil an mehrfach ungesättigten Fettsäuren, zum Beispiel Sojaöl, Maisöl, Baumwollsamenöl oder Distelöl. Unter der Einwirkung von Hitze, Licht oder Luft oxidieren mehrfach ungesättigte Fette. Dabei entstehen reaktive Sauerstoffspezies, die wir aufnehmen, wenn wir Lebensmittel verzehren, die diese Öle enthalten oder darin gegart wurden. (Darauf gehen wir in Kapitel 12 noch näher ein.)

Doch auch im menschlichen Stoffwechsel entstehen unablässig radikale Sauerstoffspezies. Auf Zellebene sind es die Mitochondrien (die kleinen Energiekraftwerke in den Zellen), die radikale Sauerstoffspezies produzieren. Der Körper produziert eigene Antioxidanzien (vor allem Glutathion und Superoxid-Dismutase), die Schäden durch solche reaktiven Sauerstoffspezies begrenzen sollen. Wenn zu viele von ihnen austreten, kann dies die natürliche Antioxidationsfähigkeit des Körpers übersteigen und die oxidative Schädigung erhöhen. Reaktive Sauerstoffspezies fallen bei der Energieproduktion von Natur aus an. Allerdings entstehen sie vermehrt und in einem schwer zu bewältigenden Ausmaß, wenn der Körper versucht, Energie aus Glukose zu erzeugen anstatt aus Fett. Wie bereits erwähnt ist Fett ein effizienterer und „saubererer" Treibstoff als Glukose. Bei der Erzeugung der Energieeinheit ATP aus Glukose oder Fettsäuren bestehen auf Molekularebene gewisse Unterschiede, die dafür sorgen, dass bei der Glukoseverarbeitung mehr schädliche freie Radikale entstehen. Zur Auswirkung dieser Moleküle auf die kognitive Funktion sagen Paula Moreira und ihr Forschungsteam: „Wenn die Menge der erzeugten freien, radikalen Spezies die neuronale Neutralisierungskapazität übersteigt, kommt es zu oxidativem Stress, dem eine mitochondriale Dysfunktion und neuronale Schäden folgen."[6] Zur Reduzierung der oxidativen Belastung von Körper und Gehirn kann man von ständiger Kohlenhydratverbrennung auf einen fettbasierten Stoffwechsel umschwenken.

Wenn Antioxidanzien nun so wichtig sind, um oxidativen Stress abzufedern, könnte man dann nicht einfach größere Mengen davon zu sich nehmen? Es kann tatsächlich sinnvoll sein, dem Körper mehr Antioxidanzien zur Verfügung zu stellen. Andererseits sind übertriebene Mengen auch nicht zu empfehlen. Die Oxidation ist nicht per se schlecht, denn sie gehört notwendigerweise zur menschlichen Physiologie. Schließlich neutralisiert das Immunsystem damit auch eindringende Krankheitserreger: Zellen, die an der Immunreaktion beteiligt sind, oxidieren Pathogene, um sie abzutöten oder sie der Zerlegung und Ausscheidung zuzuführen. Auch beim Prozess der Apoptose – dem programmierten Zelltod oder „Selbstzerstörungsmodus" der Zelle – spielt Oxidation eine Rolle. Mittels Apoptose kann der Körper alte, verbrauchte oder schlecht funktionierende Zellen loswerden. (Krebszellen umgehen die Apoptose und können deshalb weiterwachsen und sich ausbreiten, obwohl sie nicht mehr richtig funktionieren.) Einerseits ist es also wichtig, über ausreichend Antioxidanzien zu verfügen, um oxidative Schäden am Gewebe in Grenzen zu halten, andererseits könnte eine Überschwemmung des Körpers mit sehr hohen

Im Vergleich zu anderen größeren Organen ist das Gehirn für oxidative Schäden empfänglicher, weil es einen so hohen Sauerstoffbedarf hat. Neuronen sind besonders anfällig für oxidativen Stress, weil sie eine fünf Mal so schnelle Stoffwechselrate haben wie andere Gehirnzellen. Darüber hinaus enthalten Neuronen einen hohen Anteil an mehrfach ungesättigten Fettsäuren, die über eine Interaktion mit reaktiven Sauerstoffspezies eine sich selbst fortpflanzende Reaktionskette aus Lipidperoxidation und molekularem Abbau in Gang setzen.[7]

Mortimer Mamelak

Mengen durchaus schädlich sein, wenn dieses empfindliche Gleichgewicht aus dem Lot gerät. Am besten führen Sie dem Körper mehr Antioxidanzien zu, indem Sie Lebensmittel verzehren, die viele antioxidative Nährstoffe enthalten. Gemüse und Früchte mit niedrigem glykämischen Index fallen ebenso in diese Kategorie wie die meisten Kräuter und Gewürze wie Kurkuma, Rosmarin, Basilikum, Knoblauch, Oregano, Piment oder Thymian. Damit dürfen Sie beim Kochen großzügig umgehen, denn es ist unwahrscheinlich, dass man mit Antioxidanzien aus frischer Nahrung des Guten zu viel tun kann.

Mitochondrien unter Dauerbeschuss

Als unsere Energiekraftwerke sind Mitochondrien sowohl Quelle als auch Opfer von freien Radikalen. Aufgrund der fragilen mehrfach ungesättigten Fettsäuren, die einen so hohen Teil der Struktur der mitochondrialen Innen- und Außenmembran ausmachen, sind diese kleinen Generatoren sogar besonders anfällig für oxidativen Stress. Denken Sie daran, welcher Belastung sie durch unsere moderne Ernährung ausgesetzt sind: ein hoher Anteil an raffiniertem Zucker und Getreide sowie viele ROS-bildende pflanzliche Öle. Sie glykieren und unterliegen zudem ständigen Angriffen durch Oxidation. Damit stehen sie unter Doppelbeschuss.

Bei Alzheimer ist die Mitochondrien-Dysfunktion ein wichtiges Problem. Mitochondrien erzeugen den größten Teil unserer Energiewährung. Wenn sie geschädigt sind oder ihre Zahl zurückgeht, steht im gesamten Körper und natürlich auch im Gehirn weniger Energie zur Verfügung. Bei der Alzheimer-Krankheit herrscht sozusagen Sturm im Gehirn, weil die Glykierung und Oxidation der Gehirnmitochondrien hier gefährliche Schäden an Neuronen und kognitiven Funktionen anrichten.

Wichtig ist daher, die Mitochondrien von vorneherein möglichst gut zu schützen und hilfreiche Nährstoffe bereitzustellen, um die ganz normalen, unvermeidlichen Schäden zu beseitigen. Dieser Grundsatz gilt bereits für Gesunde, ist aber für Alzheimer-Patienten noch wichtiger. Immerhin leidet das Alzheimer-Gehirn gegebenenfalls schon seit Jahren bis Jahrzehnten unter den Folgen überhöhter Oxidation und Glykierung. Je schneller und effektiver Schäden beseitigt werden, desto schneller könnte sich die kognitive Funktion eines Alzheimer-Kranken verbessern. Deshalb erscheint die Ernährungsstrategie aus diesem Buch dringend ratsam, und deshalb sind zusätzlich bestimmte Nahrungsergänzungsmittel zu empfehlen. Für ein halbherziges Vorgehen haben wir keine Zeit! Jetzt geht es um drastisches Umsteuern, denn wir befinden uns in einem Wettlauf mit der Zeit. Immerhin möchten wir die gesunde kognitive Funktion nach Möglichkeit erhalten oder gar wiederherstellen, indem wir dafür sorgen, dass die Mitochondrien gesund bleiben.

Oxidationsschäden beeinträchtigen die Kognition unter anderem dadurch, dass sie die Form der Neuronen selbst verändern. Wie in Kapitel 3 besprochen sind Neuronen von Myelin überzogen, das vor allem aus Cholesterin und Fettsäuren besteht. Wenn wir zu viel von den falschen Fetten zu uns nehmen, werden diese oxidierten Fette in die Myelinstruktur eingebaut, und das Myelin kann nicht mehr richtig funktionieren. Das wiederum lässt die zelluläre Kommunikation und Übertragung von Nervenimpulsen zwischen den Neuronen zusammenbrechen – einer der Gründe für Gedächtnisverlust und Kognitionsstörungen bei Alzheimer. Die Gehirnzellen gehen schlichtweg „kaputt"; kognitive Beeinträchtigungen, Gedächtnisverlust und Verhaltensänderungen sind nur die logische Folge.

Dasselbe gilt für unsere Zellmembranen. Sie bestehen aus Fettsäuren, Cholesterin und anderen Substanzen. Bei unausgewogener Zusammensetzung der Nahrungsfette gelangen zu viele von der falschen Sorte in die Zellmembranen, die daraufhin oxidieren. Auch das beeinträchtigt die Zellfunktion.

Um wirklich zu schätzen zu wissen, warum dies so wichtig ist und warum eine Veränderung von Struktur und Funktion von etwas scheinbar so Unerheblichem wie den Zellmembranen alle Aspekte der Gesundheit (einschließlich der kognitiven Funktion) so stark beeinflusst, sollten Sie bedenken, was Zellmembranen sind: Sie sind die Türsteher der Zelle. Sie lassen erwünschte Dinge herein und sperren unerwünschte aus. Außerdem helfen sie den Zellen, ihre natürliche Form zu bewahren. Wenn ein Neuron seine Form verändert, verändert sich auch seine Funktion.

Nachdem wir nun einige Schäden auf zellulärer und subzellulärer Ebene angesprochen haben, die zu Gedächtnisverlust, Verhaltensänderungen und anderen typischen Symptomen der Alzheimer-Krankheit führen, sollten wir uns mit einem weiteren wichtigen biochemischen Faktor befassen, den Beta-Amyloid-Plaques. Diese Ablagerungen und die Debatte zu ihrem Anteil am Fortschreiten der Krankheit sind das Thema des nächsten Kapitels.

KAPITEL 6

Beta-Amyloid als Ursache: Schuldig im Sinne der Anklage?

Wenn Sie oder Ihre Angehörigen sich mit den Ursachen von Alzheimer befasst haben, sind Sie sicher auf den Begriff Beta-Amyloid (Aβ) gestoßen. Beta-Amyloid-Plaques, die ich in Kapitel 1 bereits kurz erwähnt habe, haben in fast allen wissenschaftlichen Arbeiten zur Alzheimer-Krankheit einen hohen Stellenwert. Allerdings besteht kein Konsens darüber, welche Rolle diese Ablagerungen bei der Krankheit nun genau spielen. Viele Forscher sehen in Aβ eine Hauptursache der Alzheimer-Krankheit. Andere halten sie eher für eine Krankheitsfolge. Angesichts der bisher beschriebenen Ätiologie von Alzheimer und wie so oft in der menschlichen Physiologie ist beides ein Stück weit wahr.

Man könnte Aβ-Plaques mit einer fiebrigen Erkrankung vergleichen: Fieber ist eine natürliche Abwehrreaktion, mit deren Hilfe der Körper Krankheitserreger abtöten will. (Fieber soll die Kerntemperatur des Körpers auf eine Schwelle anheben, die für solche Viren und Keime tödlich ist.) Wenn ein eigentlich schützendes Fieber jedoch zu hoch ansteigt, kann dies für andere Teile unserer Physiologie wiederum fatale Folgen haben. Dasselbe gilt für Beta-Amyloid. Zunächst dient es vermutlich als Abwehrreaktion, aber irgendwann übersteigt der Schaden den Nutzen.

Wir können relativ sicher davon ausgehen, dass die Aβ-Akkumulation bis hin zur Entstehung ausgedehnter Plaques nicht die Ursache der Alzheimer-Krankheit ist, weil das Merkmal, das ein noch viel aussagekräftigeres Anzeichen für die Erkrankung darstellt, nämlich die verringerte Glukoseverwertung im Gehirn,

> Die Amyloid-Produktion ist eine Abwehrreaktion. (…) Die Vorstellung, lediglich das Amyloid loswerden zu wollen, ohne zu verstehen, warum es da ist, ist biologisch ziemlich absurd.[1]
>
> *Dale Bredesen*

Ein wichtiges und typisches Merkmal der Alzheimer-Krankheit ist ein progressiver, regionsspezifischer Rückgang der zerebralen Glukoseverwertungsrate (CMRglc). (…) Bei Trägern der Genvariante ApoE4 lassen sich schon im jungen Erwachsenenalter funktionelle Abweichungen im Gehirn nachweisen, Jahrzehnte vor einem möglichen Ausbruch der Demenz. Eine geringere regionale CMRglc scheint somit im Krankheitsverlauf sehr früh aufzutreten, lange vor den ersten klinischen Symptomen einer Demenz und lange, bevor Zellverluste oder Plaque-Ablagerungen zu erwarten sind.[2]

Samuel Henderson

Jahre bis Jahrzehnte vor dem Auftauchen der typischen Plaques nachweisbar ist. Die Aβ-Ablagerungen sind in der Alzheimer-Pathologie keineswegs der erste Schritt und somit auch nicht der wahrscheinlichste Auslöser.

Zudem konnte nicht nachgewiesen werden, dass Alzheimer-Patienten zuviel Beta-Amyloid erzeugen. Offenbar beruhen die Ansammlung dieser Proteinbruchstücke und ihre Verklumpung zu unlöslichen Plaques nicht auf einer übermäßigen Erzeugung, sondern eher auf mangelhaftem Abbau. Beta-Amyloid sammelt sich im Alzheimer-Gehirn also nur deshalb an, weil es nicht in ausreichendem Maße zerlegt und abtransportiert wird. Ein Schlüsselfaktor, der den effizienten Abtransport von Beta-Amyloid verhindert, ist ein chronisch erhöhter Insulinspiegel. Hierzu sagen Sónia Correia und ihr Team: „Bei Hyperinsulinämie konkurriert Insulin mit Beta-Amyloid (Aβ) zum Insulysin, was zur Akkumulation von Aβ und zur Bildung seniler Plaques führt."[3]

Sie erinnern sich? Insulin und Aβ werden beide von Insulysin abgebaut, aber Insulin ist das „Lieblingskind". So lange der Insulinspiegel erhöht ist, konzentriert sich Insulysin daher auf die Zerlegung von Insulin und lässt zu, dass das Beta-Amyloid sich ansammelt. Erst bei sinkendem Insulinspiegel (im Rahmen einer kohlenhydratarmen Ernährung und anderen Lebensstilveränderungen) wird sich das Insulysin mit dem Aufstöbern von Amyloidproteinen befassen.

Das insulinabbauende Enzym Insulysin, das maßgeblich am Aβ-Abbau beteiligt ist, könnte einer kompetitiven Hemmung durch Insulin unterliegen, die zu einer verminderten Aβ-Zerlegung führt. Wie sich gezeigt hat, fördern erhöhte Insulinspiegel bei Typ-2-Diabetes die Aβ-Akkumulation, weil Insulin und Aβ um Insulysin konkurrieren.[4]

Sónia Correia und Kollegen

Beta-Amyloid als Schutzfaktor

Wie in den vorherigen Abschnitten beschrieben ist ein langfristiger übermäßiger Verzehr von raffinierten Kohlenhydraten und geschädigten, mehrfach ungesättigten pflanzlichen Fetten eine Hauptantriebsfeder für überschießende Glykierungs- und Oxidationsprozesse in Körper und Gehirn. Möglicherweise nutzt das Gehirn Beta-Amyloid eigentlich, um sich gegen derartige Gehirnschäden zu wehren, indem es quasi den Glukosehahn zudreht. Wenn im Gehirn weniger Glukose verstoffwechselt wird, gehen auch Glykierung und oxidativer Stress zurück.

Aβ-Proteine begrenzen den Glukosestoffwechsel unter anderem, indem sie bestimmte Enzyme hemmen, die Glukose in Energie umwandeln. Manche Forscher sehen daher hier den ursächlichen Schritt in der Alzheimer-Pathologie. Wenn wir wissen, dass Aβ die Glukoseverwertung im Gehirn reduziert (unter anderem durch Hemmung der entsprechenden Enzymaktivität), und wenn ein reduzierter Glukosestoffwechsel im Gehirn zu den Schlüsselmerkmalen von Alzheimer gehört, stünde zu vermuten, dass die verminderte Glukosenutzung auf die Aβ-Ansammlungen zurückgeht. Nur geht der Glukosestoffwechsel im Gehirn Untersuchungen zufolge lange vor der Entstehung der Aβ-Plaques zurück. Und wenn die Neuronen durch die anhaltende Stoffwechselstörung geschädigt sind, könnten die Aβ-Proteine tatsächlich eine schützende Rolle spielen, indem sie den anhaltenden Glukosezufluss abfangen, dem vermutlich eine Schlüsselrolle bei der Entstehung der Erkrankung zukommt. So gesehen würde Beta-Amyloid dem Gehirn auf zellulärer Ebene sogar einen Gefallen tun.

> Die Aβ-Bildung könnte in der Tat eine Abwehrmaßnahme des Gehirns gegen oxidativen Stress darstellen. (…) Dann würde oxidativer Stress die Bildung von schützendem Aβ provozieren.[5]
>
> *Mortimer Mamelak*

Angesichts der modernen kohlenhydratbetonten Ernährung ist es allerdings relativ aussichtslos, den Glukoseverbrauch im Gehirn zu stoppen. Schließlich greift es auf verfügbare Glukose gierig zu. Solange reichlich Kohlenhydrate bereitstehen und das Gehirn diese verwerten will, leiden die Neuronen unter der reduzierten Fähigkeit, die Glukose zu Energie zu verarbeiten, weil sie keinen Alternativtreibstoff bekommen. Denn die anderen Treibstoffe, die das Gehirn nähren können, werden erst in ausreichender Menge erzeugt, wenn der Insulinspiegel sehr niedrig ist (oder wenn man MCT-Öle oder Ketone aufnimmt). Am leichtesten lässt sich der Insulinspiegel über eine sehr kohlenhydratarme Diät senken. Mit der üblichen stärke- und getreidebasierten Ernährung kann es keine Erhöhung der Ketone geben; also hungern die Hirnzellen weiter vor sich hin und bauen irgendwann ab. Das dauert jedoch sehr lange. (Die Alzheimer-Krankheit entsteht keineswegs über Nacht. In den Frühstadien kann das Gehirn den Energiemangel eventuell noch kompensieren, aber irgendwann tauchen die ersten Warnzeichen auf. Die erste Diagnose lautet dann oft „leichte kognitive Beeinträchtigungen". Wenn jetzt nichts getan wird, um das zugrunde liegende Stoffwechselproblem anzugehen, kommt es am Ende zum Vollbild der Alzheimer-Krankheit.)

Wenn wir die Vorstellung von Aβ als anfänglichem Schutzmechanismus weiterspinnen (einem, der irgendwann aus dem Lot gerät und schädlich wird) – wie kommt es dazu? Zunächst einmal verändern größere Mengen Aβ-Plaques die Form der Synapse zwischen den Neuronen. (Die Plaques sind sozusagen „im Weg" und blockieren damit die Impulsübertragung.) Betrachtet man die Axone und Dendriten als Sender und Empfänger, wäre es so, als würde jemand diese zusammendrücken. Nachrichten werden zu unverständlichem Kauderwelsch oder gehen ganz unter, die Kommunikation zwischen den Neuronen bricht zusammen, und nach außen hin äußert sich dies in Form von Gedächtnisverlust, Verwirrtheit, Verhaltensänderungen, emotionalen Ausbrüchen und ähnlichen Erscheinungsbildern der Alzheimer-Krankheit. Es wird jedoch nicht nur die Form der Synapse verändert, sondern die Aβ-Plaques unterliegen auch selbst der Glykierung, verbinden sich miteinander, bilden AGE-Einheiten und beeinträchtigen so die Strukturen und Funktionen im Gehirn noch mehr.

Da Aβ vermutlich keine Hauptursache der Alzheimer-Krankheit ist, überrascht es wenig, dass Medikamente, die die Erzeugung dieses Proteins und die Plaquesbildung hemmen sollen, das Fortschreiten der Krankheit bisher kaum beeinflussen konnten.[6] Die sogenannte Amyloid-Hypothese oder Amyloid-Kaskaden-Hypothese erklärt viele der metabolischen und physiologischen Auffälligkeiten bei Morbus Alzheimer und leichten kognitiven Beeinträchtigungen nur unzureichend. Weitere Forschungsgelder für diesen gescheiterten Ansatz verzögern lediglich neue Projekte, die weitaus vielversprechender erscheinen.[7] Inzwischen schwenken manche Wissenschaftler um und konzentrieren sich auf eine Mitochondrien-Hypothese, bei der die Mitochondriendysfunktion (und die daraus resultierende Störung der zellulären Energieproduktion) als treibender Faktor des kognitiven Abbaus gilt.[8] Wenn wir die Alzheimer-Krankheit als systemische Stoffwechselstörung betrachten, bei der Insulinsignale, eine gestörte Glukoseverwertung, Entzündungsbereitschaft und oxidativer Stress eine Rolle spielen, eröffnen sich neuartige Therapieansätze, die vermutlich weitaus effektiver sind. Echte Fortschritte werden wir erst erzielen, wenn wir therapeutisch die wahren Ursachen der Alzheimer-Krankheit angehen und nicht mehr an den Symptomen herumdoktern.

KAPITEL 7

ApoE4: Gibt es ein Alzheimer-Gen?

Bei der Diagnose von „leichten kognitiven Beeinträchtigungen" oder der Alzheimer-Krankheit fällt häufig der Begriff *ApoE4*. ApoE4 ist eine Abkürzung für das Allel ε-4 auf dem Gen, welches das Apolipoprotein E codiert. Das hört sich furchtbar wissenschaftlich an, finden Sie? Es bedeutet lediglich, dass ApoE4 eine Genvariante ist, die sich im Körper auf eine bestimmte Weise ausdrückt. So wie manche Menschen Gene für blaue Augen haben und andere Gene für braune Augen, besitzen manche Menschen Gene für ApoE4-Moleküle und andere Gene für die Varianten ApoE2 oder ApoE3. Alle diese Gene erzeugen Apolipoprotein-E-Moleküle.

Aber wozu dient dieses Apolipoprotein-Molekül, das vom ApoE-Gen codiert wird?

Nur wasserlösliche Substanzen können im Blut einfach mitschwimmen. Viele wichtige Nährstoffe oder Bausteine für den Körper sind jedoch nicht wasserlöslich. Sie können ihren Bestimmungsort nur erreichen, wenn sie von Molekülen umhüllt sind, die im Blut unterwegs sein können. Solche Moleküle heißen Lipoproteine und sind mit Frachtern auf dem Ozean vergleichbar. Wenn wir dem Ozean all unsere Fracht in Kartons übergeben würden, würden diese nie an ihr Ziel gelangen. Deshalb laden wir sie auf Schiffe, die ihre kostbare Fracht sicher ausliefern. Substanzen wie die Vitamine A, D, E und K, aber auch Cholesterin und Fettsäuren (die für Gesundheit und Funktion von Körper und Gehirn unverzichtbar sind) sind wasserunlöslich und benötigen daher den Schutz dieser Lipoproteine. Und wie Frachter spezielle Vorrichtungen besitzen, um leichter im Hafen anzudocken, haben auch Lipoproteine spezielle Moleküle auf ihrer Oberfläche, mit denen sie sich im Körper an die Orte anheften, wo ihre Fracht gebraucht wird. Und die Moleküle, die die Lieferung wertvoller

Nährstoffe und biochemischer Substanzen unterstützen, sind die Apolipoproteine.

Um unseren Vergleich noch etwas fortzusetzen: Wenn ein Schiff vor einem Hurrikan keinen Schutz suchen kann, können die Andockvorrichtungen erheblich beschädigt werden. Der Ernährungshurrikan der heutigen Zeit, unter dem die Apolipoproteine leiden, ist die zucker- und kohlenhydratlastige Ernährung mit einem hohen Anteil pflanzlicher Fette. Die ApoE4-Moleküle scheinen dabei leichter Schaden zu nehmen als die ApoE2- und ApoE3-Moleküle. Aus diesem Grund besteht bei Trägern des ApoE4-Gens offenbar ein höheres Risiko für Morbus Alzheimer als bei den anderen Varianten, und wenn die Krankheit ausbricht, dann verläuft sie schwerer.

Doch warum sind Schäden an den Apolipoproteinen so problematisch? Die Neuronen im Gehirn besitzen ApoE-Rezeptoren (an denen diese Proteine andocken), und ApoE ist offenbar an der Lieferkette und dem späteren Abtransport von wichtigen Fettsäuren, Cholesterin und Phospholipiden zum und aus dem Gehirn beteiligt. (Apolipoprotein E vermag noch weit mehr. Es ist ein Signalmolekül für volle 1700 Gene, von denen viele direkten Einfluss auf zelluläre Prozesse nehmen, die an der Pathogenese der Alzheimer-Krankheit beteiligt sind.[1] An dieser Stelle konzentrieren wir uns jedoch auf seinen Beitrag zum Fetttransport.) Das Gehirn ist auf die Belieferung mit und das Recycling von Cholesterin angewiesen. Immerhin stecken 25 Prozent unseres körpereigenen Gesamtcholesterins im Gehirn, ob als Antioxidans, zur elektrischen Isolierung oder als strukturelle Schlüsselkomponente der Zell- und Plasmamembranen. Trotz seines gefährlichen Rufs leistet Cholesterin im ganzen Körper, ganz besonders aber im Gehirn einen unverzichtbaren Beitrag zu Struktur und Funktionen. Jede Unterbrechung der Cholesterinversorgung kann schlimme Folgen für die kognitive Funktion nach sich ziehen. (Auf Cholesterin gehen wir in Kapitel 9 genauer ein.)

Im Körper wird Cholesterin in erster Linie durch Low-Density-Lipoproteine (LDL) verteilt. Wenn das ApoE4-Gen vorliegt, wird das LDL offenbar schlechter aufgenommen als bei den anderen ApoE-Varianten. Deshalb haben ApoE4-Träger häufiger und massiver mit den entsprechenden Folgen zu kämpfen als Menschen mit anderen Genotypen. Zu diesen Folgen zählt die eingeschränkte Belieferung der Astrozyten mit Cholesterin und Fettsäuren. Astrozyten sind spezialisierte Gehirnzellen, deren Hauptaufgabe darin besteht, solche wichtigen Substanzen aufzunehmen und umliegende Zellen damit zu „füttern“.[2]

Dass die Varianten ApoE2, E3 und E4 unterschiedlich funktionieren und das Krankheitsrisiko unterschiedlich beeinflussen, liegt an ihrer jeweiligen Form. Wie alle Proteine bestehen diese Apolipoproteine aus langen Aminosäureketten und gleichen damit Wörtern, die in einer bestimmten Reihenfolge einen Satz bilden. Bei einer veränderten Reihenfolge ändert sich die Satzbedeutung. (Denken Sie an „Mann beißt Hund" versus „Hund beißt Mann".) Schon Veränderungen an einer oder zwei Aminosäuren beeinträchtigen die Form des Proteins. Die Proteine, aus denen sich die Moleküle ApoE2, ApoE3 und ApoE4 zusammensetzen, unterscheiden sich nur durch wenige Aminosäuren, doch diese scheinbar winzigen biochemischen Unterschiede können für den menschlichen Organismus insgesamt massive Konsequenzen haben. Aufgrund ihrer jeweiligen Form docken diese Apolipoproteine in unterschiedlicher Weise an anderen Molekülen und Strukturen in Körper und Gehirn an. Das erklärt, weshalb sie mit Unterschieden im Fettstoffwechsel (Cholesterin) assoziiert sind. (Zum Beispiel scheinen Träger des Gens für ApoE4 ein höheres Herzgefäßrisiko zu haben. Das liegt aber möglicherweise nicht am E4-Genotyp per se, sondern eher am Missverhältnis zwischen E4 und der modernen Ernährungsweise.) Jede Strukturveränderung verändert die Funktion. Diesen ehernen Satz vermittelt die Biochemie schon im ersten Grundkurs, um Studierenden einzutrichtern, wie wichtig die Reihenfolge der Aminosäuren für die Proteinstruktur und damit letztlich für die Aufgaben dieser Proteine ist.

Der Genotyp ApoE4 und das Alzheimer-Risiko: Jäger und Sammler im Supermarkt

Für die Alzheimer-Forschung ist das ApoE4-Gen so wichtig, weil die Träger einer Kopie dieses Gens ein höheres Alzheimer-Risiko haben als Menschen ohne dieses Gen. Wer die ApoE4-Variante von beiden Eltern geerbt hat, hat ein noch höheres Risiko.[3] (Jedes Gen ist im Körper in zwei Varianten vorhanden, einmal von der Mutter und einmal vom Vater.) Für Träger des ApoE4-Gens ist das Alzheimer-Risiko so auffällig, dass es in einer Studie als „Prädispositionsgen" bezeichnet wurde.[4] Mit einer Kopie dieses Gens verfünffacht sich das Risiko, an Alzheimer zu erkranken; mit zwei Kopien steigt das Risiko auf 50 bis 90 Prozent.[5] Doch das ApoE4-Gen ist *nicht* die Ursache der Alzheimer-Krankheit. Wer es in sich trägt, ist lediglich empfänglicher für Stoffwechselschäden durch die übliche westliche Ernährungs- und Lebensweise. Wie viele Forscher gerne sagen: „Die Gene sind die Munition, aber Ernährung und Lebensstil betätigen den Abzug."

Trotz dieses kritischen genetischen Erbes ist das ApoE4-Allel für die Entstehung der Alzheimer-Krankheit weder erforderlich noch ausreichend. Die Hälfte aller Alzheimer-Patienten trägt es nicht in sich, und manche homozygoten E4-Träger (mit zwei Kopien) erkranken nie.[6] Andererseits erhöht der zweite bekannte Risikofaktor, die chronische Hyperinsulinämie, das Risiko unabhängig vom ApoE-Status. Und da eine chronische Hyperinsulinämie bei etwa 40 Prozent aller über 60-Jährigen vorliegt, überrascht es kaum, dass hier eine Korrelation mit der Alzheimer-Krankheit vorliegt, die vor allem ältere Menschen betrifft.[7] Die Evidenz beziffert das Alzheimer-Risiko allein aufgrund der Hyperinsulinämie auf volle 39 Prozent.[8]

> Schädlich ist das ApoE4-Allel möglicherweise nur in Kombination mit einer kohlenhydratbetonten Ernährung, die schon für sich allein nachteilig ist und in modernen Populationen mit oder ohne ApoE4-Allel wahrscheinlich erheblich zum hohen Risiko für koronare Herzkrankheit [KHK] und Morbus Alzheimer beiträgt. (…) Ähnlich wie Adipositas, KHK und Typ-2-Diabetes könnte die Alzheimer-Krankheit auf den Dauerkonflikt zwischen unseren im Paläolithikum entstandenen Genen und der gegenwärtigen neolithischen Ernährungsweise zurückgehen."[10]
>
> *Roger Lane und Martin Farlow*

Wenn Sie also eine oder zwei Kopien des ApoE4-Gens besitzen, heißt das nicht automatisch, dass Sie auch dement werden. Es bedeutet lediglich, dass Sie besonderes Augenmerk auf Ihre Ernährung und Lebensweise richten sollten, um das Schicksal nicht herauszufordern und Ihre Veranlagung in Gang zu setzen. ApoE4 ist ein Risikogen, zu dem die amerikanische Alzheimergesellschaft sagt: „Risikogene erhöhen die Wahrscheinlichkeit für eine Krankheit, sind aber keine Garantie für ihr Eintreten."[9]

Etwa acht Prozent der Weltbevölkerung haben den Genotyp E2, 77 Prozent den Genotyp E3 und 15 Prozent den Genotyp E4.[12] Man geht davon aus, dass die ApoE-Varianten sich über die menschlichen Migrationsströme während der Evolution und dem Übergang

> Dabei ist anzumerken, dass das Allel E4 an sich nicht schädlich ist. Erst in Kombination mit einer kohlenhydratreichen Ernährung (die für sich allein genommen schon nachteilig ist) wird es zum Nachteil.[11]
>
> *Samuel Henderson*

zum Getreideanbau herausgebildet haben.[13] Bei den Gruppen, die schon am längsten Getreide verzehren, ist E4 am seltensten. Ein hoher Kohlenhydratverzehr war also möglicherweise nachteilig für diesen Genotyp.[14] Das ApoE4-Gen hätte sich dann insbesondere unter Populationen gehalten, die als Jäger und Sammler deutlich weniger Getreide (Kohlenhydrate) zu sich nahmen als die frühen Bauern und Hirten. Zu den Populationen, in denen E4 am seltensten ist, zählen arabische Volksgruppen in Nordisrael (4 Prozent), Griechen (6,8 Prozent) und Maya-Nachfahren (8,9 Prozent). Bei Menschen aus traditionellen Jäger- und Sammler-Gesellschaften wie bei den afrikanischen Pygmäen (40 Prozent) oder den nordamerikanischen Inuit (21 Prozent) ist es viel häufiger anzutreffen.[15]Die Vorfahren der arabischstämmigen Israelis und der Griechen könnten über Weizen mehr Getreide gegessen haben als Jäger und Sammler, und die Mayas dürften mehr Getreide in Form von Mais verzehrt haben.

Menschen mit dem Genotyp ApoE4 sind also biologisch vermutlich besser auf eine kohlenhydratarme Ernährung oder zumindest eine Ernährung mit weniger Getreide vorbereitet. (Vielleicht bestanden ihre dichteren Kohlenhydratquellen vor allem aus Wurzeln und Knollen wie Kartoffeln, Rüben, Yams, Yucca oder Taro.) Angesichts dessen, was wir über die schädlichen Auswirkungen der raffinierten Kohlenhydrate aus der westlichen Ernährungsform wissen, klingt dies logisch. Offenbar können bestimmte Populationen einfach besser mit einem erhöhten Fett- und Proteinangebot und einem geringeren Kohlenhydratanteil, besonders Getreide, umgehen.

Der Genotyp ApoE4 an sich erzeugt nicht die Alzheimer-Krankheit.[17] Das wissen wir, weil viele Genträger nicht erkranken. Mit 90 Jahren ist nur die Hälfte der homozygoten ApoE4-Träger an Alzheimer erkrankt.[18] Einerseits sind das unglaublich viele Menschen, andererseits bleibt die andere Hälfte eben verschont. Die Gene selbst reichen also als Ursache nicht aus. Wenn ein E4-Träger an Alzheimer erkrankt, geht dies wahrscheinlich auf die Kombination aus einer kohlenhydratlastigen Ernährung mit wenig Mikronährstoffen und essenziellen Fettsäuren *und* der stärkeren Prädisposition dieses Genotyps zurück als auf die E4-Allele selbst. Etwa 47 Prozent aller über 85-Jährigen sind von der Erkrankung betroffen, doch die Inzidenz des ApoE4-Gens ist weltweit deutlich niedriger. Also müssen neben diesen Genen noch andere Faktoren zum Erkrankungsrisiko beitragen.[19]

Die Alzheimer-Krankheit betrifft Menschen mit den Allelen ApoE2, ApoE3 und ApoE4 in jeglicher Kombination. Kein Genotyp garantiert Immunität – genetisch gibt es keine „Du kommst aus dem Gefängnis frei“-Karte. Schätzungen zufolge ist der Anteil der E4-Prävalenz unter Alzheimer-Patienten aus

> Eine modifizierte „Paläo-Verordnung" könnte Morbus Alzheimer vorbeugen. Diese Paläo-Verordnung setzt eine Ernährungsumstellung sowie eine Erhöhung der körperlichen Aktivität voraus, die eher der in der ausgehenden Altsteinzeit entspräche. (…) Daher sollten lieber weniger hochglykämische Kohlenhydrate und mehr Proteine, Ballaststoffe und Fette verzehrt werden. Vergleichbare Ernährungsformen scheinen das Alzheimer-Risiko zu senken. Da eine kohlenhydratreiche Ernährung unabhängig vom ApoE-Genotyp die Hauptursache der Alzheimer-Krankheit zu sein scheint, würde eine solche Diät das Risiko generell senken. Für Träger der ApoE4-Variante wäre sie jedoch besonders vorteilhaft.[16]
>
> *Samuel Henderson*

Nordeuropa am höchsten und unter Menschen, deren Vorfahren aus Asien und Südeuropa stammen, am niedrigsten.[20] Das scheint die Hypothese zu unterstützen, dass Populationen, die schon lange Zeit größere Mengen Kohlenhydrate aus Getreide zu sich nehmen (in Asien eher Reis, in Südeuropa eher Weizen) seltener von der ApoE4-Variante betroffen sind, wohingegen jene aus kälteren Klimazonen (wie Nordeuropa) genetisch besser an Ernährungsformen mit mehr tierischen Fetten und Proteinen angepasst sind.

Wir wissen also, dass die Krankheit auch ohne das Risikogen ApoE4 entstehen kann. Der Genotyp ist keine Voraussetzung. Schließlich sind viele Patienten, ja, sogar die Mehrheit unter ihnen, *keine* E4-Genträger. Obwohl dem ApoE4-Allel in der Forschung große Aufmerksamkeit zukommt, ist es eher ein Nebenfaktor, der uns von der wahren Ursache ablenkt: Einer chronischen Hyperinsulinämie, die durch übermäßigen Kohlenhydratverzehr und andere Lebensstilfaktoren entsteht, die offenbar zu Insulinresistenz, Entzündungsbereitschaft und unkontrolliertem oxidativen Stress beitragen.

Die ApoE4-Variante fällt lediglich auf, weil die ApoE4-Moleküle bei der heutigen Ernährung, die sich so massiv vom Lebensstil der Jäger und Sammler, für die diese Gene vermutlich nützlich waren, am stärksten geschädigt werden. Ich betone erneut: Der Genotyp ApoE4 ist *nicht* die Ursache der Alzheimer-Krankheit. Er prädisponiert jedoch dafür, dass die Erkrankung unter bestimmten Bedingungen in Gang kommt – ebenso wie bestimmte Gene mit bestimmten Krebsarten assoziiert sind. Ohne zusätzliche Faktoren bedeutet dies jedoch nicht, dass dieser Krebs auch ausbricht.

Reagiert jemand mit dem Genotyp ApoE4 empfindlicher auf die metabolischen Zumutungen der modernen Ernährung mit ihren raffinierten Kohlenhydraten und den geschädigten Fetten und Ölen, dann kommt es darauf an, wieder das zu verzehren, was der individuellen Physiologie eher entspricht: viel stärkearmes Gemüse, Algen, Fisch und Meeresfrüchte, Geflügel, Fleisch, Nüsse und Samen sowie Früchte der Saison mit niedrigem glykämischem Index – bei weitgehendem Verzicht auf Getreide oder Milchprodukte.

Untersuchungen deuten zunehmend darauf hin, dass Menschen mit dem Genotyp ApoE4 jedoch auch mit größeren Mengen gesättigter Fette nicht gut zurechtkommen; insbesondere ihre Blutfette (Cholesterinwerte) scheinen sich ungünstig zu entwickeln. Der Genotyp ApoE4 scheint mit erhöhten LDL- und Triglyzeridwerten zusammenzuhängen. Nur regelmäßige Untersuchungen (alle paar Monate) können Aufschluss darüber geben, ob eine kohlenhydratarme, fettreiche Ernährung individuell diese Wirkung hat. Allerdings möchte ich an dieser Stelle darauf hinweisen, dass ein Cholesterinprofil, das manche Anhänger der konventionellen Medizin als „ungünstig" oder „riskant" einstufen, von vielen Kardiologen und Lipidexperten infrage gestellt wird. Weder ein hohes Gesamtcholesterin noch ein hoher LDL-Wert sind für sich genommen automatisch schädlich. Das gilt besonders für ältere Menschen.[21] (Mehr dazu in Kapitel 9.) Im höheren Alter wird mehr Cholesterin tatsächlich mit einem niedrigeren Gesamtsterblichkeitsrisiko assoziiert, und unter alten Menschen ohne Demenz ist ein niedriger Cholesterinspiegel ein deutlicher Hinweis auf eine höhere Mortalität.[22]

Falls Sie aufgrund Ihrer Gene davon ausgehen müssen, dass Sie oder geliebte Angehörige sicherheitshalber besser wenig gesättigte Fette zu sich nehmen sollten, spricht dies nicht gegen eine kohlenhydratreduzierte, fettbetonte Diät. Sie sollten dann in erster Linie darauf achten, den Fettbedarf über einfach und mehrfach ungesättigte Fettsäuren zu decken, anstatt durch gesättigte Fette. Setzen Sie bei der Zubereitung von Speisen bevorzugt auf Olivenöl und Avocadoöl anstatt auf Butterschmalz oder andere tierische Fette. Wählen Sie bei den mehrfach ungesättigten Ölen lieber solche aus Nüssen und Kernen als Pflanzenöle aus Soja oder Mais. Im Hinblick auf tierische Proteine enthalten Geflügel, Fisch und Meeresfrüchte mehr einfach und mehrfach ungesättigte Fette als Rindfleisch oder Schweinefleisch – die wiederum auch beträchtliche Mengen einfacher ungesättigter Fette liefern. Eine weitere Kategorie, die zu reduzieren oder ganz auszuschließen sein könnte, sind Milchprodukte (Butter, Käse, Sahne, Joghurt), die vor allem gesättigte Fette enthalten. (Falls der Genotyp E4 tatsächlich mit Jäger- und Sammler-Gesellschaften zusammenhängt und weniger mit bäuerlichen Lebensformen, dürften Träger dieses Genotyps Milchprodukte ähnlich schlecht verwerten können wie Getreide.)

Diese Aussage entspricht den Empfehlungen des Arztes Stephen Gundry, einem Ernährungsexperten, der sich besonders mit dem Genotyp ApoE4 befasst hat. Gundry fand heraus, dass der Genotyp ApoE4 unter Nigerianern sehr verbreitet ist, diese jedoch ausgesprochen selten an Demenz erkranken.[23] Gemäß Dale Bredesen, auf dessen bahnbrechende Arbeiten zum Genotyp ApoE4 in Zusammenhang mit der Alzheimer-Krankheit und leichten kognitiven Beeinträchtigungen in Kapitel 1 eingegangen wurde, ist ApoE4 der älteste Genotyp. Die anderen Varianten kamen in der Evolutionsgeschichte erst später auf.[24] E4-Träger tun sich also einen großen Gefallen, wenn sie um solche Lebensmittel einen Bogen machen, die vor Jahrtausenden in vielen Gegenden unserer Welt nicht in größeren Mengen verzehrt wurden: Getreide und Milchprodukte. Stephen Gundry empfiehlt eine getreide- und milchfreie Ernährung, bei der die tierischen Proteine in erster Linie aus Muscheln und Fisch stammen, dazu kleine Mengen hochwertiges Rind- und Lammfleisch oder freilaufendes Geflügel aus Weidehaltung ohne ergänzendes Mastfutter. Die langkettigen Omega-3-Fette, die vornehmlich in Meerestieren und in kleinerer Menge auch in Landtieren vorkommen, tun E4-Typen besonders gut. (Auf Omega-3-Fettsäuren gehen wir in Kapitel 13 näher ein.) Beim Gemüse sollten ApoE4-Träger auf stärkearmes Gemüse zurückgreifen, insbesondere grünes Blattgemüse (wie Spinat, Löwenzahn oder Rübenblätter), Kreuzblütler (wie Brokkoli, Blumenkohl, Rosenkohl, Weißkohl) und Zwiebelgewächse (Zwiebeln, Knoblauch, Lauch, Schnittlauch, Frühlingszwiebeln, Schalotten). Von „Samengemüse" (wie Tomaten, Auberginen, Paprika oder Kürbis) rät Gundry ab, weil diese Pflanzen bei E4-Trägern eher wie Früchte wirken und die Triglyzeride ansteigen lassen. Er ermuntert zum großzügigen Verzehr von einfach ungesättigten Fetten – bis zu einem Liter Olivenöl pro Woche! – bei sehr wenig gesättigtem Fett, unter anderem aus Kokosöl.[25] (Ersatzweise empfiehlt Gundry statt Kokosöl auch MCT-Öl mit vielen mittelkettigen Triglyzeriden.) Empfehlenswerte ungesättigte Fette stecken zudem in Oliven, Avocados, Nüssen und Samen – essen Sie also Macadamianüsse, Mandeln, Walnüsse, Haselnüsse, Pekannüsse, Paranüsse und Pistazien.

Wir haben ein weites Feld beackert! Von der grundsätzlichen Erkenntnis, dass Alzheimer auf einer Energiekrise im Gehirn beruht, bis hin zu den Aufgaben von Glukose und Ketonkörper als Energieträger, von den Auswirkungen der veränderten Neuronenform und der geschädigten energieerzeugenden Mitochondrien auf die Krankheitsprogression bis hin zu den genetischen Risikofaktoren für eine

Demenz, kennen wir nun die Grundlagen für eine Ernährungsform, welche die neuronalen Schäden bei dieser Krankheit verhindern, reduzieren oder sogar rückgängig machen müsste. Die Einzelheiten erkläre ich nun in Teil 2 dieses Buches.

TEIL II

Geben Sie Ihrem Gehirn, was es braucht!

Dieser Abschnitt stellt eine kohlenhydratreduzierte, fettreiche Diät für das hungernde Gehirn vor. Dabei widerlegen wir einige Mythen zu Cholesterin und gesättigten Fetten, damit Sie sich guten Mutes auf die Reise begeben können. Hier finden Sie alles Nötige für die Ernährungsumstellung: Was Sie essen dürfen, was Sie meiden sollten, und wie man beim Einkaufen, beim Kochen und im Restaurant gefährliche Klippen umschifft.

KAPITEL 8

Kohlenhydratarme Ernährung: Darauf kommt es an

Nach allem, was Sie bisher gelesen haben, liegt es auf der Hand, dass der Kernpunkt einer Anti-Alzheimer-Ernährung in einer erheblichen Reduzierung des Kohlenhydratanteils besteht. Das bedeutet: Low-Carb-Diät. Es geht nicht darum, *keinerlei* Kohlenhydrate mehr zu verzehren, aber die Kohlenhydratmenge muss deutlich unter das gewohnte Maß heruntergeschraubt werden für sich selbst oder die pflegebedürftige Person. Eine solche Ernährung ist fett- und proteinbetont und enthält nur wenige Kohlenhydrate (und nahezu keine aus Getreide). Der Löwenanteil der Kalorien stammt dann aus dem Fett, eine gewisse Menge aus Protein und eine sehr geringe Menge aus Kohlenhydraten. Das dürfte so ziemlich das Gegenteil der herkömmlichen Empfehlungen bezüglich einer „gesunden Ernährung" sein. Bedenken Sie jedoch, dass wir den Körper bewusst dazu bewegen wollen, in erster Linie Fett zu verbrennen, nicht Kohlenhydrate. Verglichen mit einem Fahrzeug möchten wir, dass der Motor (das Gehirn) von Ketonen angetrieben wird (die beim Fettabbau entstehen), und dass es daher unsinnig ist, den Tank mit Kohlenhydraten zu füllen.

Mit diesem Ernährungsansatz bringen wir Körper und Gehirn dazu, nicht mehr primär auf Glukose zuzugreifen. Wichtig ist dabei, dass „Glukose" nicht pauschal mit „Zucker" gleichzusetzen ist. Selbstverständlich wird der raffinierte Zucker stark eingeschränkt. Dasselbe gilt jedoch für alle Kohlenhydrate aus Stärke, die im Körper ebenfalls zu Glukose abgebaut werden. Es geht also nicht nur um die offensichtlichen Formen von Zucker (Süßigkeiten, Kekse, Saft, süße Getränke), sondern um alle kohlenhydratreichen Lebensmittel, die im Körper zu Glukose werden. Daher erfordert diese Ernährungsform etwas mehr Aufmerksamkeit.

Wie stark der Kohlenhydratanteil reduziert werden muss, damit der Stoffwechsel umschwenkt, ist individuell unterschiedlich. Die meisten Menschen profitieren stoffwechseltechnisch und kognitiv ab einer Reduzierung auf unter 50 Gramm Kohlenhydrate pro Tag. Manche dürfen etwas großzügiger mit ihrer Kohlenhydrataufnahme umgehen, andere vertragen eher noch weniger. Dies gilt besonders bei starken kognitiven Einschränkungen oder schwerer Demenz, die schon längere Zeit vorliegen. Drastische Zustände erfordern also leider drastische Maßnahmen.

Verglichen mit üblichen Ernährungsempfehlungen erscheinen 50 Gramm Kohlenhydrate sehr wenig, denn viele Menschen essen pro Tag 250 Gramm oder mehr. Insbesondere wenn man stärkehaltige, kohlenhydratdichte Lebensmittel wie Brot, Gebäck, Pasta, Reis, Mais, Kartoffeln, Cracker, Getreideflocken, Müsliriegel oder dergleichen isst, sind 50 Gramm schnell erreicht. (Schon ein großer Teller Nudeln kann diese Menge überschreiten!) Andererseits gestatten diese 50 Gramm den Verzehr einer ganzen Menge an stärkearmen Gemüsesorten wie grünem Blattgemüse und Salat, Zucchini, Auberginen, Paprika, Spargel, Blumenkohl und zuckerarmen Früchten wie Beeren.

> Den Stein ins Rollen bringt eine kohlenhydratreiche Ernährung, der wir evolutionär nicht gewachsen sind. Diese Hypothese bedeutet, dass relativ einfache präventive Maßnahmen wie eine Verringerung des Stärkekonsums und eine Erhöhung des Anteils an essenziellen Fettsäuren eine Wirkung zeigen.[1]
>
> *Samuel Henderson*

Eine solche Ernährungsform ist zwar ein radikaler Abschied vom Gewohnten, klingt aber schlimmer, als es am Ende tatsächlich ist. Es ist nicht kompliziert, nur anders (siehe Tabelle 8.1).

Die drei Makronährstoffe: Protein, Fett, Kohlenhydrate

Der Körper erkennt drei Makronährstoffe als Energieträger, die Kalorien liefern: Protein, Fett und Kohlenhydrate. Alle Lebensmittel enthalten einen oder mehrere dieser Nährstoffe. (Wegen seines Energiegehalts von sieben Kalorien pro Gramm wird auch Alkohol mitunter als Makronährstoff eingestuft, steuert in unserem Konzept aber keine nennenswerten Kalorien bei.) Manche Lebensmittel liefern nur einen Makronährstoff (oder vor allem diesen), andere sind Kombinationen. Olivenöl und Kokosöl sind zum Beispiel reine Fette; ein Rib-Eye-Steak hingegen enthält Protein und Fett. Eiklar besteht praktisch vollständig aus Protein, während

Was diese Diät ist:	Was diese Diät *nicht* ist:
• Ein Ernährungsansatz, der auf Fakten zur menschlichen Physiologie und Biochemie beruht • Eine Möglichkeit zur Wiederherstellung eines ausgewogenen Stoffwechsels und zur Förderung der Heilung Vor allem: • Eine sichere Ernährungstherapie ohne Medikamente	• Ein Wundermittel, das Alzheimer-Patienten über Nacht genesen lässt
Was diese Diät erfordert:	**Was diese Diät *nicht* erfordert:**
• Offenheit • Bereitschaft, tief verwurzelte Überzeugungen zu einer „gesunden Ernährung" loszulassen • Bereitschaft, auf abgepackte Fertigprodukte zu verzichten und täglich frische Produkte zuzubereiten • Bereitschaft, neue Lebensmittel zu probieren und bisherige Lieblingsgerichte, die der kognitiven Funktion schaden, aufzugeben • (Etwas) mehr Zeitaufwand in der Küche	• Hunger und Verzicht • Spezielle Shakes, Riegel oder „Ersatzmahlzeiten" • Ein dickes Portemonnaie, weil es nur noch „Bio" gibt • Ungewöhnliche Produkte oder Zutaten, für die man weit fahren muss • Neue Küchengeräte • Eine Kochausbildung

Tabelle 8.1: Die Grundregeln

Mandeln Fett und Protein liefern (und ein paar Kohlenhydrate als Ballaststoffe). Hülsenfrüchte wie Bohnen, Linsen oder Kichererbsen sind eine Mischung aus Kohlenhydraten und Protein.

Der Anteil der drei Makronährstoffe hängt von der individuellen Kohlenhydratempfindlichkeit ab. Wie bereits erwähnt, gibt es unterschiedliche Toleranzschwellen für den Kohlenhydratanteil, bei dessen Unterschreitung der jeweilige Stoffwechsel auf Fettverbrennung umstellt und signifikante Ketonmengen für das Gehirn erzeugt. Manche Menschen vertragen 60 bis 80 Gramm Kohlenhydrate pro Tag, während andere erst ab unter 30 Gramm von den Vorteilen für Stoffwechsel und Kognition profitieren.

Ein Vier-Stufen-Plan für eine kohlenhydratarme, fettbetonte Ernährung (Low-Carb / High-Fat)

Verhältnis der Makronährstoffe =
65 % Fett : 20 % Protein : 15 % Kohlenhydrate

Abbildung 8.1 steht für einen guten allgemeinen Ansatz.
Bei 2000 Kilokalorien (kcal) pro Tag wären das:

- Fett: 1300 kcal (144 Gramm)
- Protein: 400 kcal (100 Gramm)
- Kohlenhydrate: 300 kcal (75 Gramm)

Bei 1.700 Kilokalorien (kcal) pro Tag wären das:

- Fett: 1105 kcal (123 Gramm)
- Protein: 340 kcal (85 Gramm)
- Kohlenhydrate: 255 kcal (64 Gramm)

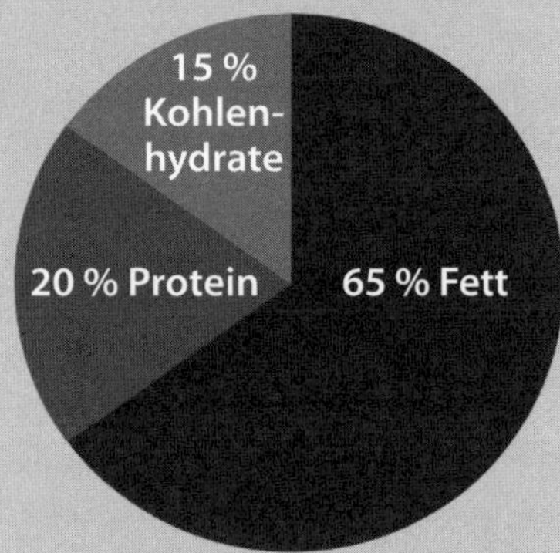

Abbildung 8.1

Verhältnis der Makronährstoffe =
70% Fett : 20 % Protein : 10 % Kohlenhydrate

Abbildung 8.2 zeigt im nächsten Schritt, was noch mehr Fett und noch weniger Kohlenhydrate bedeuten.
Bei 2.000 Kilokalorien (kcal) pro Tag wären das:

- Fett: 1400 kcal (156 Gramm)
- Protein: 400 kcal (100 Gramm)
- Kohlenhydrate: 200 kcal (50 Gramm)

Bei 1700 Kilokalorien pro Tag:

- Fett: 1190 kcal (132 Gramm)
- Protein: 340 kcal (85 Gramm)
- Kohlenhydrate: 170 kcal (42 Gramm)

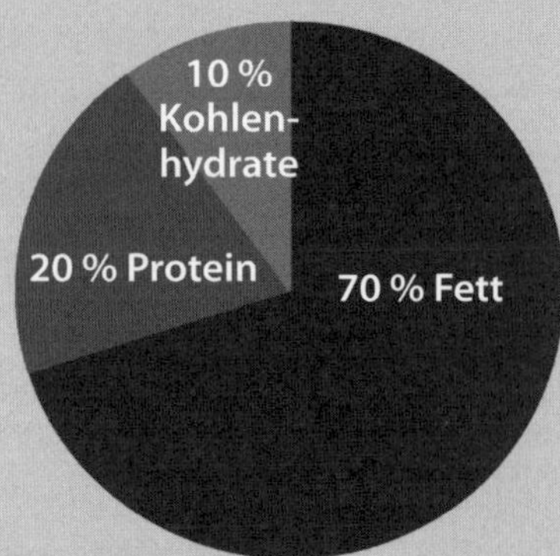

Abbildung 8.2

Falls der Körper nur sehr widerwillig ausreichend Ketone für eine stabile Versorgung des Gehirns erzeugt, können Sie die Fettmenge erhöhen, die Kohlenhydrate herunterschrauben und zusätzlich die Proteinmenge etwas vermindern. Das kann helfen, weil auch Proteine den Insulinspiegel anheben, wenn auch nicht so stark wie Kohlenhydrate. Wie viele Proteine „zu viel" sind, ist ausgesprochen individuell. Finden Sie durch Experimentieren heraus, womit es Ihnen am besten geht, und wie Körper und Gehirn jeweils reagieren.
Ein höherer Fettanteil bei geringerem Proteinverzehr würde so aussehen:

Verhältnis der Makronährstoffe =
75% Fett : 15% Protein : 10 % Kohlenhydrate

Der nächste Schritt ist Abbildung 8.3.
Bei 2000 Kilokalorien (kcal) pro Tag wären das:

- Fett: 1500 kcal (167 Gramm)
- Protein: 300 kcal (75 Gramm)
- Kohlenhydrate: 200 kcal (50 Gramm)

Bei 1700 Kilokalorien pro Tag:

- Fett: 1275 kcal (142 Gramm)
- Protein: 255 kcal (64 Gramm)
- Kohlenhydrate: 170 kcal (42 Gramm)

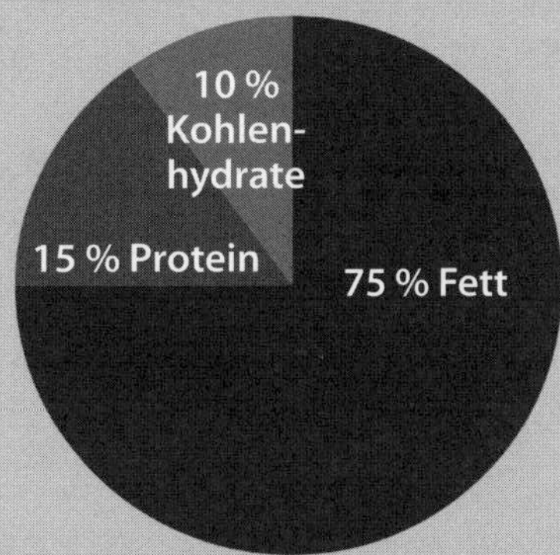

Abbildung 8.3

Wenn Sie als körperlich sehr aktiver Mensch davon ausgehen, dass Sie mehr Kohlenhydrate vertragen, ohne auf die Vorteile eines niedrigen Insulin- und Glukosespiegels und einer erhöhten Ketonmenge verzichten zu müssen, können Sie eine etwas höhere Kohlenhydrataufnahme und vielleicht etwas mehr Protein ausprobieren. Auch wenn die kognitiven Beeinträchtigungen noch sehr leicht sind und noch nicht lange bestehen, könnte eine etwas höhere Kohlenhydrataufnahme ebenfalls zum gewünschten Erfolg führen. In solchen Fällen müssen die Kohlenhydrate also nicht ganz so streng reduziert werden. Manche Menschen profitieren bereits von einer eher gemäßigten Kohlenhydratzufuhr im Bereich von 25 bis 30 Prozent der Gesamtkalorien. Das ist mehr als in den bisher vorgestellten Modellen, aber immer noch deutlich weniger als die üblichen Kohlenhydratmengen. Wichtig ist dabei, dass diese zusätzlichen

Kohlenhydrate in erster Linie aus mehr Gemüse und vielleicht aus kleinen Mengen Obst, Bohnen oder stärkehaltigen Wurzeln und Knollen stammen, nicht etwa aus Zucker und Getreide. Bei einer Kohlenhydrat-Protein-Kombination auf diesem Niveau fällt es den meisten Menschen schwer, ausreichend Ketone zu erzeugen, aber manche Betroffenen mit relativ leichten kognitiven Einschränkungen kommen mit einer nicht ganz so strengen Kohlenhydratreduktion gut zurecht. (In diese Kategorie können zum Beispiel Menschen fallen, die körperlich besonders aktiv sind. Im Durchschnitt ist diese Menge aber besonders im fortgeschrittenen Alter oder bei sehr schwerem Krankheitsbild eher zu hoch.)

Verhältnis der Makronährstoffe =
55 % Fett : 25 % Protein : 20 % Kohlenhydrate

Der nächste Schritt ist Abbildung 8.4.
Bei 2000 Kilokalorien (kcal) pro Tag wären das:

- Fett: 1100 kcal (122 Gramm)
- Protein: 500 kcal (125 Gramm)
- Kohlenhydrate: 400 kcal (100 Gramm)

Bei 1700 Kilokalorien pro Tag:

- Fett: 935 kcal (104 Gramm)
- Protein: 425 kcal (106 Gramm)
- Kohlenhydrate: 340 kcal (85 Gramm)

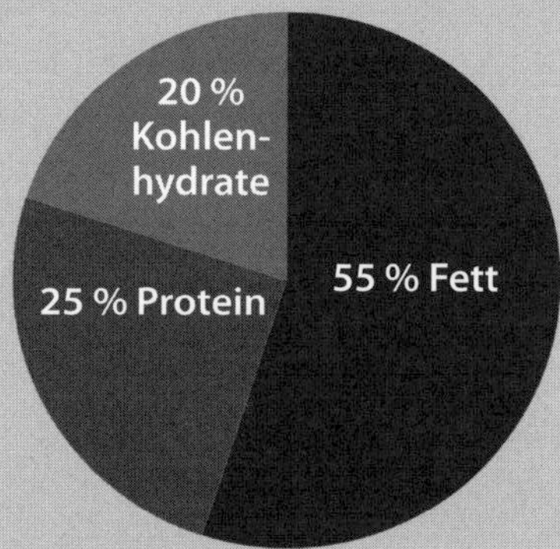

Abbildung 8.4

Eines steht fest: Die Kalorien stammen bei dieser Ernährungsweise vor allem aus Fett. Fett wird mindestens 55 Prozent (allerdings eher 65 bis 70 Prozent oder mehr) der Gesamtkalorien beisteuern. Je nach individueller Kohlenhydratsensitivität und der persönlichen Fähigkeit, ausreichend Ketone zu bilden, könnte Ihre Makronährstoffverteilung einem der eben vorgestellten Szenarien ähneln. Aber das sind natürlich nur Beispiele.

Am besten erarbeiten Sie sich Ihr Modell im Rahmen einer qualifizierten Ernährungsberatung, die sich mit solchen Diätformen auskennt. Lassen Sie sich unterstützen, bis Sie wissen, welches Makronährstoffverhältnis für Sie stimmig ist und was Sie dafür essen sollten.

Beachten Sie bitte auch, dass der tägliche Kalorienbedarf auch von Geschlecht, Körpergröße und Aktivität abhängig ist und daher von den vorgestellten Beispielen abweichen kann. Die Faustregel lautet: Männer brauchen insgesamt mehr Kalorien als Frauen, größere Menschen brauchen mehr Kalorien als kleine Menschen, aktive Personen verbrennen mehr Kalorien als Menschen, die in erster Linie sitzen.

Welche Lebensmittel in dieses Ernährungskonzept passen und welche nicht, wird in den folgenden Kapiteln dargelegt. Letztlich gibt es nichts, was komplett „verboten" ist.

Für eine möglichst prompte, effiziente und wirkungsvolle Stoffwechselumstellung zugunsten des Gehirns ist es allerdings ratsam, bestimmte Lebensmittel komplett zu meiden und lieber auf andere Dinge zu setzen. Brot, Nudeln, Reis und andere stärkereiche Getreideprodukte sind also nicht grundsätzlich tabu. Man sollte dennoch lieber einen Bogen darum machen, weil viele Menschen schon mit kleinen Mengen davon ihren Gesamtkohlenhydratbedarf überschreiten – und das ist es einfach nicht wert. Sie könnten Ihren täglichen Kohlenhydratbedarf mit einer mittelgroßen Portion Stärke oder Getreide decken oder aber mit mehreren großzügigen Portion Blumenkohl, Spinat, Zucchini und anderem kohlenhydratarmem Gemüse. In Kapitel 10 erfahren Sie, welche Kohlenhydrate in den neuen Ernährungsplan passen.

Zuvor jedoch gibt es noch ein wichtigeres Thema. Viele Lebensmittel, die im Rahmen dieses Ernährungsplans empfohlen werden, enthalten viel Cholesterin. Wenn Sie sich bisher an offizielle Ernährungsempfehlungen gehalten haben, haben Sie diese Dinge vielleicht schon jahrelang gemieden. Damit Sie solche Lebensmittel wieder ohne Scheu verzehren können, müssen wir uns auch ohne Scheuklappen mit dem Thema Cholesterin auseinandersetzen:

Was ist das, was macht es, warum muss man keine Angst davor haben, „Cholesterinbomben“ zu essen, und warum spielt Cholesterin in Bezug auf eine gesunde geistige Leistungsfähigkeit eine so entscheidende Rolle?

KAPITEL 9

Cholesterin: Der beste Freund des Gehirns

Damit Sie guten Mutes zu einer kohlenhydratarmen, fettreichen Ernährung übergehen (oder Angehörige dabei unterstützen) können, sollten Sie mehr über Cholesterin wissen. Viele Lebensmittel, die bei diesem Ernährungsansatz empfohlen werden (darunter Eier, Butter, fettes Fleisch), enthalten reichlich Cholesterin. Es ist wichtig, dass Sie sich nicht davor scheuen, diese zu Unrecht verteufelten Dinge wieder zu essen. Wir sollten sie vielmehr mit offenen Armen willkommen heißen und ihnen einen Ehrenplatz einräumen. Ein beeinträchtigtes Gehirn lechzt nach Cholesterin. Bitte merken Sie sich das gut! Cholesterin ist als Nährstoff zu Unrecht verschrieen und wurde in der Wissenschaft bisher gründlich missverstanden.

> Wenn die Neuronen nicht ausreichend Cholesterin bekommen, behindert dies die Neurotransmission und die synaptische Plastizität und führt zu Neurodegeneration und Tauopathien.[1]
>
> *Roger Lane und Martin Farlow*

Cholesterin hat viele Funktionen

Auch auf die Gefahr hin, mich zu wiederholen: Cholesterin ist keineswegs so gefährlich, wie man uns noch immer weismacht. Ganz im Gegenteil. Es handelt sich um eine der wichtigsten Substanzen für die Gesundheit insgesamt und ganz besonders für das gesunde Gehirn und die kognitive Funktion.

Bevor wir im Einzelnen auf die Rolle von Cholesterin für das Gehirn eingehen, möchte ich einige Aufgaben erwähnen, die diese wunderbare Substanz im ganzen Körper für uns wahrnimmt:

- Cholesterin ist ein absolut unverzichtbarer Bestandteil unserer Zell- und Plasmamembranen.
- Es ist ein unverzichtbarer Bestandteil der Myelinscheide, die unsere Nervenzellen isoliert und schützt und so die Signalleitung ermöglicht.
- Es wird für die Synthese aller Steroidhormone benötigt, darunter Testosteron, Östrogen, Progesteron, Aldosteron, Kortisol und andere.
- Es dient als Rohmaterial für die endogene (körpereigene) Vitamin-D-Produktion über das Sonnenlicht, das auf die Haut einwirkt.
- Es ist für die korrekte Funktion der Serotoninrezeptoren im Gehirn erforderlich.
- Es ist ein essenzieller Bestandteil von Gallensalzen für die Verdauung von Fetten, fettlöslichen Vitaminen und Phytonährstoffen.
- Es ist eine Substanz, die für die Reparatur und Regeneration von geschädigtem Gewebe benötigt wird.

Nachdem das Cholesterin im Körper und besonders im Gehirn so viele unverzichtbare Funktionen erfüllt – wie würde sich ein dauerhaftes Defizit infolge einer sehr cholesterinarmen Ernährung oder durch cholesterinsenkende Medikamente (wie Statine) auswirken? Hierzu sagten Jimmy Moore und Eric Westman, die Autoren des Buches *Cholesterol Clarity:* „Die Spontanlösung, das Cholesterin über ein Statin zu senken, ohne die Ursache näher zu beleuchten, zählt zu den größten Dummheiten, die ein Arzt machen kann.“[3]

> Es gibt keinen Beleg dafür, dass Cholesterin ursächlich die Arterien zum Herzen oder zum Gehirn verlegen und damit Herzinfarkt und Schlaganfall erzeugen würde. Cholesterin ist an der Lipidablagerung im Endothel arterieller Gefäße mitbeteiligt, die durch Hyperinsulinämie vorgeschädigt sind.[2]
>
> *Joseph Kraft*

In diesem Zusammenhang möchte ich an die Erklärungen zum Myelin aus Kapitel 3 erinnern. Myelin besteht weitgehend aus Cholesterin. Wenn im Körper nicht genug Cholesterin vorliegt, um dieses Myelin zu erzeugen und zu erhalten, kommt es bei den Neuronen wie bei ungeerdeten elektrischen Drähten zu Kurzschlüssen. Wenn Neuronen ungezielt feuern und nicht mehr korrekt kommunizieren, kommt es zu den typischen Gedächtnisproblemen, Verwirrtheit und Verhaltensänderungen, die bei kognitiven Einschränkungen und Alzheimer zu beobachten sind.

Da Cholesterin aber obendrein ein essenzieller Bestandteil aller Zell- und Plasmamembranen ist, liegt es auf der Hand, wie es der Gesundheit auf zellulärer und subzellulärer Ebene ergeht, wenn der Körper nur noch begrenzt Cholesterin erhält. Sie erinnern sich an die Türsteherfunktion der Zellmembran? Damit die erwünschten Substanzen (Nährstoffe, Energieträger, Antioxidanzien) in die Zelle gelangen und die unerwünschten (normale Abbauprodukte, Toxine) abtransportiert werden können, müssen sie jeweils die Membran passieren. Wenn der Körper nicht über ausreichend Cholesterin verfügt, um die Zellmembranen ordentlich zu konstruieren, ist die Katastrophe vorprogrammiert. Das Gute kann nicht rein, das Schlechte kann nicht raus.

> Alle Zellen im Körper bestehen zum größten Teil aus Membranen. Die Zellwand, die Wände der inneren Organellen und die Wände, die verschiedene Kompartimente der Zelle voneinander trennen – all das sind Membranen. (…) Unser Körper besteht aus Zellen; jedes Organ, jedes Gewebe, jedes kleinste Fleckchen unseres Körpers besteht aus Zellen. Man schätzt, dass 40 bis 80 Prozent unserer Körperzellen wiederum aus Membranen bestehen. (…) Und woraus bestehen die Membranen? Die Antwort lautet: Alle Membranen bestehen aus Fetten und Cholesterin, und das bedeutet, dass unser Körper zum größten Teil aus Fetten und Cholesterin besteht.[4]
>
> *Natasha Campbell-McBride*

Gehen wir nun einen Schritt weiter und befassen uns mit den Mitochondrien. Die Mitochondrien produzieren in der Zelle die benötigte Energie. Ihre Struktur ist stark cholesterinhaltig. Mitochondrien bestehen aus zwei Abschnitten, die jeweils von cholesterinreichen Membranen umschlossen sind. Die eigentlichen „Pumpen", die in den Mitochondrien Energie in Form von ATP erzeugen, sind in die innere Membran eingebettet. Wenn diese Membran aufgrund eines Cholesterinmangels ihre Form verliert oder schlecht funktioniert, hat dies sehr negative Auswirkungen auf die Fähigkeit der Zelle, ATP zu bilden. Sie erinnern sich sicher: Die Alzheimer-Krankheit beruht vor allem darauf, dass die Gehirnzellen nicht mehr ausreichend Energie erzeugen können. Daraufhin schrumpfen sie und sterben schließlich ab. Sie wünschen sich korrekt aufgebaute, gut funktionierende Membranen? Dann versorgen Sie Ihren Körper mit ausreichend Cholesterin.

Was bedeutet ein „hoher" Cholesterinspiegel?

Wie bei Fetten insgesamt und gesättigten Fetten im Speziellen wächst bei Medizinern inzwischen (sehr langsam) die Einsicht, dass wir bei der „Gefährlichkeit" des Cholesterins einem Irrtum aufgesessen sind. Einem lebensgefährlichen Irrtum. In Wahrheit ergaben Studien an älteren Menschen, dass ein höherer Cholesterinspiegel im höheren Alter mit einem *geringeren* Demenzrisiko einhergeht.[8] Die Zerebrospinalflüssigkeit von Alzheimer-Patienten enthält weniger Cholesterin als jene von gesunden, nichtdementen Gleichaltrigen.[9] Ein höherer Cholesterinspiegel korreliert bei älteren Personen also mit einer *besseren* kognitiven Funktion.[10]

Vielleicht besteht in Sachen Cholesterin für alle Altersgruppen, besonders aber für ältere Menschen, die offenkundig kognitiv am stärksten beeinträchtigte Population (ohne physisches Trauma), ein Missverständnis. In Bezug auf die Herzgefäßgesundheit sind hohe Werte für Gesamtcholesterin und sogar für LDL-Cholesterin kein Risikofaktor für die Gesamtsterblichkeit oder einen Tod an Koronarer Herzkrankheit (KHK). Vielmehr gehen manche Forscher davon aus, dass ein *niedriger* Cholesterinspiegel eher auf gesundheitliche Probleme hindeutet und ein stärkerer Indikator für ein erhöhtes Sterblichkeitsrisiko ist als ein hoher Cholesterinspiegel.[11] Viele Untersuchungen bestätigen, dass ein hoher LDL-Spiegel bei älteren Menschen mit einem geringeren Sterblichkeitsrisiko insgesamt einhergeht. Deshalb plädieren führende Wissenschaftler für eine Neuevaluierung des „gesunden" oder „optimalen"

Tatsächlich ist ein zu niedriger Cholesterinspiegel deutlich schlimmer als ein zu hoher. Jede Körperzelle enthält Cholesterin, und es ist an der Gesunderhaltung der Zellen beteiligt. Deshalb ist die Vorstellung, Cholesterin zu senken und weniger Cholesterin zu sich zu nehmen, einfach absurd.[5]

Fred Pescatore

Studie um Studie hat herausgefunden, dass Menschen mit einem normalen Cholesterinspiegel genauso häufig an der Koronaren Herzkrankheit sterben wie Menschen mit einem hohen Cholesterinspiegel, und dass der Cholesterinwert im Blut keine Voraussagen auf einen Herzinfarkt erlaubt. (…) Mindestens 60 Prozent der Menschen, die einen Herzinfarkt erleiden, haben einen normalen Blutcholesterinspiegel.[6]

Natasha Campbell-McBride

Nicht das Cholesterin in der Nahrung ist das Problem … Man erleidet keinen Herzinfarkt, weil man Cholesterin isst.[7]

Fred Kummerow

Cholesterinspiegels bei Älteren.[12] Eine große Datenanalyse, die den Cholesterinspiegel der Altersgruppe ab 60 beleuchtete, entdeckte eine umgekehrt proportionale Beziehung zwischen Gesamtmortalität und LDL-Cholesterin: Je höher der LDL-Wert, desto niedriger das Sterblichkeitsrisiko.[13] (Einmal abgesehen davon, dass das Mortalitätsrisiko jedes lebenden Menschen bei 100 Prozent liegt. Jeder stirbt irgendwann an irgendetwas. Eine Senkung des Gesamtsterblichkeitsrisikos bedeutet somit, dass man stirbt, weil das Lebensende erreicht ist und nicht an einer bestimmten Erkrankung.)

Weil dieses Ergebnis so sehr der angeblichen Gefährlichkeit von Cholesterin widerspricht, bezeichnen manche Forscher die anscheinend schützende Rolle des höheren Gesamtcholesterins (und des höheren LDL) als „paradox".[14] Doch bei genauerem Hinsehen ist die Sache keineswegs paradox, sondern ausgesprochen logisch.

Cholesterin in der Nahrung versus Cholesterin im Körper

Cholesterin, das wir über die Nahrung zu uns nehmen, beeinflusst das Serumcholesterin (den Anteil, der im Blut gemessen wird) nur minimal. Wenn wir cholesterinhaltige Nahrung zu uns nehmen, setzt sich dieses Cholesterin keineswegs so in den Arterien fest, als würde man ausgelassenes Fett in den Ausguss schütten und damit die Abflussrohre verstopfen. So einfach funktioniert unser Körper nicht. Oder werden Sie grün im Gesicht, wenn Sie Brokkoli essen? Der Körper hat seine eigenen Regeln. Wenn man also Butter oder Eigelb zu sich nimmt, landet dieses Cholesterin nicht etwa prompt in den Gefäßen. Trauen Sie dem komplexen, faszinierenden Wunderwerk Ihres Körpers ruhig mehr zu!

Die große Masse des Cholesterins im Körper stammt von innen – wir erzeugen es selbst. Cholesterin ist für den menschlichen Körper eine derart wichtige Substanz, dass er mehr davon erzeugt, wenn wir weniger Cholesterin essen, und weniger, wenn wir mehr Cholesterin zu uns nehmen. Die Cholesterinmenge im Körper entspricht jeweils der Menge, die zu diesem Zeitpunkt benötigt wird. Wenn wir stark unter Stress stehen, nach einer körperlichen Verletzung oder wenn wir um unsere gesunde Kognition ringen, können wir von einem erhöhten Cholesteringehalt unserer Nahrung sogar profitieren, weil der Körper den aktuell sehr hohen Bedarf an dieser nahrhaften Substanz möglicherweise nicht ausreichend decken kann. Mit einer erhöhten Cholesterinzufuhr über die Nahrung können wir Körper und Gehirn in Krisenzeiten entlasten.

> Die Aussage, „Selbst wenn man keinerlei Cholesterin isst, würde die Leber noch genug für den Körper herstellen", wird so oft geäußert, dass man sie vielfach glaubt. Tatsächlich ist jedoch belegt, dass Cholesterin für manche Menschen unverzichtbar ist, weil ihre körpereigene Synthese unzureichend ist.[15]
>
> *Mary Enig*

Nachdem wir nun wissen, dass Cholesterin zu den wichtigsten Reparatursubstanzen im Körper zählt, sollten wir dann nicht etwa jedwede Cholesterinsenkung ablehnen, sondern überlegen, *warum* der Cholesterinspiegel überhaupt ansteigt? Wie kommt es, dass sich das Cholesterin im Blut ansammelt? Warum erzeugt der Körper, der sich doch so gut regulieren kann, große Menschen Cholesterin? Oder umgekehrt: Warum kann der Körper das erzeugte Cholesterin nicht ausfiltern, sodass es sich im Blut konzentriert? Es gibt gute Gründe für eine „übermäßige" Cholesterinproduktion und auch gute Gründe dafür, es nicht umgehend wieder auszuscheiden. Der „erhöhte" Cholesterinspiegel beruht auf bestimmten Grundfaktoren. Deshalb sollten wir nicht gegen das Cholesterin selbst ankämpfen, sondern tiefer schürfen und die Ursache dieser Erhöhung angehen. Denn mit Statinen und anderen pharmazeutischen Cholesterinsenkern behandeln wir (wie so oft) nur ein Symptom und nicht etwa den wahren Grund. Doch solange wir nur das Symptom angehen, schwelt das eigentliche Problem weiter vor sich hin. (Man könnte sagen, dass die Einnahme eines Statins zur Cholesterinsenkung ungefähr so wirkt, als würde man die Warnleuchte „Motor!" im Armaturenbrett einfach überkleben. Dass man das Signal nicht mehr sieht, bedeutet nicht etwa, dass das Problem behoben wäre. Nur der Warnhinweis, dass etwas nicht stimmt, ist übertüncht. Im Zweifelsfall wird das Problem eher schlimmer, weil es nicht repariert wird, sondern ignoriert. Dasselbe gilt im Grunde für die Verabreichung von Insulin zur Blutzuckersenkung bei Menschen mit Typ-2-Diabetes, die mehrheitlich eine Hyperinsulinämie aufweisen oder insulinresistent geworden sind, also ohnehin schon zu viel Insulin erzeugen. Wenn sie Insulin spritzen, sinkt zwar der Blutzucker, aber das ändert nichts daran, dass das Gewebe auf das vorhandene Insulin nur unzureichend reagiert.) Jimmy Moore und Eric Westman haben das treffend formuliert: „Sobald der Cholesterinwert den Bereich überschreitet, der als normal gilt, raten die meisten Mediziner sofort zur Einnahme von Statinen. Dabei rückt die Frage in den Hintergrund, wieso das Cholesterin überhaupt ansteigt."[16]

Für einen erhöhten Cholesterinspiegel kann es viele Gründe geben. Eine Cholesterinmessung ist stets eine Momentaufnahme, die anzeigt, wie hoch der

Cholesterinspiegel zum Zeitpunkt der Blutentnahme war. Einen Tag, eine Woche oder einen Monat später könnte er völlig anders aussehen. Da Cholesterin ein so unverzichtbarer Bestandteil aller Zellen ist, ist der Wert auch erhöht, wenn der Körper intensiver mit Reparaturprozessen beschäftigt ist, zum Beispiel nach einem körperlichen Trauma (Unfall, Operation), zahnärztlichen Eingriffen oder bei einer akuten Erkrankung oder einem Infekt. Eine Erhöhung wegen gestörter Filterprozesse könnte beispielsweise auf eine eingeschränkte Schilddrüsenfunktion zurückgehen, weil für die korrekte Funktion des LDL-Rezeptors Schilddrüsenhormone erforderlich sind.

Dass Cholesterin in den atherosklerotischen Plaques steckt, die an Herzproblemen beteiligt sind, bedeutet nicht, dass es die Ursache dieser verengten, verhärteten Arterien ist. Das ist ein Trugschluss. Denken Sie einfach an folgendes Szenario: Dass wir bei jedem Brand die Feuerwehr sehen, bedeutet nicht etwa, dass die Feuerwehr Häuser und Fahrzeuge ansteckt. Ganz im Gegenteil! Sie soll den Brand löschen. Dasselbe gilt für Cholesterin. Unsere Arterienwände können auf vielerlei Art geschädigt werden. Zu den häufigsten Störfaktoren gehören ein hoher Blutzucker- und Insulinspiegel sowie eine ausgiebige Zufuhr instabiler, oxidationsfreudiger, mehrfach ungesättigter Fette. (Mehr zu diesem Thema in Kapitel 12.) Die amerikanische Standardernährung mit vielen raffinierten Kohlenhydraten und ungesättigten Pflanzenölen liefert erhebliche Mengen an Substanzen, die den Gefäßen zu schaffen machen. Deshalb ist es durchaus denkbar, dass der Körper uns mit dem erhöhten Cholesterinspiegel schützen will. Er will damit die Gefäßschäden reparieren, die durch solche schädlichen Nahrungsmittel entstehen.

Erinnern Sie sich daran, dass die Zellmembranen aus unterschiedlichen Fettsäuren bestehen? Sie enthalten gesättigte, einfach ungesättigte und mehrfach ungesättigte Fettsäuren. Wenn wir zu viele mehrfach ungesättigte Fette zu uns nehmen – die insbesondere in Produkten und Gerichten stecken, die mit Sojaöl, Maisöl, Rapsöl und Baumwollsamenöl zubereitet wurden –, wird zu viel davon in die Membranen integriert. Das stört die Membranfunktion. Auch Cholesterin wird in die Membranen eingebaut, denn es soll ihre Form und Biegsamkeit aufrechterhalten. Es stabilisiert die dadurch fehlgebildete Membranstruktur, das heißt, der Körper erzeugt möglicherweise mehr Cholesterin, weil er mehr davon braucht. Die bekannte Lipidforscherin Mary Enig schrieb hierzu: „Cholesterinmoleküle verleihen den Membranen die nötige Festigkeit. Das heißt, Cholesterin hilft der Membran, in Form zu bleiben. (…) Wie viel Cholesterin in einer Membran steckt, hängt davon ab, wie ungesättigt die

Fettsäuren der Phospholipide sind. Je ungesättigter sie sind, desto mehr Cholesterin ist erforderlich, um der Membran das richtige Maß an Starrheit oder Flexibilität zu verleihen."[17]

Jeden Tag belegen neue Ergebnisse, wie sehr wir uns in Bezug auf die Verbindungen zwischen Cholesterin und Herzinfarkt getäuscht haben. Betrachten wir es einmal ganz logisch: Die hochgeschätzten Fette der Vergangenheit (mit denen unsere Großeltern und Urgroßeltern gekocht haben) waren vornehmlich natürliche tierische Fette mit einem hohen Anteil gesättigter Fettsäuren und Cholesterin: Gänse- oder Schweineschmalz, Hühnerfett, Rindertalg, Lammtalg, Butter und Butterschmalz. Dennoch waren Herzkrankheiten bis in die zweite Hälfte des 20. Jahrhunderts medizinisch kein vordringliches Thema. Wie kommt es also, dass diese gesunden, robusten Menschen regelmäßig solche Fette aßen, aber weitaus seltener herzkrank waren als wir heutzutage? Nun, derartige Fette schaden dem Herzen nicht. Der britische Marinearzt T. L. Cleave bemerkte hierzu in seinem Buch *Trick and Treat:* „Dass eine moderne Erkrankung auf seit jeher überlieferten Speisen beruht, gehört zu den lächerlichsten Dingen, die ich je gehört habe."[18]

Was den Gefäßen zusetzt (zumindest teilweise), ist vielmehr die enorme Menge an Pflanzenfett, die wir heutzutage verzehren. Diese Öle sind überhaupt nur dank der erschütternden Fortschritte der modernen Produktionstechnik in diesen Mengen verfügbar (mehr dazu in Kapitel 12). Besonders schädlich sind sie in Kombination mit einem chronisch erhöhten Blutzuckerspiegel aufgrund von exzessivem Konsum raffinierter Kohlenhydrate.

Cholesterinsynthese und die Folgen der Cholesterinhysterie

Als wäre all dies nicht schon erhellend genug, hatte die jahrzehntelange Panikmache zum Cholesterin unbeabsichtigte, aber vernichtende Konsequenzen. An dieser Stelle möchte ich nur zwei Beispiele nennen:

1. Aus Angst vor Cholesterin essen die Menschen wenig cholesterinreiche Speisen, die allerdings auch viel Cholin liefern könnten. Der Nährstoff Cholin wird für die Produktion von Acetylcholin benötigt, einem Neurotransmitter (Botenstoff), der im Gehirn an Erinnerungsverarbeitung und Lernen beteiligt ist. Bei Alzheimer-Kranken ist der Acetylcholinspiegel im Gehirn

erniedrigt. Zu den besten Cholinquellen zählen Eigelb, Leber und Shrimps, also genau die Lebensmittelarten, vor denen wir wegen ihres Cholesteringehalts auf der Hut sind. In Wahrheit sollten wir Eigelb, Leber und cholesterinreiche Shrimps als Superfood für das Gehirn betrachten. (Cholin steckt auch in bestimmten pflanzlichen Lebensmitteln, die reichhaltigsten Quellen sind jedoch cholesterinreiche tierische Produkte.) Zusätzlich wird Cholin für die Erzeugung von Phosphatidylcholin und Sphingomyelin benötigt, zwei Substanzen, die in den meisten Zellmembranen vorliegen und in den Neuronen vielfältig benötigt werden. Nebenbei enthalten Leber und Eigelb auch viel Vitamin B_{12} (wichtig für das gesunde Myelin). Keine Ernährungsempfehlung hätte die Gehirngesundheit schlimmer beeinträchtigten können!
2. Der Stoffwechselpfad, über den Cholesterin intern synthetisiert wird, erzeugt auch die Substanz Coenzym Q10 (CoQ10). CoQ10 ist ein integraler Bestandteil des Prozesses, über den die Mitochondrien Energie erzeugen, aber auch eine unverzichtbare antioxidative Substanz für das Gehirn. Über diesen Signalweg blockieren Statine die Cholesterinproduktion, hemmen dabei allerdings gleichzeitig die CoQ10-Produktion.

Alles, was die CoQ10-Produktion stört (zum Beispiel bestimmte Cholesterinsenker), könnte sich somit sehr nachteilig auf die gesunde Mitochondrienfunktion und die zelluläre Energieerzeugung auswirken. Da Statine die Produktion von Cholesterin *und* CoQ10 hemmen, entsprechen sie bei einem Gehirn, das sich zu schützen versucht und eine effiziente Energieversorgung anstrebt, einem Frontalangriff.

Die folgende Abbildung 9.1 ist eine vereinfachte Darstellung des Signalwegs für die Cholesterinsynthese.

Wie Sie sehen, ist selbst diese kondensierte Version noch ziemlich komplex, und es entsteht dabei keineswegs nur Cholesterin. Vielmehr ist Cholesterin nur eines der Endprodukte, und es entstehen auch viele andere hilfreiche Substanzen wie CoQ10. Statine drosseln die Synthese all dieser Stoffe.

> CoQ10 kann antioxidative Funktionen übernehmen, denn es schützt Phospholipide in der Membran und Low-Density-Lipoprotein im Serum vor Lipidperoxidation, indem es Lipidradikale oder Substanzen, die eine Lipidperoxidation auslösen, unschädlich macht. Gleichzeitig bewahrt es Proteine der Mitochondrienmembran und die DNA vor oxidativen Schäden durch freie Radikale.[19]
>
> *Paula I. Moreira und Kollegen*

Der Grund dafür ist, dass Statine auf eine chemische Reaktion weit oben in der Kette abzielen und damit alles beeinflussen, was danach noch geschieht, nicht nur die Cholesterinproduktion. (Der Punkt, an dem die Statine ihre Wirkung entfalten, ist im oberen Bereich von Abbildung 9.1 hervorgehoben.)

Ganz unten in der Abbildung sind drei Begriffe hervorgehoben. Der erste ist das Cholesterin, um zu unterstreichen, dass Cholesterin tatsächlich ganz am Ende einer langen Reaktionskette steht, die von den Statinen recht früh gehemmt wird. Daneben stehen die Ubiquinone. Ubiquinon ist eine andere Bezeichnung für CoQ10. Und unten rechts finden Sie prenylierte Proteine. Dabei handelt es sich um spezialisierte Proteine, denen im Körper diverse Funktionen zukommen. Unter anderem beeinflussen sie die Insulinsekretion in der Bauchspeicheldrüse sowie den korrekten, durch Insulin ermöglichten Glukosetransport.[20] Das heißt, sie sind an einem der biologischen Mechanismen beteiligt, über die Glukose aus dem Blut in die Zellen geschleust wird. Deshalb werden manche Statine mit einem erhöhten Risiko für Typ-2-Diabetes assoziiert.[21] Statine beeinflussen sowohl die Insulinausschüttung als auch die Insulinsensitivität, und eine Studie konnte aufzeigen, dass das Diabetesrisiko bei Teilnehmern, die Statine einnahmen, im Vergleich zur Kontrollgruppe ohne Statine um 46 Prozent höher lag.[22] Bei zwei gängigen Statinarten, Simvastatin und Atorvastatin, ist dieser Effekt dosisabhängig: Je höher die Medikamentendosis, desto mehr steigt das Diabetesrisiko. Wenn diese Mittel die Insulinsekretion, die Insulinsensitivität und den Glukosetransport in die Zellen stören, ist sehr gut nachvollziehbar, warum sie das Diabetesrisiko erhöhen. So bleibt die Glukose länger im Blut, was letztlich zu den unzähligen Komplikationen aufgrund eines erhöhten Blutzuckers führt, zu denen möglicherweise auch die Alzheimer-Krankheit zählt. Ergänzend hierzu äußerte Dominic D'Agostino, PhD, der den therapeutischen Einsatz von Ketonen erforscht: „Die Ankurbelung der entzündungsfördernden Signalwege, die mit hohem Blutzucker und hohen Insulinwerten assoziiert sind, schadet der kardiovaskulären Gesundheit mehr als ein erhöhter Cholesterinspiegel."[23]

Die Wechselbeziehungen zwischen Statinen, einem gestörten Glukosestoffwechsel und kognitiven Beeinträchtigungen sind bekannt. Laut Aussage der Mayo Clinic, die zu den angesehensten medizinischen Institutionen Amerikas zählt, umfassen die Nebenwirkungen von Statinen einen „erhöhten Blutzucker oder Typ-2-Diabetes" sowie neurologische Symptome, darunter Verwirrtheit und Gedächtniseinbußen.[24] (Ergänzend teilt die Mayo Clinic mit, dass Menschen ab 65 Jahren gegenüber der Allgemeinbevölkerung ein höheres Risiko für

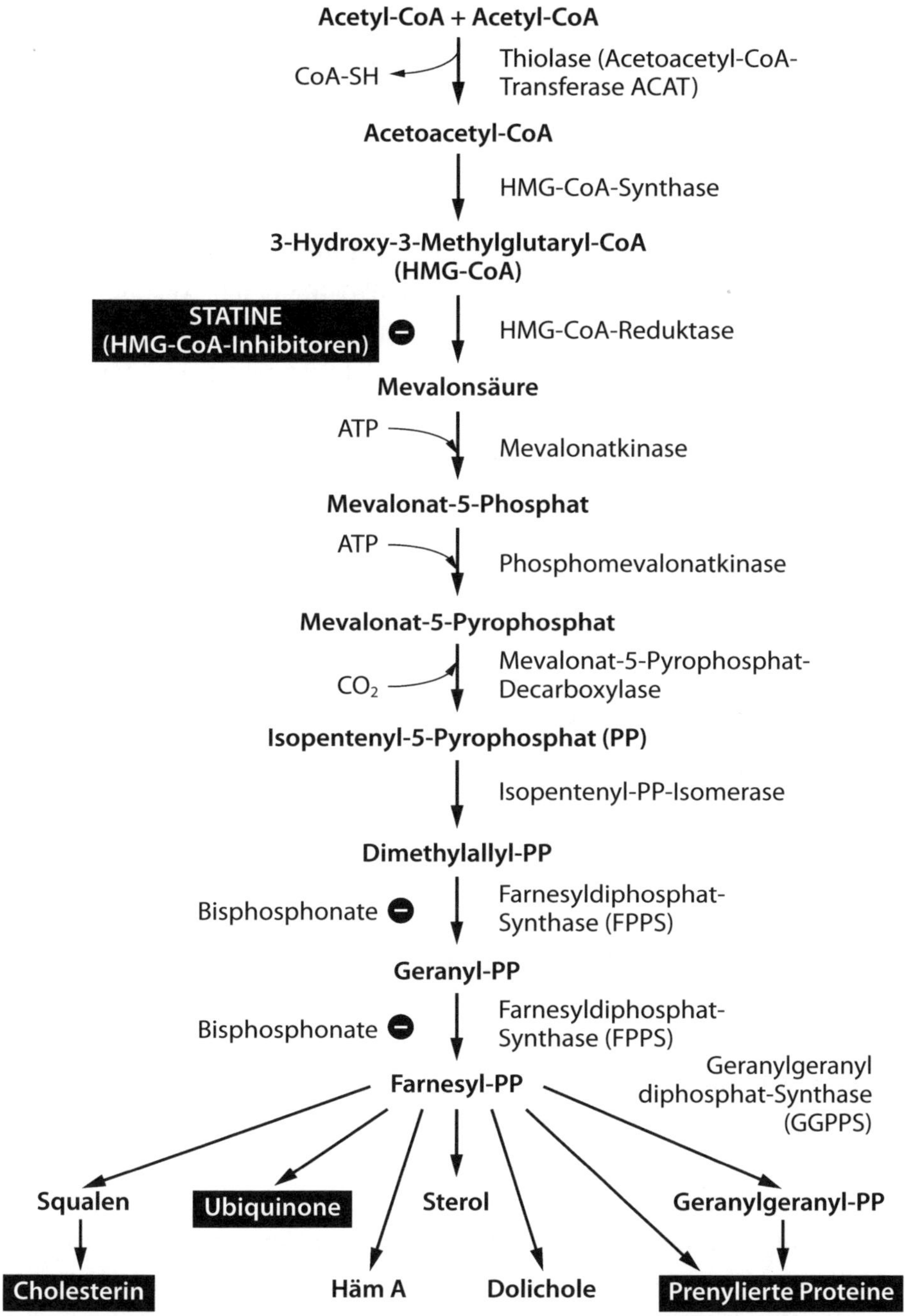

Abb. 9.1: Die biochemische Reaktionskette für die Cholesterinproduktion erzeugt auch diverse andere wichtige Moleküle. Statine wirken dabei relativ früh auf diesen Signalweg ein und hemmen so die Synthese aller folgenden Moleküle.

die unerwünschten Wirkungen von Statinen tragen. Es ist kein Zufall, dass diese älteren Personen auch ein höheres Demenzrisiko haben.) Wenn man weiß, wie wichtig Cholesterin für den Körper und besonders das Gehirn ist, dürften diese Nebenwirkungen keine Überraschung sein. Die amerikanische Food and Drug Administration (FDA) räumt ein, dass bei Statineinnahme „kognitive (gehirnbezogene) Beeinträchtigungen wie Gedächtnisverlust, Vergesslichkeit und Verwirrtheit“ gemeldet wurden und dass „Menschen, die mit Statinen behandelt werden, ein erhöhtes Risiko für einen Anstieg des Blutzuckerspiegels und Typ-2-Diabetes haben können.“[25] Darüber hinaus erklärte die FDA: „Bei Statineinnahme wurden Gedächtnisverlust und Verwirrtheit gemeldet. Diese Ereignisse waren in der Regel weniger ernst und verschwanden, sobald das Medikament nicht länger eingenommen wurde.“[26] Doch was glauben Sie, wie oft ein Arzt seinen Patienten zum Absetzen der Statine rät? Wenn die Medikation diese Wirkungen verursacht (am ehesten aufgrund der Störung der Cholesterin- und CoQ10-Synthese), werden Gedächtniseinbußen und Verwirrtheit weiterhin bestehen, solange das Mittel eingenommen wird.

Angesichts unseres Wissens über den Einfluss von Insulin und Glukose auf die Ätiologie der Alzheimer-Krankheit, aber auch über die für die gesunde Struktur und Funktion der Nervenzellen unverzichtbare Cholesterinversorgung und die Wichtigkeit von CoQ10 für die Energieproduktion in der Zelle stellen Statine ein dreifaches Risiko für Kognition sowie die Entwicklung und das Fortschreiten von Demenz dar.

Die Gefahren eines niedrigen Cholesterinspiegels

Nachdem Sie nun mehr darüber wissen, wie wertvoll Cholesterin für den Körper ist, sollten wir uns mit bestimmten Gesundheitsproblemen befassen, die aus einem zu niedrigen Cholesterinspiegel resultieren. Es geht dabei konkret um die Nebenwirkungen eines niedrigen Cholesterinspiegels aufgrund der Einnahme von Statinen. (Wobei ich ungern von „Nebenwirkungen“ spreche, denn das ist ungenau. Aufgrund des Eingreifens der Statine in die körpereigene Cholesterinproduktion geht es um unmittelbare Wirkungen dieser Arzneimittel. Diese unerwünschten Wirkungen sind keineswegs Einzelfälle, sondern vielmehr unvermeidliche, offenkundige Folgen, die eintreten, wenn wir dem Körper etwas derart Essenzielles wie Cholesterin vorenthalten.)

- **Depressionen:** Die Serotoninrezeptoren brauchen Cholesterin für ihre Funktion. Serotonin ist ein „Wohlfühl"-Neurotransmitter, der eine positive Grundstimmung fördert. Ein niedriger Serotoninspiegel wird mit Depressionen, dem „Winter-Blues" (SAD) und einer insgesamt negativen Gefühlslage in Verbindung gebracht.
- **Fatigue, Muskelschmerzen und allgemeine Schwäche:** Statine blockieren die Produktion von CoQ10, das an der Energieerzeugung in den Mitochondrien beteiligt ist. Wichtig ist dabei, dass CoQ10 nicht nur für die Energieproduktion benötigt wird, sondern in praktisch jeder Zelle unseres Körpers. Was passiert, wenn die Muskelzellen keine Energie erzeugen können, liegt auf der Hand. Starke Abgeschlagenheit, Muskelschmerzen und Muskelschwäche sind eine logische, vorhersehbare Folge eines CoQ10-Mangels infolge der Statineinnahme.
- **Hormonstörungen und Unfruchtbarkeit:** Cholesterin stellt das Rohmaterial für die Sexualhormone wie Testosteron, Progesteron und Östrogen dar. Deshalb kann es bei Männern und Frauen im Falle eines Cholesterinmangels zu hormonellen Problemen und Unfruchtbarkeit kommen.
- **Libidoverlust:** Siehe oben – wir brauchen Cholesterin für die Synthese von Sexualhormonen. Das erklärt, warum ältere Männer (denen man jahrzehntelang geraten hat, cholesterinarm zu essen, und die zusätzlich vielfach Statine einnehmen) für eine stabile Erektion und ein befriedigendes Sexualleben so häufig pharmazeutische Unterstützung brauchen. (Bei Frauen kann die Libido ebenfalls leiden.)
- **Gestörte Fettverdauung einschließlich fettlöslicher Nährstoffe:** Cholesterin wird für die Gallenproduktion benötigt, und die Gallenflüssigkeit unterstützt die Zerlegung von Fetten. Das beeinflusst nicht nur die Energiegewinnung aus Fett, sondern auch die Aufnahme fettlöslicher Nahrungsbestandteile. Hierzu zählen die fettlöslichen Vitamine (A, D, E, K) und Carotinoide wie Beta-Carotin, das orange-gelbe Pigment aus Möhren, Süßkartoffeln und ähnlich farbigen Pflanzen. (Deshalb gehört etwas Butter an die Süßkartoffel oder ein wenig Olivenöl über die Möhren. Wir können fettlösliche Nährstoffe leichter aufnehmen, wenn sie mit Fett verzehrt werden.) Langfristige Verdauungsstörungen und Malabsorption dieser Nährstoffe können diverse Gesundheitsprobleme nach sich ziehen. Der alte Leitsatz „Du bist, was du isst", trifft nicht die ganze Wahrheit. Es reicht nicht aus, bestimmte Nährstoffe zu verzehren – wir müssen sie auch verdauen und aufnehmen können.

- **Gedächtniseinbußen und Kognitionsstörungen:** Inzwischen dürfte auf der Hand liegen, dass jede Störung der Cholesterin- oder CoQ10-Synthese die Kognition negativ beeinflusst. Ganz zu schweigen von der Beteiligung der Statine an einer gestörten Blutzuckerregulierung und der Signalwirkung des Insulins. Ohne Cholesterin und CoQ10 kann das Gehirn nicht arbeiten. Bitte merken Sie sich diesen letzten Satz gut: *Ohne Cholesterin und CoQ10 kann das Gehirn nicht arbeiten.*

Hierzu sagt Dale Bredesen, dessen MEND-Programm (Metabolic Enhancement for Neurodegeneration) für den Stoffwechsel bei leichten kognitiven Beeinträchtigungen und Alzheimer-Krankheit Verbesserungen erzielt:

> *Wenn die Patienten zu uns kommen, bemühen sie sich um einen möglichst niedrigen LDL-Spiegel. Das beobachten wir regelmäßig bei [Gehirn-]Atrophie, und es hängt mit dem sehr niedrigen Cholesterinspiegel zusammen. Warum? Weil sie Statine nehmen … Damit hindert man die Zellen daran, das eigentlich Sinnvolle zu tun, und am Ende hat man ein Gehirn, das ohne den erforderlichen Lipidgehalt schrumpft. Es ist gar nicht so einfach, den Leuten klarzumachen, dass sie ihrem Gehirn damit keinen Gefallen tun.*[27]

Ich kann und will niemandem nahelegen, eigenmächtig seine Medikation abzusetzen. Allerdings möchte ich Sie unbedingt ermuntern, Ihren Arzt darauf anzusprechen und diese Option in Erwägung zu ziehen, falls Sie ein Statin zur Cholesterinreduktion einnehmen *und* bei sich Gedächtnisverluste, Denkstörungen oder andere beunruhigende Veränderungen in Bezug auf Kognition und Verhalten bemerken.

Die in diesem Buch vorgestellte kohlenhydratarme Ernährung unterstützt die gesunde Hirnfunktion, aber wenn die Cholesterinsynthese im Körper behindert wird, können die erwünschten Verbesserungen ausbleiben. Wenn Ihr Arzt oder Ihre Ärztin nicht auf Ihre Bedenken eingeht, sollten Sie im Sinne eines mündigen Patienten (oder Angehörigen) die nötigen Informationen zum Gespräch mitbringen. (Falls er oder sie diese Sichtweise nicht einmal annähernd in Erwägung ziehen möchte, bleibt es Ihnen unbenommen, notfalls den Arzt zu wechseln. Es gibt durchaus Ärzte, die im Hinblick auf Cholesterin und Statine aufgeschlossen beziehungsweise kritisch denken.)

Grundwissen Cholesterin: Was ist das überhaupt?

Da die Ernährungsempfehlungen in diesem Buch gezielt zu einer erhöhten Cholesterinzufuhr raten, möchte ich mit diesem Exkurs auf mögliche Bedenken zu deren Auswirkungen auf den Cholesterinspiegel eingehen. Es ist sehr hilfreich, wenn Sie zumindest einige der Begriffe verstehen, die in Zusammenhang mit der Bestimmung des Cholesterinspiegels häufig fallen.

Zunächst einmal gibt es kein „gutes" oder „schlechtes" Cholesterin. Es gibt lediglich Cholesterin. Dabei handelt es sich um eine fetthaltige, nicht wasserlösliche Substanz, die nicht eigenständig im wässrigen Blut mitschwimmen kann. Dafür braucht das Cholesterin wasserlösliche Transportpartikel. Um noch einmal auf unseren anfänglichen Vergleich zurückzukommen: Das ist wie mit den Containern auf einem Frachtschiff. Wir können die Container nicht direkt in den Ozean werfen; sie brauchen ein Schiff. Mit Cholesterin ist es nicht anders, nur übernehmen hier die *Lipoproteine* den Transport.

Diese Lipoproteine können unterschiedliche Formen annehmen. Am bekanntesten sind die High-Density-Lipoproteine (HDL) und die Low-Density-Lipoproteine (LDL). Wahrscheinlich kennen Sie die Unterscheidung von HDL als „gutes" Cholesterin und LDL als „böses" oder „schlechtes" Cholesterin. Das ist so nicht haltbar. Es gibt kein gutes oder schlechtes Cholesterin, lediglich Cholesterin. LDL gilt als „schlecht", weil es in erster Linie Cholesterin aus der Leber (wo es erzeugt wird) über das Blut in den restlichen Körper transportiert. HDL gilt als „gut", weil es in erster Linie Cholesterin aus anderem Gewebe aufnimmt und zum Recycling oder Abbau in die Leber zurücktransportiert. Wenn wir allerdings all die lebens- und gesundheitsunterstützenden Prozesse berücksichtigen, die Cholesterin zu leisten hat, sollte eher LDL als das „gute Cholesterin" gelten. Immerhin ist es daran beteiligt, das nahrhafte Cholesterin an die Orte zu transportieren, wo es benötigt wird. Aber warum gelten Gesamtcholesterin und LDL-Cholesterin so häufig als Marker für das KHK-Risiko? Mitunter

> Wer LDL noch immer für das „schlechte" Cholesterin hält, hinkt wissenstechnisch dreißig Jahre hinterher.[28]
>
> *Ken Sikaris*
>
> Die einseitige Betrachtung von Gesamtcholesterin und LDL-Cholesterin ist der ungenaueste Weg zur Ermittlung des Atheroskleroserisikos über die übliche Messung der Cholesterinwerte.[29]
>
> *Thomas Dayspring*

ist der Blick der Ärzte bei der Beurteilung des Herzrisikos ihrer Patienten etwas einseitig.

Da ein Teil des Gesamtcholesterins aus HDL besteht (das gern als „gut" bezeichnet wird), ist der Gesamtcholesterinwert kein geeigneter Marker für das Herzrisiko, denn je mehr „gutes Cholesterin" Sie haben, desto höher ist natürlich auch das Gesamtcholesterin.

Bei Cholesterinmessungen hat sich im Laufe der Jahre viel getan. Lediglich Gesamtcholesterin, HDL, LDL und Triglyzeride zu ermitteln, ist überholt. Diese Zahlen sind zwar keineswegs bedeutungslos, aber sie sind nur ein kleiner Ausschnitt aus dem Gesamtbild, und dieser begrenzte Einblick kann in Bezug auf den persönlichen Herz- und Gesundheitszustand irreführend sein.

Abgesehen von diesen Grundwerten lassen sich inzwischen auch die Anzahl der Lipoproteinpartikel und die Partikelgröße messen. (Da es hier nur um das nötige Grundverständnis geht und ich Sie nicht mit technischen Einzelheiten überschütten möchte, vereinfache ich an dieser Stelle. Für nähere Informationen können Sie sich in die Hintergründe einlesen, auf die im Quellenteil und bei der weiterführenden Literatur verwiesen wird.)

Bei LDL-Partikeln unterscheidet man zwei Hauptformen: die „kleinen, dichten" LDL-Partikel (auch als Phänotyp B bezeichnet) und die „großen, weniger dichten" oder „lockeren" LDL-Partikel (Phänotyp A).

Die kleinen, dichten Partikel reichern sich tendenziell leichter in den Arterienwänden an als die großen, lockeren. Atherosklerotische Plaques entstehen hinter der Arterienwand, nicht etwa im eigentlichen Lumen der Arterie (siehe Abbildung 9.2). Als Reparatursubstanz landet das Cholesterin dort, sobald die Arterienwand reißt oder anderweitig beschädigt ist. Die kleineren Partikel schieben sich leichter hinter die Risse in der inneren Arterienwand (Endothel) als die größeren. Deshalb geht man davon aus, dass eher die Phänotyp-B-Lipoproteine Plaques erzeugen als die Phänotyp-A-Partikel.

Abgesehen von der Partikelgröße kann die Ermittlung der Partikelzahl hilfreich sein, weil es auch um das passende zahlenmäßige Verhältnis zwischen kleinen, dichten und weniger dichten, größeren Partikeln geht.

Auch ein Übermaß an größeren, lockeren LDL-Partikeln, die normalerweise weniger schädlich sind, kann der Gesundheit zusetzen. (Die üblichen Cholesterinmessungen untersuchen die Cholesterinmenge innerhalb der Partikel, nicht die Zahl der Partikel. Um zu unserem Schiffsvergleich zurückzukehren: Sie messen die Anzahl der Container, nicht etwa die Anzahl der Schiffe. Im Hinblick auf das Herzrisiko ist die Anzahl der Schiffe [Partikel] jedoch mitunter ein besserer Anhaltswert als die komplette Frachtmenge [Cholesterin].)

Allerdings setzen sich normalerweise nicht irgendwelche Lipoproteine in den Arterienwänden fest und führen zu der Verengung, die irgendwann Durchblutung und Sauerstoffversorgung behindert (und mit Brustschmerzen, Atemnot und schlimmstenfalls einem Herzinfarkt einhergeht). Vielmehr sind es zumeist oxidierte Lipoproteinpartikel, die Ärger machen. In Kapitel 12 werden wir bei der Betrachtung der Ernährungsfette näher darauf eingehen, wie ein hoher Konsum mehrfach ungesättigter Fette die Kettenreaktion der Oxidation in Gang setzen kann. Lipoproteine oxidieren sehr leicht (Sie erinnern sich an die freien Radikale, die hin und her springen und dabei viel zerstören?). Ein hoher Anteil an Pflanzenölen und Samenölen in der Ernährung kann daher unabhängig vom Gesamtcholesterin zu Atherosklerose führen.

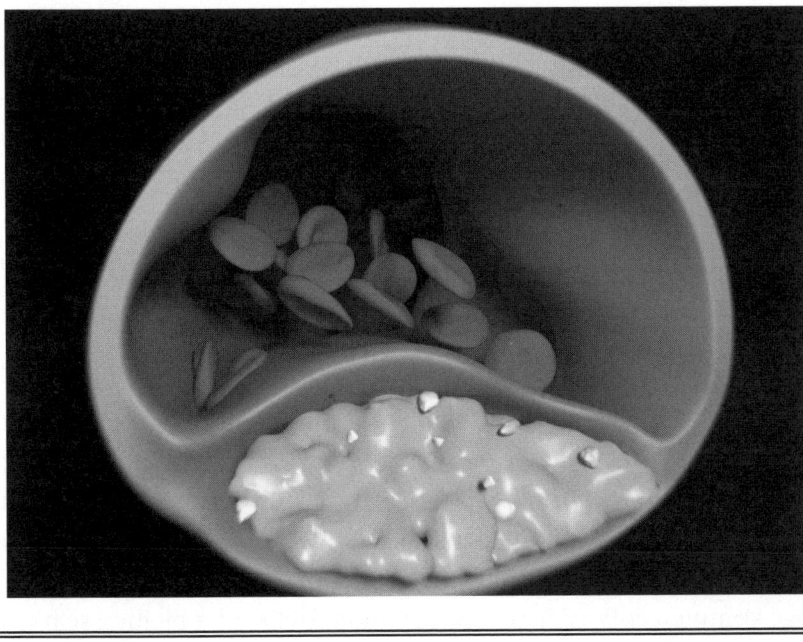

Abb. 9.2: Atherosklerotische Plaques entstehen zwischen der inneren Arterienwand und dem Innenraum („Lumen") der Arterie, also nicht etwa wie das Fett im Abflussrohr in der Arterie selbst. Um die gerissene oder geschädigte Arterie zu stabilisieren, werden Cholesterin, Kalzium und andere Substanzen dort eingelagert. Der Körper reagiert damit auf eine Schädigung, die häufig auf erhöhte Blutzucker- und Insulinwerte zurückgeht. Cholesterin in der Arterienwand ist somit das Ergebnis der Verletzung, nicht etwa die Ursache.

Bildnachweis: © iStock.com/selvanegra

Der Gesamtcholesterinwert sagt nichts über die „Verkalkung" der Blutgefäße aus, und Koronarprobleme und Herzinfarkt betreffen auch keineswegs nur Menschen mit hohem Cholesterinspiegel. Jeder Kardiologe kennt etliche Patienten mit normalem oder niedrigem Cholesterinspiegel, die mit KHK-Problemen zu kämpfen haben.

Neben Anzahl, Größe und Oxidationsgrad der Lipoproteinpartikel (unseren „Schiffen") ist der Zustand der Blutgefäße (sozusagen der Ozean) selbst ein eigenständiger Risikofaktor für Herz- und Gefäßprobleme. Das können Sie sich so vorstellen: Mit einem alten, morschen, löchrigen Kahn bekommen Sie selbst bei ruhiger See und klarem Wasser Schwierigkeiten. Umgekehrt ist das genauso: Sie können ein hochmodernes, topgewartetes Boot mit allen Sicherheitsvorkehrungen haben, doch wenn Sie damit in einen Hurrikan mit hohen Wellen und enormen Windgeschwindigkeiten geraten, sieht es dennoch kritisch aus.

An dieser Stelle möchte ich ein Erklärungsmodell von Ash Simmonds aufgreifen, einem erfahrenen Low-Carb-Befürworter, der eine fantastische Sammlung an wissenschaftlichen Veröffentlichungen zu ketogener Ernährung und Gesundheit zusammengetragen hat.[30] Er bezieht sich nicht auf das Schiff bei stürmischer See, sondern auf Fahrzeuge auf der Straße. Auch das ist ein passender Vergleich zur Anzahl der Cholesterinpartikel und dem Zustand der Gefäße (Arterien und andere Blutgefäße).

Stellen Sie sich vor, die Straßen in Ihrer Stadt wären eng, holprig, schlecht geflickt und voller Schlaglöcher. Immer wieder gerät der Verkehr ins Stocken und es sind unerfahrene oder abgelenkte Fahrer unterwegs. In diesem Fall ist die Fahrzeugmenge entscheidend: Selbst bei derart schlechten Straßenverhältnissen kann der Verkehr einigermaßen rollen, wenn nur wenige Fahrzeuge unterwegs sind. Bei den unvermeidlichen Kollisionen kommen Krankenwagen, Polizei und Feuerwehr in diesem Szenario immer noch durch und können das Problem ohne Umschweife beheben. Sind auf denselben schlechten Straßen jedoch zu viele Fahrzeuge unterwegs, so kommt es zu mehr Unfällen und Staus. Die Rettungsfahrzeuge kommen entweder zu spät zur Unfallstelle oder bleiben selbst im Stau stecken. (Das heißt, wenn die Blutgefäße bereits geschädigt und brüchig sind, schadet ein bisschen Cholesterin nicht, aber eine größere Menge kann schädlich sein.)

Und nun denken Sie an eine schöne, breite, gut ausgebaute Autobahn mit klarer Beschilderung. Auch hier wird hin und wieder ein Unfall auftreten, aber dann sind die Notdienste blitzschnell zur Stelle und haben reichlich

Platz, um die Situation zu beheben. In diesem Fall spielt die Gesamtzahl der Fahrzeuge keine große Rolle. (Wenn das Gefäßsystem insgesamt gesund, kaum entzündet und wenig unter oxidativem Stress steht, werden Sie unabhängig von der Anzahl der Lipoproteinpartikel weniger zu Atherosklerose neigen.)

Hierzu sei bemerkt: Ich will nicht behaupten, dass es in Bezug auf die Partikelzahl oder den Cholesteringehalt dieser Partikel kein „Zuviel" gäbe. Mir geht es vielmehr darum, dass sich das Herzrisiko oder das Risiko für ein koronares oder ischämisches Ereignis (wie Herzinfarkt und Schlaganfall) nicht allein anhand der Cholesterinwerte bestimmen lassen. Diese Werte sind einer von vielen Faktoren, die erst im Gesamtbild genauere Aussagen zum Zustand der Herzgefäße und der Gesundheit gestatten.

Hierzu gibt es ständig neue Erkenntnisse. Inzwischen stellt die Forschung insbesondere für ältere Menschen die ungünstige Rolle des „hohen" Gesamtcholesterins und eines hohen LDL-Cholesterins auf die gesundheitliche Entwicklung ernsthaft in Frage.[31] Der Arzt Thomas Dayspring, der zu den führenden Lipidologen in den USA zählt, ist der Ansicht, dass die Mehrheit der Myokardinfarkte (Herzinfarkte) durch eine Insulinresistenz erklärbar ist, und dass ihn das LDL-Cholesterin erst ab 200 mg/dl alarmieren würde (nur der LDL-Anteil; das Gesamtcholesterin könnte also durchaus höher liegen, ohne problematisch zu sein).[32] Unter Berücksichtigung der mitunter sehr negativen Wirkungen der Statine (zum Beispiel auf die Kognition) stimme ich daher Jimmy Moore und Eric Westman zu, die zum Einsatz von Statinen zur Cholesterinsenkung sagten: „Dies als den schlimmsten Fehler in der Geschichte der Medizin zu bezeichnen, ist keine Übertreibung."[33]

Weitere Methoden zur Beurteilung des Risikos für Herz- und Gefäßerkrankungen

Eine detaillierte Cholesterinanalyse kann durchaus nützliche Informationen liefern. Gesamtcholesterin, HDL- und LDL-Anteil sind aber nur ein Bruchteil der Geschichte. Besprechen Sie mit Ihrem Arzt, mit welchen Tests weitere Parameter gemessen werden können, die individuell sinnvoll erscheinen. Neben Anzahl und Partikelgröße der Lipoproteine gibt es weitere Marker zur Beurteilung von Stoffwechsel- und Herzgesundheit.

Es lohnt sich, die Triglyzeride im Auge zu behalten. Triglyzeride werden bei den Ergebnissen vielfach mit Cholesterin in einen Topf geworfen, sind aber

> Ich halte die Frage für berechtigt, ob wir überhaupt noch routinemäßige Cholesterinscreenings durchführen sollten. Derzeit gilt das Augenmerk vor allem dem LDL-Cholesterin. Dieser Wert ist jedoch kein besonders zuverlässiger Marker für das kardiovaskuläre Risiko, und die meisten Herzinfarktpatienten haben normale bis niedrige LDL-Werte.[34]
>
> *John Briffa*

nicht dasselbe. Triglyzeride sind drei Fettsäuren, die zu einem Glycerinmolekül verbunden sind. Obwohl es sich dabei also um Fette handelt, erlauben sie mehr Rückschlüsse auf die Kohlenhydratzufuhr als auf die Fettzufuhr. Hohe Triglyzeridwerte sind ein Marker für eine Kohlenhydratintoleranz. Bei erhöhten Triglyzeridwerten sollten Sie also eher die Kohlenhydrataufnahme einschränken als die Fett- oder Cholesterinaufnahme. Eine starke Kohlenhydratreduzierung kann dabei sinnvoll sein, aber mitunter weisen erhöhte Triglyzeride auch auf eine hohe Fruktosezufuhr hin, die über fruchtzuckerreichen Maissirup, aber auch über große Mengen Obst und Fruchtsaft zustandekommen kann.

Wenn wir mehr Kohlenhydrate konsumieren, als der Körper kurzfristig verbrauchen oder in den Glykogenspeichern von Leber und Muskeln einlagern kann (die begrenzt sind und schnell gefüllt), macht die Leber daraus Triglyzeride (Fette) zur Einlagerung im Fettgewebe. Ja, genau: Überschüssige Kohlenhydrate werden in Fette umgewandelt. Zu den schnellsten und auffälligsten „Nebenwirkungen" einer Low-Carb-Ernährung gehört somit das Absinken erhöhter Triglyzeridwerte auf gesündere Mengen.

Einige führende Kardiologen halten das Triglyzerid-HDL-Verhältnis für einen der besten Marker für das kardiovaskuläre Risiko. Grundsätzlich können Sie davon ausgehen, dass Ihr Herzinfarktrisiko umso niedriger ist, je weniger Triglyzeride und je mehr HDL-Cholesterin Sie im Blut haben. Diesbezüglich gibt es keine magische Zahl, aber wenn das HDL höher ist als die Triglyzeride, ist das schon einmal richtig gut. (Achtung, das gilt unabhängig vom Gesamtcholesterin- oder LDL-Wert.) Im Idealfall beträgt das Triglyzerid-HDL-Verhältnis maximal 2, auch wenn manche Forscher noch einen Wert unter 3,5 für akzeptabel halten.

Weitere wichtige Marker sind das C-reaktive Protein (CRP) bzw. das hochsensitive C-reaktive Protein (hs-CRP) sowie Homozystein. Diese Entzündungsmarker, die auch auf entzündete, geschädigte Gefäße hindeuten, sagen deutlicher mehr über das KHK-Risiko aus als ein erhöhter Cholesterinspiegel. Und natürlich sollten Sie regelmäßig Ihren Hämoglobin A1c-Wert (HbA1c), den

Nüchternblutzucker und das Insulin überprüfen lassen. Die passenden Vergleichswerte finden Sie in Kapitel 24.

Zu guter Letzt sind zwei der nützlichsten Tests für das KHK-Risiko völlig unabhängig vom Cholesterin und gestatten eine deutlich präzisere Bewertung unerwünschter Gefäßveränderungen. An erster Stelle ist dies die Messung der Intima-Media-Dicke der *Arteria carotis*, also der Halsschlagader. Dieser Wert lässt Rückschlüsse auf die Gefäßgesundheit im Bereich der Carotis zu. Gemessen wird dabei die Dicke der inneren Schichten der Carotis. So können vorhandene Schäden und Krankheitszeichen diagnostiziert werden, bevor es zu Symptomen kommt. Außerdem kann der Kalziumgehalt (Kalzifizierung) der Koronararterien bestimmt werden. Der bei diesem Scan ermittelte koronare Kalzium-Score oder Agatston-Score, aber auch das Bild selbst erlauben eine Beurteilung des Zustands der Herzgefäße. Die Ärzte messen damit das Ausmaß der Kalkeinlagerungen in den Arterien, die das Herz versorgen. Dieser Wert gestattet zuverlässigere Aussagen über das Herzinfarktrisiko und sonstige Herzprobleme als jeder Cholesterinwert.

> Und wie verbessert man das Triglyzerid-HDL-Verhältnis am besten? Keine andere Lebensstilintervention oder medikamentöse Behandlung lässt die Plasmatriglyzeride so verblüffend sinken (bei gleichzeitiger Erhöhung des HDL-Cholesterins) wie eine Low-Carb-Diät. Damit ist dies die wirksamste Methode zur Verbesserung dieses Werts.[35]
>
> *Jeff Volek und Stephen Phinney*

Cholesterinwerte sind lediglich Marker. Sie sind Stellvertreterindikatoren und für sich genommen kein Hinweis auf das Herzgefäßrisiko. Und ein Marker ist nichts weiter als ein Hinweis – der Marker ist keine Krankheit. Er deutet nur darauf hin, dass ein krankhafter Zustand vorliegen könnte (oder auch nicht).

Die Intima-Media-Dicke hingegen sagt etwas über die bereits vorhandene Arterienverdickung aus und könnte ein deutlich besserer Anhaltspunkt für das künftige KHK-Risiko sein. (Allerdings wird hier die Dicke der Halsschlagader gemessen, und dieser Befund muss nicht unbedingt etwas über den Zustand der Herzgefäße aussagen.) Der koronare Kalzium-Score ist noch aussagekräftiger, weil er das Ausmaß der gegenwärtig vorhandenen Ablagerungen in den Koronararterien zeigt. Die Cholesterinmenge im Blut erlaubt keine konkrete Aussage über den Grad der dortigen Plaquebildung. Warum sollte man sich auf Stellvertreterindikatoren verlassen, die praktisch keine verwertbaren

Informationen liefern, wenn man den Zustand der Koronararterien auch direkt messen kann?

Wenn Sie mehr über Cholesterin, Herzkrankheit und den Abschied von überkommenen Mythen wissen möchten, an die Sie wahrscheinlich schon ewig glauben, finden Sie im Anhang verschiedene Leseempfehlungen.

Für die Arztsuche, um einen aufgeschlossenen Mediziner zu finden, der beim Herzschutz nicht nur auf Statine setzt, müssen Sie vermutlich etwas herumfragen (die folgenden Angaben wurden für die deutsche Ausgabe recherchiert). In Foren für ketogene Ernährung oder Paläo-Ernährung sind Ärzte gelistet, die sich mit kohlenhydratarmer Ernährung und ketogenen Diäten befassen. Vielleicht finden Sie auch jemanden in Ihrer Gegend:

- www.foodpunk.de/aerzte-heilpraktiker/
- www.paleo360.de/paleo-aerzte/
- www.dietdoctor.com/low-carb/doctors

KAPITEL 10

Kohlenhydrate: Die schnellen, die langsamen und die (gar nicht so) „komplexen"

Wenn wir an Kohlenhydrate denken, kommen uns zuerst stärkereiche Lebensmittel wie Brot, Nudeln, Reis, Kuchen oder Kartoffeln in den Sinn. Wie bereits erwähnt gibt es allerdings unzählige andere nährstoffreiche Lebensmittel, die wenig Stärke enthalten, aber trotzdem Kohlenhydrate liefern.

Zur Erinnerung: Unsere Ernährung enthält drei Makronährstoffe, nämlich Proteine, Fett und Kohlenhydrate. Denken Sie nun an Dinge wie Brokkoli, Spinat, Brombeeren oder Auberginen. Das sind definitiv keine Fette und auch nicht gerade Proteinträger. Damit bleiben als letzte Kategorie nur die Kohlenhydrate, und genau das trifft auch zu. Richtig: Salat = Kohlenhydrate! Gurken = Kohlenhydrate! Nur enthalten diese Kohlenhydratträger keine Stärke. Stärkearmes Gemüse hat einen hohen Wasser- und Ballaststoffanteil, und bei unserem Ernährungsansatz dürfen Sie eine Menge davon verzehren. Schließlich geht es um eine Reduktion, nicht um den vollständigen Verzicht. Sie sollen die Kohlenhydrataufnahme aus Stärke verringern, aber gleichzeitig dürfen Sie bei den folgenden Kohlenhydratlieferanten freimütig zugreifen (je nach individueller Kohlenhydratsensitivität):

- Artischocken
- Auberginen
- Blattsalat, alle Sorten (Eisberg, Endivie, Romana, Kopfsalat, Feldsalat, Radicchio)
- Blumenkohl*
- Brokkoli und Brokkoliblätter*
- Fenchel
- Gartenkürbis (bei eingelegtem Kürbis nur zuckerfreie Produkte wählen)
- Grünes Blattgemüse (Senfblätter, Löwenzahn, Rucola)
- Grüne Bohnen

- Grüne Erbsen
- Knollensellerie
- Kohl*, alle Sorten (Weißkohl, Rotkohl, Grünkohl, Wirsing)
- Mangold, alle Farben
- Möhren
- Paprika, alle Farben (Gemüsepaprika, Peperoni, Chilis)
- Pilze, alle Sorten
- Okra
- Pak Choi*
- Radieschen
- Rübchen
- Rosenkohl*
- Salatgurke
- Spargel
- Spinat
- Staudensellerie
- Tomaten
- Zucchini (gelb und grün)
- Zwiebelgewächse (Zwiebeln, Knoblauch, Schalotten, Frühlingszwiebeln, Lauch, Schnittlauch)

* Rohe Kreuzblütler sind schwer verdaulich, und ein hoher Verzehr kann die Schilddrüsenfunktion beeinträchtigen. Essen Sie diese Gemüsesorten allenfalls in kleinen Mengen roh. Sie sind außerordentlich nährstoffreich, sollten aber lieber gegart verzehrt werden.

Und was ist mit Obst?

Früchte sind appetitlich und nahrhaft. Aber sie sind auch natürliche Süßigkeiten. Weil sie zu den süßesten natürlichen Nahrungsmitteln zählen, die für uns bereitstehen, und weil sie so lecker sind, kann man davon leicht zu viel essen. Sie müssen Früchte keineswegs vollständig meiden, wenn Sie die Portion im Blick behalten können und vornehmlich Früchte mit niedrigem glykämischen Index essen. (Wobei Sie auch durchaus ganz auf Früchte verzichten können. Sie enthalten keine Nährstoffe, die Sie nicht auch auf anderem Wege bekommen könnten.)

Diese Früchte sollten Sie meiden

- Trockenfrüchte (wie Rosinen, Dörrpflaumen, getrocknete Cranberrys und Aprikosen); sie sind aufgrund des Wasserentzugs stark konzentrierte Zuckerquellen.
- Bananen und Kochbananen (höherer Zucker- bzw. Stärkegehalt)
- Trauben, Äpfel, Birnen
- Tropische Früchte (Mango, Papaya, Ananas, Guave)

Diese Früchte sind akzeptabel

- Beeren (Himbeeren, Heidelbeeren, Brombeeren, Erdbeeren, ungezuckerte Cranberrys). Beeren zählen zu den Früchten mit dem niedrigsten glykämischen Index und haben im Vergleich zu anderen Früchten einen verhältnismäßig hohen Gehalt an Fasern und Phytonährstoffen.
- Zitrusfrüchte (bitte nicht als Saft, sondern als echte Früchte): Orangen, Mandarinen, Grapefruit, Zitronen, Limetten. (Kleine Mengen frisch gepresster Zitronen- oder Limettensaft sind zum Würzen oder als Getränkezusatz erlaubt.)
- Steinobst (Pfirsiche, Nektarinen, Pflaumen, Kirschen), Kiwi und Melone in kleinen Mengen.

Falls Sie sich fragen, ob Ihnen nicht wichtige Vitamine und Mineralstoffe fehlen, wenn Sie stärkehaltige Produkte, Früchte und „gesundes Vollkorn" streichen, lautet die Antwort eindeutig: Nein. Hierzu sagt Keith Runyan, ein Arzt mit Typ-1-Diabetes, der seine Erkrankung über eine sehr kohlenhydratarme Diät steuert:

> *Zu den häufigsten Vorwürfen, die ich gegenüber ketogener Ernährung gehört habe und die jeder wissenschaftlichen Grundlage entbehren, gehört die Frage: „Fehlen Ihnen nicht wichtige Nährstoffe, wenn Sie ‚gesunde Vollkornprodukte' und Obst weglassen oder stark einschränken?" Meine Antwort ist, dass alle der in Getreide und Obst vorkommenden Nährstoffe auch über Fleisch, Fisch, Eier, nicht stärkehaltige Gemüse, Nüsse und Samen zugeführt werden können, während gleichzeitig die Kohlenhydrate und das Gluten aus Getreide und Obst vermieden werden.*[1]

Maßvoll oder gar nicht essen

*Stärkereiche Gemüsesorten und Hülsenfrüchte**

- Bohnen, alle Sorten (schwarze Bohnen, weiße Cannellini, Pintobohnen, Wachtelbohnen Kidneybohnen, getrocknete Erbsen, Kichererbsen, Linsen)
- Erbsen
- Kartoffeln, Süßkartoffeln, Yams
- Kürbis (Eichelkürbis, Butternut, Hokkaido)
- Pastinaken
- Rote Bete
- Steckrüben
- Taro
- Yucca

*Getreide und Getreideersatz**

- Amaranth
- Buchweizen
- Couscous
- Dinkel
- Gerste
- Haferflocken
- Hirse
- Mais
- Quinoa
- Reis, alle Sorten
- Roggen
- Weizen (auch „Ursorten" wie Kamut, Emmer, Einkorn)

* Hierzu zählen auch sämtliche Produkte aus den oben genannten „Grundnahrungsmitteln", also Brot, Getreideflocken, Haferbrei, Knäckebrot, Kuchen und Backwaren aller Art, Pasta, Taboulé, Reiscracker, Pitabrot, Wraps und Tortilla aus Weizen oder Mais, Pizzateig, Kuchenteig, Kekse, gebackene Bohnen, braunes Bohnenmus und so weiter. Irgendwann werden Sie in der Lage sein, diese Lebensmittel in kleinen Mengen wieder in Ihren Speiseplan aufzunehmen, aber zuvor müssen Sie Ihre Kohlenhydratsensitivität kennen. Anfangs sollten Sie vollständig darauf verzichten, um dem Körper den Übergang zur Fettverbrennung zu gestatten – damit das Gehirn Ketonkörper bekommt.

Werden Sie zum Zuckerdetektiv

Zucker kommt in unzähligen Bezeichnungen daher. Auf diese Weise versuchen die Hersteller zu verschleiern, wie viel Zucker tatsächlich in ihren Produkten steckt. Wenn Sie oder Ihre Angehörigen Zucker so weit wie möglich meiden wollen, müssen Sie somit lernen, diese Bezeichnungen zu durchschauen, um alle Zuckerzusätze zu erkennen. Bleiben Sie wachsam. Lassen Sie nicht zu, dass Ihre Fortschritte geschicktem Marketing zum Opfer fallen.

Bitte lesen Sie die nachfolgende Liste für Zuckerarten und andere Süßungsmittel, die Sie meiden sollten. Es handelt sich dabei nur um die häufigsten Beispiele, die auf der Liste der Inhaltsstoffe auftauchen. Es gibt noch mehr Begriffe für Zucker. Wenn Ihnen bei einem Inhaltsstoff Zweifel kommen, sollten Sie das Produkt nicht kaufen.

- Agavennektar
- Agavensirup
- Ahornsirup
- Dattelzucker
- Dextrose
- Fruchtzucker

- Fruktose
- Getrockneter Zuckerrohrsaft
- Glukose
- Glukosesirup
- Fruktose-Glukose-Sirup (HFCS)
- Goldsaft
- Honig
- Invertzucker
- Kokoszucker
- Maissirup
- Maltose
- Maltosemaissirup
- Palmzucker
- Rohrzucker
- Rote-Bete-Zucker
- Rübensaft
- Saccharose
- Traubenzucker
- Vollkornreissirup
- Vollrohrzucker
- Zucker

Diese Zuckerarten sollten Sie nach Möglichkeit nicht verzehren. Allerdings können manche abgepackten Lebensmittel, die Ihnen oder Ihren Angehörigen helfen, der kohlenhydratreduzierten Ernährung treu zu bleiben, kleinere Mengen Zucker, Honig oder andere Süßungsmittel enthalten. Bestimmte fertige Salatsoßen führen beispielsweise häufig Zucker bei den Zutaten auf. Die Zuckermenge von zwei Esslöffeln Soße liegt hier für gewöhnlich nur bei ein bis zwei Gramm. Das gilt auch für Wurstwaren. In solchen Fällen ist das Vorliegen von Zucker (oder Maissirup oder anderen Zuckerarten) in der Liste der Inhaltsstoffe nicht unbedingt ein Drama. Geringfügige Mengen sind akzeptabel, solange Ihre zulässige Gesamtkohlenhydratmenge pro Tag dadurch nicht überschritten wird. Machen Sie sich nicht wegen Kleinigkeiten verrückt, sondern achten Sie vor allem auf die eigentlichen Ziele.

Kohlenhydratmenge und Nettokohlenhydrate

In einer Welt, in der wir von preisgünstigen Angeboten umgeben sind, die jede Menge Kohlenhydrate enthalten und kaum Nährwert haben, ist eine solche Ernährungsform gar nicht so leicht. Ich empfehle Ihnen, sich anfangs wegen der exakten Kohlenhydratmenge, die noch verzehrt wird, keine großen Sorgen zu machen. Schon wenn man nur noch die akzeptablen Kohlenhydratträger isst und die inakzeptablen strikt meidet, rückt der Körper bereitwilliger von einem glukosezentrierten Stoffwechsel ab und lässt sich eher auf Fette und Ketone als Treibstoff ein. Erst ab der Erkenntnis, dass Sie oder Ihr Angehöriger nicht dauerhaft in der Ketose bleiben (oder wenn kognitive Verbesserungen ausbleiben), könnte es sinnvoll sein, eine Zeit lang die Zufuhr zu protokollieren. So kann man feststellen, ob unabsichtlich vielleicht doch mehr Kohlenhydrate verzehrt werden als gedacht.

Es gibt gesonderte Bücher und Tabellen, die einem dabei helfen, den Kohlenhydratgehalt von Lebensmitteln richtig einzustufen. Online findet man gute Hilfen sowie Apps zum Erkennen von verstecktem Zucker (geben Sie z. B. „Kohlenhydrattabelle" in die Internetsuchmaske ein). Wenn Sie eine passende Onlinetabelle entdecken, könnten Sie diese mehrfach ausdrucken, um sie nicht nur in der Küche, sondern auch in der Handtasche, Brieftasche oder im Handschuhfach des Wagens parat zu haben – für den Einkauf, zum Ausgehen oder das Kochen zu Hause. Solche Tabellen sind praktisch, um bei Bedarf darauf zuzugreifen, bis Sie den ungefähren Kohlenhydratgehalt der Lebensmittel, die Sie regelmäßig verzehren, besser einschätzen können. Auch eine Lebensmittelwaage hilft bei der Beurteilung der Portionsgrößen. Solche Waagen sind günstig und es gibt sie online oder in der Haushaltswarenabteilung im Einzelhandel.

Der Begriff „Nettokohlenhydrate" (auch: „Netto-Carbs" oder „Netcarbs") benennt den Gesamtkohlenhydratgehalt abzüglich der Ballaststoffe und mitunter auch abzüglich der Zuckeralkohole. Da die Ballaststoffe (lösliche und unlösliche Fasern) nicht verdaut und resorbiert werden, beeinflussen sie Blutzucker und Insulin höchstens unwesentlich. Aus diesem Grund gehen viele Menschen bei einer kohlenhydratreduzierten Ernährung davon aus, dass sie bei der Berechnung der täglichen Kohlenhydratzufuhr die Ballaststoffe abziehen können. Sie achten also vor allem auf die Nettokohlenhydrate, nicht auf die Gesamtkohlenhydratmenge. Beim Verzehr ballaststoffreicher Gemüsesorten, Nüsse und Samen sind daher „mehr Kohlenhydrate" erlaubt. Sie dürfen getrost größere Mengen Lebensmittel verzehren, die bei hohem Ballaststoffanteil trotzdem wenig Kohlenhydrate liefern, also zum Beispiel mehr Spinat, Grünkohl, Rosenkohl, Mandeln oder Sonnenblumenkerne. Vollkornprodukte, Müsliriegel oder dergleichen fallen allerdings nicht in diese Kategorie, egal wie „ballaststoffreich" sie laut Packungsangabe sind. Die Berechnung der Nettokohlenhydrate bedeutet etwas mehr Nachsicht mit den Mengen, solange es um ballaststoffreiche *und* kohlenhydratarme Lebensmittel geht.

Bei Zuckeralkoholen liegt die Sache etwas anders. Sie stecken vor allem in zuckerfreien oder kohlenhydratarmen Süßigkeiten. Zuckeralkohole können den Blutzucker und die Insulinreaktion beeinflussen, allerdings reagieren Menschen sehr unterschiedlich darauf. Wenn Sie Produkte mit Zuckeralkoholen zu sich nehmen möchten, sollten Sie Ihre Reaktion beobachten und danach entscheiden, ob diese Produkte etwas für Sie sind oder nicht. (Mehr zu Zuckeralkoholen und künstlichen Süßungsmitteln steht in Kapitel 14.)

Ob Sie die Gesamtkohlenhydrate oder die Nettokohlenhydrate zählen möchten, liegt ganz bei Ihnen. Wenn Sie sich anfangs an den Nettokohlenhydraten orientieren, sich aber keine kognitiven Verbesserungen einstellen, sollten Sie vielleicht lieber die Gesamtkohlenhydrate nehmen, weil die Gesamtmenge eventuell doch zu hoch ist und die Diät bei Ihnen strenger sein sollte.

Der größte Haken am Zählen der Nettokohlenhydrate ist, dass manche Menschen damit den Verzehr von kohlenhydratarmem Junk Food rechtfertigen. Es gibt viele industriell gefertigte, zuckerarme Produkte, die nur deshalb in die Kategorie „Low Carb" fallen, weil sie voller Zuckeralkohole und Ballaststoffe stecken. Auf solche Zutaten reagieren manche Menschen empfindlicher als andere. Bei ihnen können dadurch Blutzuckerspitzen und Insulinspitzen auftreten.

Nachdem Sie nun aber wissen, wie viele delikate, stärkearme Gemüsesorten und Früchte mit niedrigem glykämischen Index für Sie in Frage kommen, hoffe ich, dass der Verzicht auf Getreide, Zucker und stärkereiches Gemüse weniger erschreckend wirkt, als es zunächst den Anschein hatte. Zusätzlich zu diesen Kohlenhydraten stehen zwei weitere Kalorienquellen bereit, über die Sie im Rahmen dieser Ernährungsstrategie das Gehirn und die kognitive Funktion unterstützen. Im folgenden Kapitel geht es um die Proteine und anschließend um das Fett.

KAPITEL 11

Protein: Spitzenklasse im Körper und auf dem Teller

Wenn es um die allgemeine Aufklärung zu Gesundheit und Ernährung geht, gilt das Augenmerk meist den Fetten und Kohlenhydraten. In der zweiten Hälfte des 20. Jahrhunderts galten Fette zunächst insgesamt als Teufelszeug, bis man sich vor allem auf die gesättigten Fette konzentrierte. Seit der Jahrtausendwende gilt die Aufmerksamkeit zunehmend den Kohlenhydraten und erhebt heute bei stark verarbeiteten, raffinierten Zucker- und Getreideprodukten mahnend den Finger. Was dabei kaum beachtet wird, sind die Proteine. Das ist schade, denn eine adäquate Proteinversorgung ist für die Gesundheit entscheidend, und die diversen Vorzüge von Proteinen werden kaum wahrgenommen und vielfach unterschätzt.

Bei *Proteinen* denkt man spontan zuerst an Muskelgewebe. Tatsächlich bestehen Muskeln vornehmlich aus Protein – das gilt aber auch für Haare, Haut, Nägel, Blutgefäße, Sehnen, Bänder und sogar die Knochen, die keineswegs nur aus Kalzium aufgebaut sind. Auch die Antikörper, mit denen das Immunsystem Infekte und eindringende Keime bekämpft, bestehen aus Protein, ebenso zahlreiche Hormone wie Insulin, Glukagon, das menschliche Wachstumshormon und viele weitere. Und wenn all dies noch nicht reicht: Aminosäuren (aus proteinhaltiger Nahrung) dienen auch als Bausteine für andere Hormone und verschiedene Neurotransmitter, die für Ausgeglichenheit, eine positive Einstellung und einen gesunden Umgang mit Stress zuständig sind, darunter die Schilddrüsenhormone Thyroxin (T4) und Trijodthyronin (T3), Dopamin, Serotonin und Epinephrin. Und falls Sie noch immer noch nicht von den wichtigen Funktionen der Moleküle aus Protein im Körper überzeugt sind, sollten Sie wissen, dass die Enzyme, die unablässig unzählige biochemische Reaktionen im Körper steuern, ebenfalls Proteine sind. Das Verdauungsenzym, das die verzehrte

Nahrung aufbricht, die Enzyme, die in der Lunge den Austausch von Sauerstoff und Kohlendioxid ermöglichen, die Enzyme, die Glukose in ATP umwandeln – all das sind Proteine. Der Begriff Protein geht auf die griechischen Wörter *protos* („erster") oder *prōteios* („grundlegend, vorrangig") zurück und unterstreicht damit ihre fundamentale Bedeutung für alle Lebewesen einschließlich des Menschen.

Der Ernährungsansatz in diesem Buch ist keine proteinbetonte Diät. Auch wenn Sie möglicherweise bald mehr Proteine zu sich nehmen als gewohnt, ist der Proteinanteil dennoch nicht „hoch". Er ist vielleicht höher als bisher, aber Sie müssen sich keineswegs mit Proteinen vollstopfen. (Der eigentlich wichtige Makronährstoff in dieser Diät ist ohnehin das Fett.)

Wer sich für Gesundheitsfragen interessiert, kennt vielleicht Meldungen, denen zufolge eine proteinreichere Ernährung die Nieren belastet. Tatsächlich müssen Menschen mit eingeschränkter Nierenfunktion ihre Proteinzufuhr vielleicht begrenzen. Es gibt jedoch umgekehrt keinen Beleg dafür, dass ein erhöhter Proteinverzehr bei ansonsten gesunden Menschen den Nieren schaden könnte, und der Herzstoffwechsel dürfte von mehr Proteinen eher profitieren.[1] Viele Wissenschaftler halten die gegenwärtigen offiziellen Ernährungsempfehlungen für unzureichend, weil sie die Bedürfnisse älterer Menschen nicht decken.[2]

Aber auch die Säurebildung durch einen relativ hohen Proteinverzehr bereitet Sorge. Lebensmittel erzeugen bei der Verdauung im Körper saure oder aber alkalische Rückstände. Fleisch (einschließlich Meeresfrüchten und Geflügel), Milchprodukte, Getreideflocken und bestimmte Zuckerarten hinterlassen Säuren; Fette und Öle sind weitgehend neutral; Gemüse und Früchte wirken alkalisch.[3] Man ging lange davon aus, dass eine höhere Säurebelastung durch die Ernährung den Knochen schadet, weil dann Kalzium (als alkalisierender Mineralstoff) aus den Knochen austritt, um die Säure abzupuffern. Diese Interpretation in früheren Arbeiten wurde durch viele Studien widerlegt. Eine höhere Proteinzufuhr könnte vielmehr die Knochen festigen, und zwar besonders bei älteren Menschen, die diese Ernährungsumstellung am ehesten bräuchten.[4] Zudem gilt eine geringe Proteinaufnahme als Risikofaktor für abnehmende Knochendichte und vermehrten Knochenabbau.[5]

Insgesamt sollten Sie im Blick behalten, dass Erwachsene laut gegenwärtiger Empfehlungen für eine akzeptable Proteinzufuhr zwischen 10 und 35 Prozent der Gesamtkalorien in Form von Protein aufnehmen sollen.[6] Bei den verschiedenen Verhältnissen der Makronährstoffe zueinander, die in Kapitel 8 dargestellt wurden, überschreitet die Proteinmenge niemals 35 Prozent. Welchen Ansatz auch immer Sie also wählen, es kommt nie zu einem „hohen“ Proteinanteil.

Bei einer kohlenhydratarmen Ernährungsform ist eine adäquate Proteinversorgung jedoch wichtig. Sie müssen nicht „viel“ Protein essen, aber eben ausreichend. Bitte bedenken Sie hierzu: Sie brauchen ausreichend Protein für die Versorgung der Muskeln, Organe und anderer Gewebe mit Rohmaterial für die Reparatur, Regeneration und die gesunde Funktion insgesamt, ganz zu schweigen von der Erzeugung von Hormonen, Enzymen und Antikörpern. Gerade ältere Menschen sollten auf die Proteinzufuhr achten. Mit zunehmendem Alter verliert der Körper von Natur aus Muskelmasse, doch aktives (genutztes!) Muskelgewebe ist für die Erhaltung der Insulinsensitivität von großer Bedeutung. Deshalb sollten wir auch möglichst viele Muskeln erhalten. Das gilt für jeden Lebensabschnitt, ganz besonders aber für eine ältere Person, die um die Wiederherstellung der Insulinsensitivität und den Erhalt ihrer Kognition ringt.

Die Feinjustierung des Proteinkonsums erfolgt, sobald wir auch die Möglichkeit eines übermäßigen Proteinverzehrs einbeziehen. Proteine regen die Insulinsekretion an (die wiederum die Ketonkörper absinken lässt), wenn auch nicht im selben Maße wie Kohlenhydrate. Aus diesem Grund werden bei sehr strengen ketogenen Diäten in der Regel nicht nur die Kohlenhydrate, sondern auch die Proteine reduziert, und der Fettanteil steigt auf 75 bis 80 Prozent der Kalorien.

Wie viel Protein ist demnach „ausreichend“, aber nicht zu viel? Diese Frage lässt sich so pauschal nicht beantworten. Die empfohlene Tageszufuhr liegt für Erwachsene zwischen 19 und 65 Jahren derzeit bei 0,8 Gramm Protein pro Kilogramm Körpergewicht. (Für Erwachsene über 65 Jahre gilt laut DGE ein Schätzwert von 1,0 Gramm pro kg Körpergewicht; Anm. d. Übers.) Dabei handelt es sich allerdings um eine Mindestmenge, und viele Menschen dürften von einem höheren Proteinkonsum profitieren. Studien deuten darauf hin, dass ältere Menschen, die weniger als 1 Gramm Protein pro Kilogramm Körpergewicht zu sich nehmen, gebrechlicher werden, wohingegen eine höhere Proteinmenge bei ihnen der Gefahr von Stürzen und Knochenbrüchen entgegenwirken könnte.[6,7]

Wer nicht beträchtliches Übergewicht mit sich herumschleppt, sollte diese Menge daher nicht unterschreiten. (In diesem Fall sollten Sie eher eine Proteinmenge wählen, die für ein Körpergewicht ausreicht, das Sie bei Ihrer Größe als gesünder einstufen.) Proteine sind für diverse Körperfunktionen von großer Bedeutung, und ältere Menschen essen oft zu wenig davon.

Die Kalorien unserer kohlenhydratreduzierten Ernährungsweise sollten vor allem aus Fett stammen. Machen Sie sich aber wegen eines höheren Proteinkonsums keine Gedanken: Proteine machen sehr satt, und man hört normalerweise von selber auf zu essen. Der Körper meldet, wann er genug hat, und lässt ein Zuviel an Proteinen kaum zu. Man muss sich regelrecht zwingen, mehr als die nötige Menge zu verzehren. Die offiziell empfohlenen 0,8 Gramm pro Kilogramm sind ein guter Anhaltswert für das Minimum. Wenn nach einer Weile keine spürbaren kognitiven Verbesserungen eintreten, obwohl Sie Ihre Low-Carb-Diät streng einhalten, können Sie einen Ketontest in Betracht ziehen. Manche Menschen reagieren auf Proteine mit einer stärkeren Insulinausschüttung als andere. In diesen Fällen braucht man vielleicht weniger Proteine.

Beachten Sie bitte, dass die 0,8 Gramm nicht für den Proteinträger selbst gelten, sondern für den Proteinanteil! Ein großes Ei, das auf der Lebensmittelwaage 40 bis 50 Gramm wiegen kann, enthält nur sechs bis sieben Gramm Protein. Eine Hühnerbrust von 100 Gramm hat 31 Gramm Protein. Den Proteingehalt verschiedener Lebensmittel können Sie anhand von Nährwerttabellen prüfen, die es im Buchhandel auch in handlicher Form gibt. Oder Sie suchen eine Tabelle im Internet oder laden sich eine passende App auf Ihr Mobilgerät.

Empfehlenswerte Proteinquellen

Im Idealfall stammen Ihre tierischen Proteine ausschließlich von Rindern, Schweinen, Schafen, Hühnern und anderen Tieren, die auf Weiden aufgewachsen oder nur mit dem gefüttert wurden, was die Natur für sie vorgesehen hat. Bei Lachs sollten Sie auf Wildlachs setzen. Wenn solche hochwertigen Lebensmittel das Budget sprengen, wählen Sie die nächstbessere, bezahlbare Variante. Es geht darum, die gesunde Kognition zu retten und Stoffwechselschäden zu beheben, die durch die negativen Auswirkungen der modernen Ernährung im Laufe vieler Jahre entstanden sind. Sollte man da nicht lieber etwas mehr ausgeben? (Mehr zur Lebensmittelqualität erfahren Sie in Kapitel 16.)

Bei den folgenden Proteinquellen sind alle Teile erlaubt, ob Steak oder Kotelett, Braten, Hackfleisch oder Wurst. Sie müssen keineswegs auf magere Stücke achten. Tierische Fette sind bei diesem Ernährungsansatz erwünscht, und Sie sollten nicht vor den fetteren Stücken zurückscheuen. Das gilt besonders für Fett im Fleisch von Weidetieren oder Tieren, die nur Gras und Heu bekommen haben.

- Aufschnitt*
- Bison/Büffel
- Eier (mit Eigelb)
- Fisch und Meeresfrüchte aller Art (z. B. Thunfisch, Lachs, Sardinen, Makrele und Muscheln)
- Geflügel wie Huhn, Pute, Ente (mit Haut)
- Innereien (Leber, Herz, Milz, Zunge, Nieren, aber auch Leberwurst, Blutwurst, Pasteten)
- Kalb
- Körniger Frischkäse, Vollfettstufe (4 % Fett)
- Lamm/Hammel
- Rindfleisch
- Schwein (auch Wurst, Schinken und Speck)
- Wild wie Hase, Reh, Hirsch usw.

* **Zum Thema Wurstwaren:** Schinken, Würste und Aufschnitt sind erlaubt, aber Sie sollten dennoch auf die Zutaten achten. Viele Produkte werden mit Zucker, Rohrzucker oder Dextrose behandelt. Das ist nicht so schlimm, solange die Kohlenhydratmenge sich auf maximal zwei bis drei Gramm pro Portion beschränkt. (Wenn die Stücke nur von außen mit dem Zucker eingerieben werden, landet am Ende nur wenig im Endprodukt.) Aufschnitt enthält mitunter fragwürdige Zusatzstoffe und Konservierungsmittel und sollte daher nicht zum Grundnahrungsmittel werden. Kleinere Mengen schaden aber nicht. Sie sind praktisch und vertraut, im Vergleich zu anderen Fleischquellen jedoch teurer und weniger nährstoffreich.

Lesen Sie den Text auf dem Etikett, besonders bei abgepackten, verarbeiteten Produkten. Achten Sie auf eventuell darin versteckte Kohlenhydrate wie Weizenmehl, Zucker, Stärke, Maissirup oder Dextrose.

Proteinpulver und Shakes: Älteren Menschen fällt es mitunter schwer, angemessene Proteinmengen in Form von vollwertiger Nahrung zu sich zu nehmen, weil die Kaufunktion beeinträchtigt ist oder weil sie Fleisch nicht gut verdauen können. Dann kann ein Proteinpulver auf der Basis von Molke, Erbsen, Reis oder Hanf eine Alternative sein, sofern der Kohlenhydratgehalt niedrig genug ist. Eine 30-Gramm-Portion sollte maximal drei Gramm Kohlenhydrate enthalten. Es gibt Produkte mit nur ein bis zwei Gramm pro Portion. Proteinpulver können Sie mit Kokosmilch oder ungesüßten Nussdrinks und MCT-Öl zu einem Smoothie mixen, der einen echten Ketonschub liefert. (Mehr zur Verdauungsunterstützung erfahren Sie in Kapitel 21.)

Nicht empfehlenswerte Proteine

- **Fertigprodukte mit erheblichem Kohlenhydratanteil:** Hierzu zählen Frikadellen, Hackbraten, viele Konserven, Terrinen und proteinhaltige Gerichte mit Füllung, Bindemitteln, Aromen und konsistenzverbessernden Stoffen auf der Basis von Weizenmehl, Paniermehl, Stärke, Sirup, Zucker und dergleichen. (Eine Kohlenhydratmenge von zwei bis drei Gramm pro Portion ist akzeptabel, aber beachten Sie in diesem Fall die Portionsgröße, damit Sie nicht versehentlich mehr Kohlenhydrate zu sich nehmen, als Ihnen bewusst ist.)
- **Panierte Speisen** wie Hähnchennuggets oder alles, was in stärkehaltigen Wraps daherkommt, also Burritos, Tortillas oder Tacos. In diese Kategorie fallen auch in Teig frittierte Speisen wie Tempura, Calamari oder Chicken Wings. Gegrilltes oder gebratenes Fleisch ohne Panade ist völlig in Ordnung.
- **Bohnen** sind zwar eine Proteinquelle, enthalten aber weitaus mehr Kohlenhydrate als Proteine. Deshalb sollten Sie auf Bohnen lieber verzichten. (Achten Sie bei Dosenbohnen oder getrockneten Bohnen auf die Packungsangaben. Für Pflanzen ist der Proteingehalt wirklich relativ hoch, aber der Kohlenhydratanteil leider noch höher.) Das bedeutet nicht etwa, dass Bohnen gesundheitsschädlich oder nicht nahrhaft wären. Es geht lediglich darum, dass sie schlecht zu einer Ernährungsform passen, in der es ausdrücklich um einen niedrigen Kohlenhydratanteil geht. Diese Aussage gilt für alle Hülsenfrüchte und daraus hergestellte Produkte, also Bohnen jeder Farbe und Zubereitung, Linsen, Kichererbsen, Sojabohnen, Hummus, Falafel oder Bohnenmus. Je nach individueller Kohlenhydrattoleranz sind kleinere Mengen Bohnen möglicherweise akzeptabel. Ich empfehle Ihnen, in den ersten Wochen darauf zu verzichten, bis der Körper sich daran gewöhnt hat, in erster Linie Fett und Ketone zu verbrennen. Danach können Sie Bohnen in kleinen Mengen wieder einführen, wenn Sie möchten. (Kleine Mengen Hummus mit Tahini und Olivenöl sind eine echte Delikatesse mit vielen gesunden Fetten. Sie brauchen keine Brotchips dafür, sondern können Gemüsestreifen hinein tunken. Oder Sie wählen Schweinekrusten, deren krachige Konsistenz eher an Chips erinnert.)
- **Soja:** Essen Sie keine Fleischimitate aus Soja. Soja zählt zu den häufigsten Lebensmittelallergenen und viele Menschen wissen gar nicht, dass sie Soja schlecht vertragen. Soja ist schwer verdaulich, und ein starker Sojakonsum kann Blähungen, Diarrhö, Magenbeschwerden und andere unangenehme Verdauungsprobleme nach sich ziehen. Kleine Mengen traditionell zubereiteter (fermentierter) Sojaprodukte sind zulässig, aber die stark verarbeiteten, isolierten Sojaprodukte, aus denen Fleisch- oder Käseersatzprodukte erzeugt werden, sind

etwas ganz anderes als die traditionellen Rezepte, die in asiatischen Kulturen als gesund gelten. Trinken Sie bitte keine Shakes oder andere Getränke auf Sojabasis, denn größere Mengen Soja können der Schilddrüsenfunktion zusetzen.

Rotes und verarbeitetes Fleisch: Vorsichtige Entwarnung

Als wäre es nicht schon schlimm genug, zu begreifen, dass Sie genau das meiden sollen, was landläufig als empfehlenswert gilt („gesundes Vollkorngetreide"), erzählt Ihnen nun eine Ernährungsfachfrau, dass rotes Fleisch und sogar Schinken, Speck, Salami und Wurst ganz wunderbar sind. Steht die Welt wirklich Kopf?

Mir ist bewusst, dass dies ein echter Paradigmenwechsel ist, deshalb möchte ich Ihnen die Ängste davor nehmen, etwas zu essen, wovor man Sie Ihr halbes Leben gewarnt hat. Wer aus religiösen oder ethischen Gründen kein Rindfleisch oder kein Schweinefleisch ist, kann dies gern tun. Für eine kohlenhydratarme Ernährung sind diese Lebensmittel nicht erforderlich. Ich nenne sie nur ausdrücklich für all jene, denen sie eigentlich schmecken und die sie gerne essen würden, wenn man sie nicht glauben gemacht hätte, dass sie schädlich sind. Denn das sind sie nicht. Und dafür gibt es gute Gründe.

Viele Menschen essen kein rotes Fleisch oder Schweinefleisch wegen … Wie war das noch? Ach ja, wegen der „gesättigten Fette, die die Arterien verstopfen." Es stimmt, Rindfleisch und Schweinefleisch enthalten gesättigte Fette, aber Schweinefett ist in erster Linie einfach ungesättigt (dazu ein mäßiger Anteil gesättigter und eine kleine Menge mehrfach ungesättigter Fette), und bei Rindfleisch herrscht ein nahezu ausgewogenes Verhältnis zwischen einfach ungesättigtem und gesättigtem Fett. Den größten Teil des Schweinefetts macht die einfach ungesättigte Ölsäure (Oleinsäure) aus, der auch die gesundheitlichen Vorzüge von Olivenöl zugeschrieben werden. (Wenn also wieder einmal vom „gesunden Olivenöl" die Rede ist, dürfen Sie auch gerne an gesundes Schweineschmalz denken!) Milchprodukte enthalten deutlich mehr gesättigte Fette als Rinder-, Schweine- oder Lammfleisch, und die am stärksten gesättigten Fette auf unserem Speisezettel (Kokosöl und Palmkernöl) stammen nicht von Tieren, sondern von tropischen Pflanzen.

Rind und Schwein sind sehr nährstoffreich. Es sind nicht nur ausgezeichnete Proteinquellen, sondern sie liefern auch Vitamine und Mineralstoffe. Bei „Vitamine und Mineralstoffe" denken die meisten Menschen automatisch an Obst und Gemüse. In Wahrheit jedoch bieten uns tierische Lebensmittel Gramm für

Nährstoff	Ribeye-Steak (Rind)	Schweine-lende	Rinderleber	Lammherz
Vitamin A	0 %	0 %	522 %	0 %
Thiamin (B_1)	4 %	63 %	12 %	11 %
Riboflavin (B_2)	7 %	23 %	201 %	70 %
Niacin (B_3)	36 %	37 %	87 %	22 %
Pantothensäure (B_5)	5 %	10 %	69 %	14 %
Vitamin B_6	26 %	37 %	51 %	15 %
Vitamin B_{12}	29 %	9 %	1386 %	187 %
Folsäure	2 %	0 %	65 %	0 %
Eisen	10 %	6 %	34 %	31 %
Zink	32 %	16 %	35 %	25 %
Phosphor	20 %	27 %	48 %	25 %
Kupfer	4 %	6 %	730 %	30 %
Kalium	9 %	12 %	10 %	5 %
Selen	41 %	54 %	47 %	67 %

Tabelle 11.1: Nährstoffgehalt ausgewählter tierischer Proteine
Quelle: Conde Nast, *SELF Nutrition Data,* Zugriff 1. August 2016, http://nutritiondata.self.com
Hinweis: Angegeben ist der prozentuale Anteil am Tagesbedarf für Erwachsene und Kinder ab 4 Jahren, basierend auf einer Tageskalorienzufuhr von 2000 Kilokalorien (kcal).

Gramm einen Nährwert, den Pflanzen kaum erreichen können. Tabelle 11.1 zeigt den prozentualen Anteil ausgewählter Nährstoffe in einer 100-Gramm-Portion verschiedener Fleischsorten. Bitte beachten Sie, dass 100 Gramm eine relativ kleine Portion sind. Bei einer normalen Mahlzeit würden Sie also eher mehr Nährstoffe bekommen als in der Tabelle angegeben. (Eine Ausnahme ist vielleicht Leber. Wie Sie sehen, zählt Leber zu den besten Vitaminlieferanten der Natur, aber wer nicht ein echter Freund dieses Geschmacks ist, wird selten viel davon essen.)

Es wird Zeit, die Dämonisierung von rotem Fleisch und Schweinefleisch zu beenden, die eher dem Zeitgeist entspricht als wissenschaftlichen Erkenntnissen. Fleisch von Vierbeinern (ob Haustier oder Wild) ist extrem nährstoffreich und wird daher in gesunden, robusten Bevölkerungsgruppen seit Jahrhunderten verzehrt.[8] Im Rahmen einer kohlenhydratarmen Ernährung könnte ein höherer Verzehr von rotem Fleisch (oder anderen tierischen Proteinen) zudem ganz andere Auswirkungen haben als in Kombination mit einem hohen Kohlenhydratverzehr und anderen Aspekten der normalen Ernährungsweise.[9] Es ist auch denkbar, dass Zahlen zur Schädlichkeit des Fleischkonsums mit der Fettsäurezusammensetzung von Fleisch in einen Topf geworfen werden, denn das Fettsäureprofil von Fleisch aus der modernen Massentierhaltung, wo die Tiere viel Getreide gefüttert bekommen, unterscheidet sich von dem bei Tieren, die ihrer Biologie entsprechend fressen durften, also Weiderinder oder Wild aus seiner natürlichen Umgebung.[10] Fleisch von Wild (Hirsch, Reh) und Wiederkäuern mit Grasfütterung enthält im Verhältnis weniger gesättigte Fette und mehr einfach ungesättigte und mehrfach ungesättigte Fette (einschließlich der wichtigen Omega-3-Fettsäuren, auf die wir noch zu sprechen kommen werden). Dieser Punkt dürfte aber kaum für die Assoziation zwischen rotem Fleisch und Gesundheitsproblemen verantwortlich sein. Wahrscheinlicher ist, dass die Arbeiten mit epidemiologischen Daten großer Bevölkerungsgruppen den Fleischverzehr nicht vollständig vom Verzehr von Zucker, raffiniertem Getreide und isolierten Pflanzen- und Samenölen trennen können. Wenn man das Fleisch ohne diese sonstigen Faktoren isst, könnte dies einen Riesenunterschied machen. Wenn Sie trotz alledem noch Bedenken hegen, fettreicheres Fleisch zu essen, sollten Sie nicht vergessen, dass magerem Fleisch positive Wirkungen auf Herzgefäßgesundheit, Körpergewicht und andere Sorgenthemen zugeschrieben werden.[11] Und Sie *müssen* all diese Dinge natürlich nicht essen! Auch ohne Rind- oder Schweinefleisch und Wurstwaren können Sie sich unbesorgt kohlenhydratarm ernähren – greifen Sie einfach zu Fisch, Geflügel, Milchprodukten und Ziegenfleisch oder Wild. Grundsätzlich jedoch gilt, dass Proteine für die Gesundheit insgesamt so wichtig sind, dass Sie ohne Schuldgefühle und falsche Scheu einfach das kaufen können, was es bei Ihnen vor Ort gibt.

Für Wurstwaren gilt, dass viele Studien zu den negativen Auswirkungen solcher Produkte auf die Gesundheit durch den parallelen Kohlenhydratkonsum verfälscht sind. Denn gerade Wurstwaren werden in der Regel zusammen mit Stärke oder Zucker gegessen. Überlegen Sie selbst: Wir essen Mortadella-Sandwiches, Hotdogs im Brötchen, Schinken auf Pfannkuchen oder Toast und trinken dazu Orangensaft. Der Low-Carb-Forscher Richard Feinman schrieb hierzu: „Die grundlegende Biochemie legt nahe, dass ein Roastbeef-Sandwich sich anders auswirkt als Roastbeef im Salat. (…) Rotes Fleisch auf einem Sandwich kann etwas anderes sein als rotes Fleisch auf püriertem Blumenkohl.“[12]

Wenn weder Stärke noch Zucker vorliegen, sind die Auswirkungen des Verzehrs von Fleischwaren schwer zu beurteilen. Eines steht allerdings fest: Die gesunden, langlebigen Griechen, Italiener und Spanier des Mittelmeerraums aßen weder fettreduzierte Lammwürstchen noch fettfreien Prosciuttoschinken oder magere Chorizowurst.

Einige Leser werden jetzt sagen: „Aber ich bin Vegetarier! Muss ich unbedingt Fleisch essen?“ Auf diese Frage wird in Kapitel 20 im Detail eingegangen; dort geht es um die Umsetzung des Low-Carb-Ansatzes für Vegetarier und Veganer.

KAPITEL 12

Fett: So wichtig ist es für den Körper

Wie Sie inzwischen wissen, erfordert die kohlenhydratarme Ernährungsstrategie aus diesem Buch eine deutlich höhere Fettzufuhr, als Sie bisher vermutlich gewohnt sind. Sie wissen auch, dass dieser höhere Fettverzehr entgegen der Meinung vieler angesehener Gesundheitsorganisationen und vielleicht sogar Ihrer eigenen Ärzte „unschädlich" oder vielmehr „gesund" ist. Deshalb kommt es darauf an, dass Sie besser verstehen, welche Rolle Fette im menschlichen Körper übernehmen. In diesem Kapitel gehen wir über die grundsätzliche Wertschätzung der unverzichtbaren und gesunden Fette hinaus und betrachten im Detail, welche Fettarten bei dieser „Gehirndiät" besonders zu empfehlen sind, welche man weniger oft essen sollte und welche möglichst gar nicht.

Dafür müssen wir als zunächst einmal begreifen, welche unzähligen Vorteile Fette mit sich bringen. Nur so können wir uns von der gewohnten Überzeugung lösen, die Fett mit „schlecht", „gefährlich" oder „ungesund" gleichsetzt. Von der chemischen Struktur her besteht zwischen Fett aus der Nahrung und gespeichertem Körperfett kein großer Unterschied. Damit wir die prompte Assoziation von Nahrungsfett mit den Rettungsringen an Hüfte und Bauch (Fettgewebe) durchbrechen, möchte ich bei den äußerst positiven Dingen, die Fette für uns leisten, vor allem von Fettsäuren sprechen.

Dafür braucht der Körper Fettsäuren

Wie wir bereits beim Cholesterin gesehen haben, wurden Fette lange verteufelt, und man schrieb ihnen alle möglichen schädlichen Einflüsse zu. In Wahrheit allerdings ist Fett ein lebenswichtiger Bestandteil des menschlichen Körpers, und

Fette übernehmen unzählige entscheidende Aufgaben für Körper, Psyche und Geist. Die folgende Zusammenstellung ist nur ein Auszug aus all den Dingen, die Fettsäuren für uns übernehmen:

- Sie sind eine dichte Energiequelle und damit besser als Kohlenhydrate zur Energieversorgung geeignet (Kohlenhydrate liefern nur vier Kalorien Energie pro Gramm; Fett liefert neun Kalorien Energie pro Gramm).
- Sie ermöglichen die Aufnahme fettlöslicher Vitamine und Nährstoffe (darunter die Vitamine A, D, E und K sowie Carotinoide wie Lutein, Lykopin und Beta-Karotin).
- Sie dienen als essenzielle Bausteine für die Struktur der Zellmembranen und Plasmamembranen.
- Sie isolieren und schützen die inneren Organe (Surfactant, die oberflächenaktive Substanz auf dem Lungenepithel, enthält beispielsweise viele gesättigte Fette).
- Sie dienen als struktureller Bestandteil des Myelins, das als Isolationsschicht die Nervenzellen umhüllt und die neuronale Kommunikation ermöglicht.
- Sie sind Bausteine für Moleküle (Prostaglandine, Leukotriene, Thromboxane), die an der gesunden Entzündungsreaktion beteiligt sind, und zwar sowohl am Entstehen als auch am Abklingen von Entzündungen.
- Sie werden für die gesunde Funktion von Leber und Gallenblase benötigt, einschließlich der Produktion und angemessenen Ausscheidung der Gallenflüssigkeit. So kann Fett emulgieren, und die Verdauung wird leichter.
- Sie verzögern die Verdauung und Aufnahme der Nahrung, was zu einer angemessenen postprandialen Hormonreaktion führt. Das gilt besonders nach Mahlzeiten, die auch Kohlenhydrate enthalten (der Fettanteil im Essen zögert die glykämische Reaktion im Körper in der Regel hinaus und wirkt dadurch mäßigend auf Blutzucker- und Insulinspiegel).
- Sie tragen zu einer weichen, geschmeidigen Haut bei.
- Und nicht zuletzt: Sie sorgen dafür, dass das Essen schmeckt! Mit ein wenig zerlassener Butter schmeckt Gemüse einfach besser. Sie mögen keinen Rosenkohl? Vermutlich haben Sie ihn noch nie in Olivenöl oder Speck geschmort.

Wie Sie sehen, sind Fettsäuren wahre Alleskönner. Ohne Nahrungsfette können wir nicht gesund bleiben. Bitte merken Sie sich diesen letzten Satz gut: *Ohne Nahrungsfette können wir nicht gesund bleiben.* Aber man sollte nicht einfach irgendwelches Fett essen. Wir müssen durchaus darauf achten, was wir zu uns nehmen. So wichtig wie es ist, verschiedene tierische und pflanzliche Lebensmittel zu verzehren, weil sie unterschiedliche Vitamine, Mineralstoffe und andere Nährstoffe bereitstellen, brauchen wir auch unterschiedliche Fettarten, weil diese im Körper an unterschiedlichen Prozessen beteiligt sind. Zudem erfüllen bestimmte Fettsäuren wichtige Funktionen im Körper, und wenn wir zu wenig davon aufnehmen, funktionieren diese Prozesse nicht richtig.

Ein Ungleichgewicht zwischen den verschiedenen Fettsäuren (zu viel von den einen, zu wenig von den anderen) erzeugt einen Zustand, der chronische Schmerzen, Erschöpfung, PMS-Symptome, trockene Haut, Akne, vorzeitige Alterungserscheinungen und Erkrankungen begünstigt, die mit chronischen Entzündungen zusammenhängen. Im nächsten Kapitel befassen wir uns mit weiteren Fettarten, aber zuvor geht es um die Nahrungsfette insgesamt.

Verschiedene Fettarten: Die Fakten in Kürze

Fett ist im Nährstoffarsenal gegen Alzheimer und kognitive Beeinträchtigungen unser wichtigster Verbündeter. In diesem Ernährungsansatz ist es der Schlüsselnährstoff und die Hauptkalorienquelle. Ja, genau: Fett ist ein Nährstoff, und zwar ein sehr wichtiger. Die Ernährungsstrategie in diesem Buch beruht in erster Linie auf Fett. Bitte beachten Sie: Es geht darum, Körper und Gehirn auf einen anderen Treibstoff als Glukose umzustellen. Deshalb müssen wir für Körper und Gehirn auch einen anderen Treibstoff bereitstellen, und zwar in Form von Fett und den Ketonkörpern, die beim Fettstoffwechsel entstehen.

Die Lehrmeinung in der Medizin sowie die üblichen Medien freunden sich nur sehr zögerlich mit der Vorstellung an, dass Nahrungsfette jahrzehntelang zu Unrecht verschrieen waren. Seit den 1960er-Jahren rät man uns, insbesondere wenig gesättigte Fette (und Fett insgesamt) zu essen und stattdessen auf Kohlenhydrate zu setzen. Die gegenwärtigen gesundheitlichen Geißeln in den Industrieländern – starkes Übergewicht, Typ-2-Diabetes, Herzkrankheit, metabolisches Syndrom und Morbus Alzheimer – lassen sich unmittelbar auf diese Empfehlungen zurückführen, die auf wissenschaftlich nicht haltbaren Trugschlüssen beruhen.

> Die Verteufelung gesättigter Fette durch Mediziner und Gesundheitsexperten zählt zu den schlimmsten Fehlinformationen, die der amerikanischen Öffentlichkeit je vermittelt wurden.[2]
>
> *Jimmy Moore und Eric Westman*

Hierzu zitiere ich Robb Wolf als Fachmann für Paläo-Ernährung:

> *Die Vorstellung, dass Fett dick macht und das Herz belastet, erscheint logisch, ist deshalb aber noch lange nicht korrekt. (...) Die Befürworter eines hohen Kohlenhydratanteils wiederholen diesen gescheiterten Ansatz noch immer gebetsmühlenartig. (...) Das geht auf mehr als 50 Jahre gescheiterte Regierungspolitik zurück, die Millionen das Leben gekostet hat.*[1]

Ernährungswissenschaftler, Diätberater und Ärzte erkennen Fett inzwischen wieder als elementaren Teil einer gesunden Ernährung an. In Bezug auf die Fettarten, die ihrer Ansicht nach empfehlenswert sind, hinken sie jedoch vielfach der Zeit hinterher. Allen wissenschaftlichen Erkenntnissen zum Trotz beharren viele nach wie vor darauf, dass gesättigte Fette, vor allem solche aus tierischen Quellen wie Butter oder Schmalz, für koronare Herzerkrankungen, Übergewicht und viele andere chronische Gesundheitsprobleme der Moderne verantwortlich seien. Die offizielle Ernährungsempfehlung lautet nach wie vor, weniger tierische Fette zu verzehren und lieber Pflanzenöle wie Sojaöl, Maisöl oder Rapsöl zu verwenden.

Es ist ermutigend, dass der Trend sich nun umkehrt und Fett nicht mehr pauschal als „Feind“ gilt. Bestürzend ist jedoch, dass nur „politisch korrekte“ Fette wie Avocadoöl, Olivenöl, Lachs oder Walnüsse rehabilitiert werden, wohingegen tierische Fette (wie Schmalz) und hochgesättigte pflanzliche Fette (wie Kokosöl) nach wie vor als tabu gelten.

Um dieses extrem wichtige Thema zu klären und Ihnen Mut zu machen, genau das zu essen, wovor man Sie immer gewarnt hat, müssen wir etwas weiter ins Detail gehen. Ich möchte, dass Sie diesem Ernährungsansatz vertrauen. Darum sollten Sie sich ein Stück weit mit den wissenschaftlichen Grundlagen zu Fetten und Ölen auseinandersetzen, denn so können Sie besser nachvollziehen, wie wichtig Fett für den Körper ist. (Das Wort *Lipid* ist eine wissenschaftliche Bezeichnung für *Fett*. Das Wort *Fett* bezeichnet üblicherweise Lipide wie Butter oder Schinkenspeck, die bei Zimmertemperatur fest werden, während *Öl* für Lipide wie Rapsöl oder Olivenöl verwendet wird, die bei Zimmertemperatur flüssig sind. Wenn ich hier von *Fett* spreche, sind Fette und Öle gemeint, wobei ich bei Bedarf differenzieren werde.)

Sehen wir uns die Fakten zum Fett einmal näher an, damit Sie beim Einkaufen, im Restaurant und zu Hause eine gut informierte Entscheidung treffen können. Keine Sorge, es wird viel einfacher als damals im Chemieunterricht!

Die Fettarten

Es gibt drei verschiedene Fettsäurearten:

1. Gesättigte Fette
2, Einfach ungesättigte Fette
3. Mehrfach ungesättigte Fette

Fettsäuren sind lange, zusammenhängende Kohlenstoffketten, an denen Wasserstoffatome hängen. (Stark vereinfacht können Sie sich das wie eine weihnachtliche Lichterkette vorstellen.) Die drei Fettsäurearten unterscheiden sich in ihrer Molekularstruktur. Gesättigte Fette haben *keine* Doppelbindung zwischen den Kohlenstoffatomen, einfach ungesättigte Fette haben *eine* Doppelbindung irgendwo in der Kette, mehrfach ungesättigte Fette haben *zwei oder mehr* Doppelbindungen. Das ist wichtig, weil die Anzahl der Doppelbindungen einer Fettsäure ihre Reaktionen auf Hitze, Licht und Luft, aber auch ihre Interaktion mit anderen Substanzen im Körperinneren beeinflusst.

Doppelbindungen machen Fettsäuren oxidationsanfällig, wenn sie erhitzt werden oder mit Licht und Luft in Kontakt kommen. In Bezug auf Fette sollten Sie bei dem Begriff „Oxidation" immer an *ranzig* denken. Wer je eine offene Packung Nüsse zu lange herumliegen hatte, die irgendwann ekelhaft zu stinken begann, weiß, was „ranzig" bedeutet. Es ist ein Zeichen dafür, dass die empfindlichen, mehrfach ungesättigten Fette in den Nüssen oxidiert sind. Dann eignen sie sich nicht mehr zum Verzehr. Sie können sich Oxidation auch so vorstellen wie in Kapitel 5 dargestellt – erinnern Sie sich an die freien Radikale, die rücksichtslos in die Strukturen innerhalb der Mitochondrien und außerhalb der Zellen hineinprallen, dort Elektronen rauben und oxidative Schäden hinterlassen? Solche freien Radikale oxidieren auch die Fettsäuren in unseren Zellmembranen, und zwar speziell die ungesättigten Fettsäuren. (Je mehr Doppelbindungen eine Fettsäure besitzt, desto instabiler ist sie und desto leichter oxidiert sie und wird ranzig.) Aber Fettsäuren tauchen nicht nur in unserer Nahrung auf, sondern sind auch für die Körperstrukturen wichtig. Gesättigte Fette, die keine Doppelbindungen haben, sind am stabilsten. Sie neigen kaum zum Oxidieren.[3] Deshalb sind sie besonders empfehlenswert, wenn es ums

> Dass ein verringerter Verzehr gesättigter Fette das Herzrisiko senkt, ist wissenschaftlich nicht haltbar, obwohl es gern zur Prävention empfohlen wird.[4]
>
> *Cassie Bjork*

Kochen geht und alle drei potenziell oxidierenden Elemente auftauchen: Hitze, Licht und Luft.

Einfach ungesättigte Fette haben nur eine Doppelbindung und eignen sich daher für die Zubereitung bei mittlerer Hitze, sollten aber nicht sehr hoch erhitzt werden. (Am gebräuchlichsten ist hier das Olivenöl. Avocados, Macadamianüsse und andere Nüsse und Samen haben ebenfalls einen hohen Anteil einfach ungesättigter Fettsäuren. Das gilt jedoch auch für Schweineschmalz, also ausgelassenes Schweinefett!) Richtig: Schmalz, bei dem man spontan an „gesättigtes Fett, verstopft die Arterien" denkt, enthält vor allem einfach ungesättigte Fettsäuren.

Mehrfach ungesättigte Fette haben diverse Doppelbindungen und damit buchstäblich viele Schwachstellen, die für Schäden durch Oxidation anfällig sind. Aus diesem Grund sind sie chemisch besonders instabil und für die Zubereitung von Speisen bei hohen Temperaturen (oder generell) am schlechtesten geeignet. Die angeblich so „herzgesunden", mehrfach ungesättigten Pflanzenöle, die wir immer zum Garen verwenden sollten (z. B. Mais- und Sojaöl statt unbedenklicher und stabiler gesättigter Fette), sind zum Kochen in Wahrheit das Schlimmste.

Die industrielle Produktion pflanzlicher Öle

Wir sollten also für die Zubereitung von Speisen vornehmlich auf gesättigte und einfach ungesättigte Fette setzen. Gehen wir nun einen Schritt weiter und überlegen, wie raffinierte Pflanzenöle hergestellt werden. Danach werden Sie verstehen, dass wir mit solchen Ölen nicht nur nicht kochen sollten, sondern dass sie überhaupt nicht in größeren Mengen zum Verzehr geeignet sind, also auch ohne erhitzt zu werden.

Beginnen wir mit einem Gedankenspiel zu Fetten und Ölen.

Die Aufgabe lautet: Nennen Sie die fünf fettreichsten Nahrungsmittel, die Ihnen spontan einfallen. Lassen Sie sich ruhig Zeit. Besonders fette Lebensmittel, mindestens fünf.

Steht Mais auf Ihrer Liste? Nein? Sojabohnen? Auch nicht?

Das überrascht mich nicht. Mais und Sojabohnen erscheinen nicht sonderlich fettreich, richtig? Wenn mich jemand auffordern würde, die fettreichsten Dinge zu nennen, die mir gerade einfallen, wären bestimmt Schweineschmalz, Rindertalg und Butterschmalz dabei. Aber das ist gemogelt, denn das wäre reines Fett. Keine Proteine, keine Kohlenhydrate. Präzisieren wir also die Aufgabe auf fünf vollwertige Lebensmittel mit sehr hohem Fettanteil. Mir fallen dazu Speck, Käse, Markknochen, Chitterlings (gekochter oder frittierter Schweinedarm) und Macadamianüsse ein.

Mais und Soja sind nicht sonderlich fettreich. Mais zählt zum Getreide, und Sojabohnen sind Hülsenfrüchte, beides Pflanzenkategorien, die nicht gerade für ihren hohen Fettgehalt bekannt sind. Hinzu kommt, dass all die vielen Lager der Ernährungstheorien sich in einem einig sind: Ob Low-Carb, Low-Fat, Paläo, vegan, vegetarisch oder die offiziellen Empfehlungen der Ministerien, alle sagen, wir sollen weniger stark verarbeitete Lebensmittel essen. Wenn Mais und Soja also nicht besonders viel Fett enthalten, sollten wir einmal überlegen, was eigentlich alles passieren muss, um ihnen ein verzehrbares Öl zu entziehen. Wie gewinnt die Industrie aus Lebensmitteln, die kaum Fett enthalten, schier endlose Mengen an klarem, geruchlosen Öl?

Das geht nur mittels zahlreicher Verarbeitungsschritte. Auf mechanische oder chemische Weise (durch Pressen, Quetschen, Mahlen und hexanhaltige Lösungsmittel) werden die Öle aus Getreide, Hülsenfrüchten oder Samen extrahiert. Danach werden sie gefiltert, gebleicht und desodoriert, um unangenehme Aromen und Gerüche zu entfernen oder zu neutralisieren. Bis ein Öl, das Auge, Nase und Gaumen akzeptieren, in der Flasche und schließlich im Supermarktregal landet, haben selbst kalt gepresste Öle viel von den Nährstoffen eingebüßt, die anfangs in der vollwertigen Quelle noch enthalten waren. Zudem enthalten Öle aus Mais, Soja, Baumwollsamen, Distelsamen oder Traubenkernen einen hohen Anteil an mehrfach ungesättigten Fettsäuren. Bereits im Extraktions- und Raffinierungsprozess werden sie Temperaturen und Druckstärken ausgesetzt, die zu Schäden und Oxidation führen. Danach füllt man sie womöglich noch in durchsichtige Kunststoffflaschen ab und präsentiert sie im Supermarkt bei hellem Licht, teilweise rund um die Uhr. Und zu guter Letzt entziehen wir ihnen den allerletzten echten Nährwert, indem wir sie in der Bratpfanne erneut zu hoch erhitzen. Aufgrund der langen Verteufelung tierischer Fette füllen diese pflanzlichen Öle auch die Fritteusen der Fast-Food-Anbieter, wo sie oft viele Stunden hohen Temperaturen ausgesetzt sind. Frittierte Speisen sind nicht grundsätzlich gesundheitsschädlich. Das Problem ist das Öl, in dem sie frittiert werden.

Auch den Ausdruck „Pflanzenöl“ sollten wir hinterfragen. Im Englischen sagt man dafür gern „vegetable oil“, aber Soja oder Mais haben mit Gemüse („vegetable“) wenig zu tun, denn dabei handelt es sich um Dinge wie Spinat,

Brokkoli, Spargel, Paprika, Möhren oder Tomaten! Ernährungstechnisch sind Sojabohnen Hülsenfrüchte, und Mais zählt zum Getreide. „Pflanzlich" klingt aber auf jeden Fall empfehlenswert.

Die Industrie fasst unter „pflanzliche Öle" alle Fette zusammen, die sie Mais, Baumwollsamen, Sojabohnen und anderen Dingen entziehen kann. Fangen Sie also an, im Laden die Etiketten zu studieren. Solche Öle sind in abgepackten Produkten allgegenwärtig und stecken in Salatdressings, Margarine, Milchersatzprodukten, Brot, Erdnussbutter (bis auf die natürlichen Varianten, die wirklich nur Erdnüsse und Salz enthalten), in Salzgebäck, Fertiggerichten, Keksen, Kuchen und praktisch allem, was vorgefertigt im Handel bereitsteht. Ein gutes Beispiel ist Mayonnaise. Selbst wenn auf dem Etikett groß steht „mit Olivenöl", ist trotzdem vornehmlich Sojaöl darin. Die Hersteller erweitern das Rezept um ein klein wenig Olivenöl, um ihrem Produkt einen gesundheitsfördernden Anstrich zu geben, heben „mit Olivenöl" stolz hervor und kehren den hohen Sojaölanteil im Kleingedruckten unter den Teppich. Und ob Baumwollsamenöl tatsächlich essbar ist, bleibt sowieso fraglich. Baumwolle trägt man, aber man isst sie nicht!

Fette Fakten: Tierisch, pflanzlich, gesättigt, ungesättigt

Inzwischen ist uns bewusst, wie schwierig die industrielle Produktion der angeblich so herzgesunden Pflanzenöle ist, und wir wissen, dass gesättigte und einfach ungesättigte Fette aufgrund ihrer chemischen Struktur zum Kochen und Zubereiten von Speisen besser geeignet sind. Aber woraus setzen sich die üblichen Fette und Öle eigentlich zusammen? Eine Übersicht vermittelt die folgende Tabelle 12.1. Alle Fette und Öle bestehen aus gesättigten, einfach ungesättigten und mehrfach ungesättigten Fettsäuren in unterschiedlicher Kombination. Es gibt weder pflanzliche noch tierische Fette, die vollständig gesättigt oder ungesättigt wären.

Angesichts dessen, was wir im vorherigen Abschnitt erfahren haben, sollten wir „gute" und „schlechte" Fette nunmehr neu einteilen und uns dabei an den biochemischen und physiologischen Fakten orientieren. Denn angesichts der Reaktionen der verschiedenen Fettsäuren auf Hitze, Licht und Luft im Verlauf der Gewinnung, Abfüllung und Lagerung kommt man dann zu ganz anderen Schlüssen, die weit davon abweichen, was wir üblicherweise hören und lesen.

Wie Sie sehen, empfiehlt der therapeutische Ernährungsansatz in diesem Buch praktisch das Gegenteil all dessen, was uns viele Jahrzehnte als „gesund"

Fett oder Öl*	Gesättigt (%)	Einfach ungesättigt (%)	Mehrfach ungesättigt (%)
Kokosöl	91	6	3
Butter	66	30	4
Lammtalg	58	38	2
Palmöl	49	40	10
Rindertalg	49–54	42–48	3–4
Schweineschmalz	44	45	11
Entenfett	35	50	14
Hühnerfett	31	49	20
Baumwollsamenöl	29	18	52
Erdnussöl	16	56	26
Olivenöl	15	73	10
Sojaöl	15	22	62
Sesamöl	15	41	43
Maisöl	14	27	59
Sonnenblumenöl	13	18	69
Traubenkernöl	11	16	73
Distelöl	9	11	80
Leinöl	9	17	74
Sonnenblumenöl mit hohem Ölsäureanteil	9	81	8
Canolaöl	7	65	28

Tabelle 12.1: Fettsäurezusammensetzung ausgewählter Fette und Öle
Quelle: Mary Enig, Know Your Fats
* Die Fettsäurezusammensetzung tierischer Fette schwankt je nach Futter (zum Beispiel Gras oder Getreide).

ans Herz gelegt wurde. Für die Wiederherstellung von Gesundheit und Kognition benötigen wir in erster Linie gesättigte und einfach ungesättigte Fettsäuren, und ich warne vor der Verwendung der angeblich so gesunden pflanzlichen Öle, die zumindest in Amerika einen Großteil der Nahrungsfette ausmachen.

Die bisherigen Empfehlungen gelten für das Erhitzen beim Kochen und Braten. Aber was ist mit Ölen, die Sie für kalte Speisen wie eine selbstgerührte

Vinaigrette, Marinade oder zum Anrichten verwenden? Für solche Zwecke eignen sich die folgenden Öle (kalt gepresst und nicht raffiniert):

- Mandelöl
- Avocadoöl
- Haselnussöl
- Kürbisöl
- Leinsamenöl
- Macadamiaöl
- Natives Olivenöl (*extra vergine*)
- Sesamöl
- Walnussöl

Solche Öle sollten stets lichtgeschützt aufbewahrt werden (in dunklen Glas- oder Kunststoffflaschen oder in Metallkanistern), an einem kühlen, dunklen Ort. Lassen Sie sie nicht längere Zeit auf der Küchentheke, auf dem Kühlschrank oder neben dem Herd stehen.

Was bewirkt der Verzehr von Lebensmitteln mit mehrfach ungesättigten Fetten?

Mehrfach ungesättigte Fettsäuren können dem Gehirn sehr guttun. Wir müssen sie keineswegs komplett scheuen, insbesondere nicht in ihrer eigentlichen Form, nämlich verpackt in natürliche Lebensmittel, die gleichzeitig diverse Antioxidanzien und andere synergistische Nährstoffe liefern. Wie bereits erwähnt können die ansonsten gesunden Fettsäuren in solchen Lebensmitteln Schaden nehmen, wenn sie hohen Temperaturen und massivem Druck ausgesetzt werden, um ihnen über Extraktion, Raffinieren und weitere Verarbeitung isolierte Öle zu entziehen. In ihrer natürlichen Form jedoch sind sie eine gute Ergänzung und liefern zugleich wünschenswerte Vitamine, Mineralstoffe und Ballaststoffe.

> Wir müssen uns von alten Ängsten freimachen, dass die Aufnahme von Fett irgendwie schlecht ist, uns fett macht oder Herzkrankheiten verursacht. Genießen Sie das Fett an Ihrem T-Bone-Steak oder das Kokosöl, in dem Sie Ihr Gemüse anbraten. (…) Ich finde es erstaunlich, dass viele meiner hausärztlichen und kardiologischen Kollegen an dem überholten Glauben festhalten, dass die Gesamtfettzufuhr und/oder die Zufuhr gesättigter Fette in irgendeiner Weise mit dem Risiko von Herzerkrankungen zusammenhängen. Die Überprüfungen von Daten, die zur Begründung dieser Argumente verwendet worden sind, sowie neuere klinische Studien zeigen, dass die Gesamtfettzufuhr und die Zufuhr gesättigter Fette nichts mit dem Risiko von Herzerkrankungen zu tun haben.[5]
>
> *William Davis*

Die folgenden vollwertigen Lebensmittel enthalten von Natur aus einfach und mehrfach ungesättigte Fette, die im Rahmen einer kohlenhydratarmen Ernährung empfehlenswert sind:

- Avocado
- Cashewnüsse (in Maßen; leicht erhöhter Kohlenhydratanteil)
- Erdnüsse (in Maßen; erhöhter Kohlenhydratanteil)
- Fisch und Meeresfrüchte
- Geflügelfett (Huhn, Ente, Gans)
- Haselnüsse
- Kürbiskerne
- Leinsamen (frisch gemahlen)
- Macadamianüsse (vor allem einfach ungesättigt)
- Mandeln
- Mandelmus (ohne Zuckerzusatz)
- Olivenöl (vor allem einfach ungesättigt)
- Paranüsse
- Pekannüse
- Pistazien (leicht erhöhter Kohlenhydratanteil)
- Sesamsamen oder Tahini (Sesampaste)
- Sonnenblumenkerne
- Walnüsse

Bisherige Einteilung von Fetten

Gute Fette

- einfach und mehrfach ungesättigte Fette
- „herzgesund“
- aus Nüssen, Fisch, Avocados
- „politisch korrekte“ pflanzliche Öle

Avocado
Distelöl
Lachs
Maisöl
Margarine
Olivenöl
Rapsöl
Sojaöl
Walnüsse

Schlechte Fette

- gesättigte Fette
- „verstopfen die Arterien“
- tierische Fette (besonders rotes Fleisch)
- bestimmte Fette von tropischen Pflanzen

Butter und Butterschmalz
Enten- und Gänseschmalz
Hühnerhaut
Käse
Kokosöl
Palmöl und Palmkernöl
Rindertalg
Schinkenspeck
Schlagsahne
Schweineschmalz

Es ist weder notwendig noch ernsthaft möglich, alle mehrfach ungesättigten Pflanzenöle vollständig zu meiden. Sie sind einfach überall! Machen Sie sich also bitte nicht unnötig verrückt. Sie können es gern versuchen, aber ein bisschen von diesen Ölen wird Ihre Fortschritte nicht zunichtemachen und auch den Übergang zum Fett- und Ketonstoffwechsel nicht verhindern.

Sie werden ohnehin weniger davon zu sich nehmen, wenn Sie vermehrt selbst kochen und vollwertige, unverarbeitete Zutaten verwenden. Solche Öle stammen im Alltag vor allem aus abgepackten Produkten wie Salzgebäck, Keksen, Kuchen, Fertigsoßen, Fertiggerichten, Kaffeeweißer und dergleichen. Da Sie all das ohnehin nicht mehr essen, geht Ihr Verzehr an mehrfach ungesättigten Ölen automatisch zurück. Und natürlich bekommen Sie künftig echte

Neue Einteilung von Fetten

Die beste Wahl zum Kochen

- Weitgehend gesättigte und einfach ungesättigte Fette und Öle
- Tierische Fette von Tieren aus Weidehaltung oder Heufütterung
- Dunkle Flaschen wählen und abseits von Wärmequellen und Licht lagern
- Am besten sind biologisch erzeugte Fette.

Avocadoöl
Schinkenspeck
Rinder- oder Lammtalg
Butter (bis zu mittleren Gartemperaturen)
Kokosöl
Enten- und Hühnerfett
Ghee-Butter
Schweineschmalz
Olivenöl
Palmöl
Erdnussöl (gelegentlich)
Sesamöl (gelegentlich)

Die schlechteste Wahl zum Kochen

- Mehrfach ungesättigte Öle (Transfette)
- Teilgehärtete Öle (teilweise hydrogenisiert)
- Margarine, gehärtete Öle
- Öle in durchsichtigen Kunststoffflaschen

Baumwollsamenöl
Distelöl
Leinöl (nur kalt verwenden)
Maisöl
Sojaöl
Sonnenblumenöl (in kleinen Mengen verwenden nur bei hohem Ölsäureanteil)
Traubenkernöl

Butter statt Margarine oder ähnlichen Streichfetten, die meist aus Maisöl, Sojaöl oder anderen Ölen erzeugt sind. (Bitte essen Sie auch keine Streichfette, die ausdrücklich frei von Transfetten oder „herzgesund" sind. Kaufen Sie lieber ganz normale Butter!)

Ansonsten nehmen wir solche Öle vor allem über Dressings, Mayonnaise und Flaschensoßen zu uns (ganz zu schweigen von deren üblichem Gehalt an Zucker, Gluten und anderen Bindemitteln). Die einfachste Methode, einen überhöhten Verzehr dieser Öle aus solchen Produkten zu vermeiden, ist: selbst rühren. (Für eine Vinaigrette eignen sich Olivenöl oder kalt gepresstes Nussöl, für cremige Dressings können Sie Sahne, Sauerrahm oder vollfetten Joghurt verwenden. In Kapitel 15 erfahren Sie mehr über Soßen und Würzmittel, die zu diesem Ernährungsansatz passen.) Wenn Sie vor dem bescheidenen Aufwand zurückschrecken, Ihre Soßen selbst zuzubereiten, ist das aber kein Beinbruch. Solange Sie mehrfach ungesättigte Öle vornehmlich über Salatsoßen und Mayonnaise und nicht über Fertigerzeugnisse mit hohem Kohlenhydratanteil zu sich nehmen, sollte das Ihre Fortschritte kaum beeinträchtigen. Allerdings warne ich ausdrücklich vor der Verwendung von Sojaöl unter Hitzeeinwirkung. Kaufen Sie kein „Pflanzenöl" zum Kochen. Olivenöl ist kein Problem, doch wenn lediglich „Pflanzenöl" auf dem Etikett steht, ist es unweigerlich Soja- oder Maisöl.

Ändern Sie das, was zählt: Wir wollen den Gesamtverzehr dieser mehrfach ungesättigten Öle senken (abgesehen von den Mengen, die in den bereits genannten vollwertigen Lebensmitteln von Natur aus vorliegen). Deshalb sollte man eher kleine Mengen in Würzmitteln hinnehmen, als diese Öle auch noch zum Kochen zu verwenden. Bitte lassen Sie sich nicht ins Bockshorn jagen, bis Sie vor lauter Bäumen den Wald nicht mehr sehen. Im Vordergrund steht der wichtigere Schritt, nämlich die radikale Reduzierung der Kohlenhydrataufnahme.

Transfette: Finger weg!

Neben einem verminderten Verzehr isolierter und raffinierter mehrfach ungesättigter Öle gibt es noch andere Fettarten, die man am besten vollständig meidet. Bei diesen Transfetten sind sich die verschiedenen Lager der Ernährungstheorien ausnahmsweise einmal alle einig.

Transfette entstehen, wenn ungesättigte Fettsäuren sich nach chemischer Manipulation eher wie von Natur aus gesättigte Fette verhalten. Dieser Prozess heißt *Hydrogenisierung*, und ein Hinweis auf das Vorliegen von Transfetten sind Ausdrücke wie „teilweise hydrogenisiert“ oder „teilgehärtet“ bei einem pflanzlichen Fett in der Liste der Inhaltsstoffe. Das gilt besonders für hydrogenisiertes Sojaöl in Gebäck oder teilweise hydrogenisiertes Rapsöl in Erdnussbutter. (Teilweise hydrogenisierte Öle sind für das wachsartige Gefühl verantwortlich, das beim Verzehr derartiger Lebensmittel die Mundschleimhaut überzieht.) Der Siegeszug dieser menschengemachten Fette in der Lebensmittelindustrie verlief parallel zur Dämonisierung der gesättigten Fette, denn immerhin vermochte die Hydrogenisierung Pflanzenöle (die bei Zimmertemperatur eigentlich flüssig sind) in feste oder halbfeste Fette zu verwandeln. Der Hauptgrund dafür war eine Verlängerung der Haltbarkeit von Produkten, die diese Öle enthalten, aber auch die Verbesserung ihrer Konsistenz und des sogenannten Mundgefühls. Weil ihre taktilen Eigenschaften denen gesättigter Fette gleichen (die normalerweise bei Zimmertemperatur fest sind), konnte die Lebensmittelindustrie dank der Transfette Geschmack und Wirkung von gesättigten Fetten in ihren Produkten nachahmen und gleichzeitig stolz verkünden, dass die Produkte mit pflanzlichen Ölen hergestellt seien. Das war gerade in den USA eine große Hilfe, wo Mais und Soja stark subventioniert werden und damit sehr preisgünstige Ausgangsstoffe für die Lebensmittelherstellung darstellen. Gut für die Gewinne der Hersteller, aber eine Katastrophe für die menschliche Gesundheit! Der Verzehr von Transfetten wird mit diversen Gesundheitsproblemen in Verbindung gebracht, insbesondere schädlichen Auswirkungen auf der Herzgefäßsystem.[6] Transfette schaden dem Körper auf mannigfache Weise, unter anderem durch ihre Einlagerung in die Zellmembranen.[7] (Zellen können ihre Funktionen nur richtig ausführen, wenn ihre Membranen aus dem passenden Material bestehen.) Darüber hinaus wissen wir aus Tierversuchen, dass bei hohem Transfettverzehr der DHA-Spiegel im Gehirn zurückgeht.[8] Der Omega-3-Fettsäure DHA (Docosahexaensäure) kommt im Gehirn eine wichtige strukturelle Aufgabe zu. (Mit Omega-3-Fetten befassen wir uns im nächsten Kapitel noch genauer.)

Industriell erzeugten Transfetten können Sie leicht entgehen, wenn Sie Ihre Mahlzeiten weitgehend aus frischen Zutaten zu Hause zubereiten. Bereits durch den Verzicht auf abgepackte Fertigprodukte und raffinierte Kohlenhydrate nehmen Sie automatisch deutlich weniger Transfette zu sich. Dennoch sollten Sie beim Einkaufen aufpassen. In den USA dürfen Hersteller Lebensmittel, die weniger als 0,5 Gramm Transfette pro Portion enthalten, beim Nährwertgehalt mit 0 Gramm Transfette auszeichnen. Das gilt ausdrücklich *pro Portion*. Mitunter sind die Portionsgrößen allerdings unrealistisch klein, und zwar nur, damit die Aussage „0 Gramm Transfette" noch haltbar ist. Trauen Sie daher nicht unbedingt den Nährwertangaben, sondern lesen Sie stets die Liste der Inhaltsstoffe. Wenn dort Wendungen wie *teilgehärtet, partiell gehärtet, teilweise hydrogenisiert* oder *enthält gehärtete Fette* stehen, stellen Sie das Produkt besser ins Regal zurück.

Auch wenn es dadurch kompliziert wird, muss ich hinzufügen, dass nicht alle Transfette schädlich sind. Bei industrieller Fertigung entstehen Transfette während der Hydrogenisierung. Es gibt aber auch Transfette, die von Natur aus in Fleisch und Milchprodukten von Wiederkäuern (Rinder, Schafe, Ziegen, Hirsch und Reh) vorkommen. (Eine davon, die *Rumensäure* oder Rindersäure, ist sogar ausdrücklich nach dieser biologischen Herkunft benannt, denn das Wiederkäuen geschieht im Pansen, lateinisch *rumen*.) Solche natürlichen Transfette haben eine etwas abweichende chemische Struktur und damit im Körper eine völlig andere Wirkung als die industriell erzeugten Transfette. Im krassen Gegensatz zu menschengemachten Transfetten sind Transfette von Wiederkäuern eher förderlich als schädlich für unsere Gesundheit.[9] Studien kamen allerdings zu unterschiedlichen Ergebnissen, und möglicherweise sind die positiven Wirkungen natürlicher Transfette beim Tier spürbarer als beim Menschen.[10] Das könnte daran liegen, dass klinische Experimente solche Fette zumeist in Form von Nahrungsergänzungsmitteln zuführen und nicht in ihrer natürlichen Form in Talg oder Butter von Rindern oder Milchkühen aus Weidehaltung ohne Mastfutter. (Die Konzentration dieser möglicherweise gesunden Fette ist bei Rindern, die nur Gras gefressen haben, höher als bei Rindern, die mit Getreide gefüttert wurden. Mit Getreide gefütterte Tiere bilden ebenfalls natürliche Transfette, aber Tiere, die vor allem Gras bekommen, erzeugen mehr davon.[11]) Wahrscheinlich bestehen Synergien zwischen natürlich auftretenden Transfetten und anderen Nährstoffen im vollständigen Produkt, die im Labor oder über in der Fabrik erzeugte Nahrungsergänzungsmittel nicht replizierbar sind.

Es geht jedoch nicht darum, unbedingt solche natürlichen Transfette zu sich zu nehmen. Mir ist in erster Linie wichtig, dass Sie sich davor nicht zu fürchten brauchen. Wenn Sie also etwas über die Gefahren von Transfetten lesen, sollten Sie im Hinterkopf behalten, dass zwischen künstlich erzeugten und natürlich entstandenen Transfetten ein Unterschied besteht, der niemanden davon abhalten soll, Dinge zu verzehren, die dem Gehirn sehr guttun.

Gesättigte Fette: Köstlich – nicht tödlich!

Wie bereits erwähnt hat sich in der Öffentlichkeit (und der Ernährungswissenschaft) eine Gleichsetzung von *gesättigten Fetten* mit „gefäßschädigend" festgesetzt. Mehr als 50 Jahre wurde die Furcht vor derartigen Fetten geschürt, bis das eine nicht mehr ohne das andere denkbar war: *Gesättigte Fette sind gefäßschädigend.* Dasselbe ließe sich über Vollkorn und „gesund" sagen: *Vollkorn ist gesund.* Beides ist jedoch irreführend.

> Für die Aussage, dass der Verzehr gesättigter Fette mit einem erhöhten Risiko für koronare Herzkrankheit bzw. einem Herzgefäßrisiko einherginge, gibt es keine signifikanten Belege.[12]
>
> *Patty Siri-Tarino und Kollegen*

Jeder, der mithilfe einer kohlenhydratarmen, fettreichen Diät deutlich abgenommen hat, wird bestätigen, dass das Fett aus der Nahrung sich nicht automatisch an Bauch, Hüfte, Oberschenkeln und Gesäß niederschlägt.

Ebenso wenig lagert sich Fett aus der Nahrung automatisch in den Gefäßen ab und „verstopft" sie. In den letzten Jahren wurden zahlreiche Studien durchgeführt, welche die gesättigten Fetten von den diversen Gesundheitsproblemen, die sie angeblich anrichten, weitgehend freisprechen konnten. Das bedeutet natürlich nicht, dass Sie sich im Rahmen dieser Ernährungsumstellung hemmungslos mit gesättigten Fetten vollstopfen sollen. Sie müssen dieses Fett lediglich nicht mehr meiden oder sich gar davor sorgen. In jüngerer Zeit sind viele Studien und Analysen erschienen, die nicht nur den Ruf der gesättigten Fette wiederherstellen, sondern auch mahnend auf die Rolle eines übermäßigen Kohlenhydratkonsums hinweisen, der zu Herzgefäßerkrankungen beiträgt. Eine Metaanalyse der Harvard University, welche Studien zu potenziellen Zusammenhängen zwischen gesättigten Fetten und Herzgefäßkrankheiten unter die Lupe nahm, kam zu dem Ergebnis: „Trotz der allgemeinen Überzeugung, dass eine eingeschränkte Zufuhr gesättigter Nahrungsfette die Herzgefäßgesundheit fördert, gibt es keinen Nachweis für einen unmittelbaren, unabhängigen Zusammenhang."[13] Die Autoren dieser Analyse schrieben weiter: „Neuere Ergebnisse deuten darauf hin, dass Einschränkungen bei der Kohlenhydratzufuhr alle Faktoren der atherogenen Dyslipidämie verbessern können."[14] Der Ausdruck „atherogene Dyslipidämie" beschreibt eine Cholesterin- und Triglyzeridverteilung (Blutfette), die auf ein erhöhtes Herzrisiko hindeutet. Zum schädlichen Einfluss der Kohlenhydrate sagen die Autoren: „[Gesättigte

Fette] durch vermehrte Kohlenhydratzufuhr und insbesondere raffinierte Kohlenhydrate zu ersetzen, kann die atherogene Dyslipidämie verschärfen, die bei Insulinresistenz und Übergewicht zu beobachten ist und mit erhöhten Triglyzeriden, kleinen LDL-Partikeln und einem niedrigen HDL-Cholesterin einhergeht."[15] Wer also weniger gesättigte Fette, dafür aber mehr raffinierte Kohlenhydrate zu sich nimmt, dessen Herz und Gefäße leiden darunter.

All das bedeutet, dass alle, die brav den Standardempfehlungen folgen, weniger gesättigte Fette essen und stattdessen mehr Kohlenhydrate verzehren, das Problem, dass sie eigentlich beheben wollen, sogar verschlimmern. Im Einzelfall kann es sogar kritisch werden, wenn man statt gesättigten Fetten „gesundes Vollkorn" isst. Das gilt besonders bei einer Insulinresistenz oder anderen Stoffwechselproblemen, welche die Kohlenhydrattoleranz beeinflussen. Vollkorn kann seinen Wert haben, wenn man es frisch und wirklich „vollständig" isst, zum Beispiel als Salatbeigabe, in einem Gersten- oder Dinkelauflauf. Aber selbst solches Vollkorn sollte man als raffiniertes Getreide betrachten, sobald es fein gemahlen und mit Zucker und Konservierungsmitteln zu Brot, Crackern, Müsliriegeln, Frühstückscerealien und anderen Produkten verarbeitet wurde. Nicht von ungefähr wird das, was früher der „Bierbauch" war, heutzutage gern als „Weizenwampe" bezeichnet. (Manche Ärzte sprechen auch vom „Insulinwanst"!)

Auch wenn Sie viele Jahre etwas anderes gehört haben mögen, spricht sich inzwischen die Erkenntnis herum, dass raffinierte Kohlenhydrate dem Herzen weit mehr zusetzen als gesättigte Fette. Ein Team unter der Leitung von James DiNicolantonio, einem Herzforscher am Saint Luke's Mid America Heart Institute, kam zu dem Schluss: „Wenn man gesättigte Fette durch raffinierte Kohlenhydrate ersetzt, insbesondere durch Zuckerzusätze (wie Saccharose oder Fruktose-Glukose-Sirup), ist das Endergebnis der Herzgesundheit abträglich. Ein derartiger Ersatz führt zu Veränderungen von LDL- und HDL-Cholesterin und Triglyzeriden, die das KHK-Risiko erhöhen können."[16] Eine Studie ergab sogar, dass übergewichtige Frauen, die mehr Käse und Fleisch aßen, *weniger* atherogene Faktoren aufwiesen als Frauen, die weniger Fett und mehr Kohlenhydrate aßen.[17] Forscher der Harvard University erklärten: „Ernährungsumstellungen zur Verbesserung des zunehmenden Herzgefäßrisikos, das mit der atherogenen Dyslipidämie assoziiert ist, sollten primär auf eine begrenzte Aufnahme raffinierter Kohlenhydrate und den Abbau von Übergewicht abzielen."[18] (Es ist kein Zufall, dass kohlenhydratarme Ernährungsformen erheblich zum Fettabbau beitragen.)

Abgesehen von der üblichen Empfehlung, gesättigte Fette gegen Kohlenhydrate auszutauschen, ersetzen wir die gesättigten Fette (wie Butter oder Schmalz) auch vielfach durch ungesättigte Fette (wie Sojaöl, Rapsöl, Maisöl oder Olivenöl). Leider hatte die Erhöhung der Kohlenhydratzufuhr auf Kosten der gesättigten Fette unbeabsichtigte schädliche Folgen: Der Verzehr großer Mengen mehrfach ungesättigter Fette vornehmlich in Form von isolierten Ölen (im Gegensatz zum Fettanteil in vollwertigen Produkten wie Fisch, Geflügel, Nüssen und Samen) geht mit einem größeren Risiko für die Herzgefäßgesundheit einher.[19] Es ist ein bisschen wie im Fernsehkrimi. Die gesättigten Fette wurden als Schuldige für ein Verbrechen ausgemacht, für die in Wahrheit übermäßig verzehrte Kohlenhydrate und mehrfach ungesättigte Fette verantwortlich sind. Die unschuldigen gesättigten Fette waren viel zu lange zu Unrecht weggesperrt, doch jetzt werden sie endlich rehabilitiert. Hierzu sagt Glen Lawrence:

> *Der Mangel an eindeutigen Belegen dafür, dass gesättigte Fette auch nur einen Teil der gesundheitlichen Probleme hervorrufen, die man den mehrfach ungesättigten Fettsäuren zuschreiben kann, wirft die Frage auf, wie gesättigte Fette in der gesundheitlichen Fachliteratur zu einem derart schlechten Ruf kamen. Der Einfluss der Nahrungsfette auf das Serumcholesterin wurde überbewertet, und ein physiologischer Wirkmechanismus, wie gesättigte Fette herzkrank machen, wurde bisher nicht entdeckt.*[20]

Ein weiteres Problem ist, dass die gesättigten Fette in der Forschung häufig mit den industriell erzeugten Transfetten in einen Topf geworfen werden. Beide werden mitunter als „feste Fette“ bezeichnet, weil sie bei Zimmertemperatur nicht schmelzen. Doch während die gesättigten Fette in Milchprodukten, Rind- oder Schweinefleisch und Kokosnüssen von Natur aus fest sind, werden die mehrfach ungesättigten Pflanzenöle erst im Verlauf der partiellen Hydrogenisierung (Teilhärtung) fest. Während die unterschiedlichen Ernährungsansätze (Low-Carb, Paläo, Low-Fat, vegetarisch, vegan und andere) sich teilweise befehden und in Bezug auf gesättigte Fette nicht alle auf dem neuesten Stand sind, sind Mediziner und Ernährungsexperten sich jedoch einig, dass Transfette verschwinden müssen. In gesunden, widerstandsfähigen Populationen wiederum zählen gesättigte Fette aus Milchprodukten und Fleisch seit Jahrhunderten zu den Grundnahrungsmitteln, also lange bevor die epidemische Verbreitung von Herzkrankheiten und Übergewicht einsetzten. Der Arzt Donald Miller sagte hierzu: „Offenbar haben unsere Großeltern und Urgroßeltern alles richtig gemacht! Mit reichlich Butter,

Fleisch, Käse und Eiern sind sie gesund geblieben. Vor 100 Jahren war nur einer von 150 Menschen stark übergewichtig. Heute haben wir diese Dinge durch Kohlenhydrate, mehrfach ungesättigte Fettsäuren und Transfette ersetzt, und zwei Drittel der Bevölkerung sind übergewichtig, viele davon adipös. Das ist wirklich eine unglaubliche Epidemie."[21]

Eine letzte Anmerkung: Man hat uns viele Jahre dazu geraten, weniger gesättigte Fette zu verzehren und stattdessen auf komplexe Kohlenhydrate und ungesättigte Fette zu setzen. Insbesondere die ungesättigten Fette wurden empfohlen, denn bei manchen Menschen sinkt tatsächlich der Serumcholesterinspiegel ab, wenn sie diesen Tausch vornehmen. Allerdings wissen wir, dass ein hoher Cholesterinspiegel nicht automatisch auf KHK-Probleme und Herzinfarkt hindeutet. Aus welchem Grund also sollte man das Cholesterin senken? Es gibt keinen! Zumindest zahlenmäßig. Eine kürzliche Neuanalyse der Daten alter Studien auf mögliche Zusammenhänge zwischen gesättigten Fetten und koronarer Herzkrankheit (KHK) ergab: „Die verfügbaren Ergebnisse aus randomisierten, kontrollierten Studien zeigen, dass das Serumcholesterin zwar effektiv sinkt, wenn man gesättigte Nahrungsfette durch Linolsäure [ein mehrfach ungesättigtes Fett] ersetzt; es stützt jedoch nicht die Hypothese, dass sich auf diese Weise das Sterberisiko durch KHK oder andere Ursachen senken ließe."[22] Auf gut Deutsch: Wenn man statt gesättigten Fetten verstärkt mehrfach ungesättigte Fette zu sich nimmt, sinkt der Cholesterinspiegel, aber dieser niedrigere Wert schützt nicht vor dem Tod durch kardiovaskuläre Ereignisse. Warum also sollte man das tun?

Auch an dieser Stelle gilt: Sie sollen nun keineswegs gesättigte Fette in sich hineinschlingen. Falls Sie jedoch bisher aus Sorge um Ihr Herz um Butter, Käse, Speck, Sahne, Kokosöl, fettes Steak und andere Speisen mit hohem Gehalt an gesättigten Fetten lieber einen Bogen gemacht haben, brauchen Sie sich vor all diesen Köstlichkeiten nicht mehr zu fürchten. *Bon appétit!*

KAPITEL 13

Kostbare Fette für das Gehirn

Im vorherigen Kapitel haben wir die Unterschiede zwischen gesättigten, einfach ungesättigten und mehrfach ungesättigten Fettsäuren untersucht. Innerhalb dieser Kategorien gibt es bestimmte Fettarten, die dem Gehirn besonders guttun und daher besonders wertvoll sind, wenn Sie im Rahmen einer fettreichen Ernährung Ihre Neuronen (oder die eines Angehörigen) besser versorgen wollen. Hierzu zählen erstens die mittelkettigen Triglyzeride (eine Untergruppe der gesättigten Fette) und zweitens die Omega-3-Fettsäuren (eine Untergruppe der mehrfach ungesättigten Fette).

Mittelkettige Triglyzeride: Wo ist die Kokosnuss?

Bestimmt ist Ihnen aufgefallen, wie oft in diesem Buch schon auf Kokosöl verwiesen wurde. In Kapitel 2 wurde erwähnt, dass Kokosprodukten bei einer kohlenhydratarmen, ketogenen (und damit gehirnfreundlichen) Ernährung aus gutem Grund eine besondere Bedeutung zukommt. Kokosöl, vollfette Kokosmilch, Kokosbutter und andere vollfette Kokosprodukte enthalten viele mittelkettige Triglyzeride (MCT), welche einen Teil des normalen Verdauungsprozesses umgehen und leichter in Ketone umgewandelt werden können. Wie bereits erwähnt können MCT selbst ohne Kohlenhydratrestriktion als Ketonquelle dienen.

Aber auch wenn solche Öle selbst beim Vorliegen von größeren Mengen Kohlenhydraten (und hohem Insulinspiegel) den Ketonspiegel anheben können, wird es erst richtig interessant, wenn man die Kohlenhydratreduktion und den großzügigen Gebrauch MCT-reicher Produkte kombiniert. Verzehren Sie also ruhig Kokosprodukte und MCT-Öle, aber schrauben Sie gleichzeitig den Kohlenhydratverzehr zurück und senken Sie den Insulinspiegel. Ansonsten können mittelkettige Triglyzeride zwar ein wenig helfen, aber keineswegs

Wunder wirken. Ihre Gesundheit und die Ihrer Lieben ist zu wichtig für Halbherzigkeiten. MCT-reiche Lebensmittel können die Kohlenhydratreduktion nur ergänzen, nicht aber ersetzen.

Achten Sie auf nicht raffiniertes Kokosöl aus Bioanbau, *extra vergine*. (Das klingt hochgestochen, aber derartige Produkte sind in Bioläden, Drogerieketten und gut sortierten Supermärkten leicht zu finden und auch in guter Qualität erstaunlich preiswert.) Diese Öle schmecken und riechen sehr angenehm nach Kokos. Wer Kokosgeschmack ablehnt, aber dennoch von einem Ketonschub profitieren möchte, kann raffiniertes Kokosöl wählen. Hier wurden die Geschmacks- und Duftstoffe fast vollständig entfernt, ohne die Vorteile der MCT zu beeinträchtigen. (Als hochgesättigtes Fett eignet sich Kokosöl gut zum Kochen und Braten, hat aber einen vergleichsweise niedrigen Rauchpunkt. Manche Menschen sind der Ansicht, dass die raffinierte Version für die Zubereitung bei höheren Temperaturen besser geeignet ist.)

Inzwischen gibt es im Einzelhandel und online auch isolierte MCT-Öle. Wenn Ihnen der Kokosgeschmack nicht zusagt, möchten Sie das vielleicht einmal ausprobieren. Allerdings machen die MCT nur einen kleinen Anteil der Gesamtfettsäuren im Kokosöl aus. (Der Rest sind kurz- oder langkettige Fette, wobei sich „kurz“, „mittel“ oder „lang“ auf die Anzahl der Kohlenstoffatome in der Fettsäurekette bezieht.) Gereinigtes MCT-Öl besteht zu 100 Prozent aus mittelkettigen Triglyzeriden und könnte zumindest akut einen wirksameren Beitrag zur Verbesserung der Kognition leisten. Kokosöl ist die kostengünstigere Variante, die in der Küche vielseitig verwendbar ist.

> MCT unterliegen nicht denselben Regulierungsfaktoren, die das Eindringen von LCT [langkettigen Triglyzeriden] in die Zellen und in die Mitochondrien steuern; deshalb oxidieren [verbrennen] MCT in den Muskelzellen prompt oder werden von der Leber in Ketone umgewandelt. Je nach Dosis kann der MCT-Verzehr die Ketone daher rasch anheben.[1]
>
> *Jeff Volek und Stephen Phinney*

Weil die MCT selbst bei hohem Insulinspiegel und hoher Kohlenhydratzufuhr Ketone erzeugen können, sollten Sie sich diese Öle umgehend besorgen, selbst wenn Sie Ihren Angehörigen nur dazu überreden können, in diesem einen Punkt zu kooperieren. Dass das Gehirn Ketone als Treibstoff bekommt, wird das Fortschreiten der Erkrankung kaum aufhalten können, aber es könnte vorübergehend die Kognition schärfen, und das wiederum kann die Lebensqualität von Alzheimer-Patienten (und jener, die sie betreuen!) verbessern.

Kurzfristig ist die Verwendung dieser speziellen Fette und exogenen Ketone damit besser als nichts.

Kokosprodukte und MCT-Öl lassen sich auf unterschiedliche Weise in die Ernährung einbauen:

- Etwas Kokos- oder MCT-Öl in den Kaffee oder Tee rühren. (Das klingt zunächst vielleicht irritierend, schmeckt aber richtig gut. Betrachten Sie es als „Gehirnkick" am frühen Morgen.)
- Kokosöl eignet sich als Standardfett zum Braten von Spiegeleiern, Gemüse oder Fleisch sowie für Pfannengerichte. Gehen Sie beim Kochen für Alzheimer-Kranke ruhig großzügig damit um!
- Kokosmilch passt zu selbstgekochten Currys oder Smoothies. (Nehmen Sie stets die vollfette Variante, keine fettreduzierten oder Light-Produkte. Es geht schließlich um das Fett.)
- Verwenden Sie Kokosöl oder Kokosbutter für selbst gemachte Schokospeisen mit ungesüßtem Kakao oder Schokolade mit 85 Prozent Kakaoanteil.
- Ungesüßte, getrocknete Kokosflocken oder Kokoschips eignen sich zum Panieren von Hühnerfilet oder Fisch oder auch als kleiner Snack zwischendurch. Dazu können Sie die Flocken kurz in der trockenen Pfanne anrösten. So werden sie etwas knusprig und entfalten ein köstlich nussiges Aroma.
- Am besten essen Sie gleich einen Löffel voll!

Aber Achtung: Am späten Abend sollten Sie keine größeren Mengen Kokos- oder MCT-Öl zu sich nehmen. Diese speziellen Fette sind eine derart gute Ketonquelle und spenden so viel schnelle Energie, dass manche Menschen danach schlecht einschlafen können. (Diese aufputschende Wirkung erleben jedoch nicht alle; finden Sie selbst heraus, ob sie bei Ihnen oder Ihren Angehörigen zutrifft.) Außerdem empfehle ich, den Verzehr nur schrittweise zu erhöhen, wenn Sie bisher nicht mit Kokosöl gekocht haben. Manche Menschen reagieren mit Verdauungsstörungen oder leichtem Durchfall, wenn sie zu viel davon zu sich nehmen, ehe der Körper sich daran gewöhnt hat, so viele leicht resorbierbare Fette zu bekommen. Fangen Sie mit kleinen Mengen an, die Sie langsam steigern.

Omega-Fettsäuren: Omega-3 und Omega-6 im richtigen Verhältnis

In Kapitel 12 habe ich erklärt, warum man lieber keine größeren Mengen mehrfach ungesättigter, raffinierter pflanzlicher Öle zu sich nehmen sollte. Andererseits ist es harmlos (oder sogar empfehlenswert), mehrfach ungesättigte Fette als Teil von natürlichen Lebensmitteln wie Nüssen und Samen, Fisch und Meeresfrüchten sowie Geflügel zu verzehren. Wenn wir etwas tiefer graben, umfasst die Kategorie der mehrfach ungesättigten Fettsäuren nämlich diverse Untergruppen an Fetten. Zwei davon werden als essenzielle Fettsäuren bezeichnet. „Essenziell" bedeutet dabei, dass wir diese Fettsäuren nicht aus anderen Substanzen selbst herstellen können. Wir müssen sie also über die Ernährung zu uns nehmen. Diese zwei essenziellen Fettsäuren sind *Linolsäure* und *Alpha-Linolensäure*. Linolsäure ist die „Eltern-Omega-6-Fettsäure"; Alpha-Linolensäure die „Eltern-Omega-3-Fettsäure", aus denen der Körper andere Omega-6- oder Omega-3-Fettsäuren synthetisieren kann. Um gesund zu bleiben, brauchen wir beide, allerdings im Vergleich zur Gesamtnahrungszufuhr nur in sehr geringen Mengen. (Wissenschaftler kürzen diese Fettsäuren mit n-3 und n-6 beziehungsweise w-3 und w-6 ab.)

Wer je etwas über Gesundheit und Ernährung gelesen hat, ist bestimmt auf die Begriffe *Omega-3* und *Omega-6* gestoßen. Wahrscheinlich haben Sie auch registriert, dass Omega-3-Fettsäuren „gut" sind und Omega-6-Fettsäuren „schlecht". Das klingt zwar eindrucksvoll, ist aber eine übertriebene bis falsche Darstellung der Fakten. Angeblich liegt das daran, dass eine übermäßige Omega-6-Aufnahme die Entzündungsbereitschaft tendenziell verstärkt, wohingegen Omega-3-Fettsäuren Entzündungen generell hemmen. Schließlich sind Fette nicht nur eine Energiequelle, sondern sie regulieren auch und übernehmen Signalfunktionen, zum Beispiel für Beginn, Verlauf und Abflauen einer Entzündung.

In Wahrheit jedoch können *beide* Fettsäurearten Entzündungen verstärken oder eindämmen, und beide sind für Gesundheit und Entzündungsreaktion erforderlich. Nicht jede Entzündung ist schlecht! Ohne Entzündungsreaktion könnten wir theoretisch an einem Schnitt in den Finger verbluten. Eine akute, vorübergehende Entzündung ist ein Schutzmechanismus des Körpers bei Verletzungen wie Schnitten, Beulen, Kratzern, Verbrennungen oder Schlimmerem. Gefährlich wird es erst, wenn sich eine chronische Entzündungsbereitschaft einstellt und diese nicht mehr abflaut. Dafür kann es diverse Ursachen geben, unter anderem eine ungesunde Ernährung, unerkannte Lebensmittelunverträglichkeiten, Stress oder Rauchen.

Omega-3-Fettsäuren sind für die Gesundheit des Gehirns entscheidend, weil das Gehirn aus ihnen besteht. Die Docosahexaensäure (DHA), ein Omega-3-Fett aus fettem Kaltwasserfisch, Innereien und Eigelb, ist eine strukturelle Schlüsselkomponente des Gehirns. (DHA macht bis zu 40 Prozent der Fettsäuren in den Zellmembranen des Gehirns aus.[2]) Stellen Sie sich vor, Sie müssten ein Blockhaus bauen, hätten aber nicht genug Holz – dann wissen Sie, wie schwer es ist, ohne ausreichend DHA ein funktionierendes Gehirn zu erhalten. DHA ist für das Gehirn so wichtig, dass ein Forschungsteam, das sich mit dem möglichen Einfluss bestimmter Fette im Körper auf die Alzheimer-Entstehung befasst, hierzu schrieb: „Eine Ernährungsumstellung mit ausdrücklicher Senkung der Kohlenhydratzufuhr und Erhöhung der essenziellen Fettsäuren wie DHA könnte der Erkrankung effektiv vorbeugen oder sie hinauszögern."[3] Weiter sagten sie: „Ernährungsformen mit zu wenig w-3 können mit einem verminderten DHA-Gehalt in der Synapsenmembran, Lipidperoxidation in der Membran (…), Synapsenverlust (…) und ineffizient funktionierenden Membranproteinen wie den Glukosetransportmolekülen einhergehen."[4] Weniger Synapsen, oxidierte Fette in den Membranen und ein ineffizienter Glukosetransport: Das sind einige der Faktoren, die zu kognitiven Beeinträchtigungen und Alzheimer beitragen.

> Eine unzureichende DHA-Aufnahme und niedrige DHA-Spiegel im Hippocampus können beim kognitiven Abbau im Alter und/oder bei der Alzheimer-Krankheit eine Rolle spielen.[5]
>
> *Stephen Cunnane und Kollegen*
>
> Die Einnahme von langkettigen, mehrfach ungesättigten w-3-Fettsäuren und der Fischverzehr als Hauptquelle für DHA (dem vorherrschenden Baustein der Membranphospholipide in metabolisch aktiven Gehirnregionen …) kann auch das Risiko für die Alzheimer-Inzidenz verringern.[6]
>
> *Roger Lane and Martin Farlow6*

Aufgrund ihrer Rolle für die physische Struktur von Neuronen und anderen Gehirnzellen, aber auch als Vorstufen für Signalgeber bei der Entzündungsreaktion sind Omega-3-Fette für die gesunde Kognition unverzichtbar.

Trotz unterschiedlicher Ergebnisse gehen höhere Konzentrationen von Omega-3-Fettsäuren in den roten Blutkörperchen (als Marker für die Versorgung des ganzen Körpers) insgesamt mit einem höheren Volumen von Gehirn und Hippocampus einher, und der Hippocampus wiederum ist eine der Hirnregionen, die bei Alzheimer stärker betroffen sind und stärker atrophieren.[7] Auch im normalen Alterungsprozess kommt es zur Hirnatrophie (schrumpfendem Hirnvolumen), doch bei weniger Omega-3-Fetten im Körper könnte dieser Volumenverlust (besonders im Hippocampus) größer sein, als es normalerweise zu erwarten wäre.[8]

Die Omega-3-Zufuhr zu erhöhen, indem man mehr fetten Fisch, Leinsamen, Chiasamen und Omega-3-Eier isst, ist eine gute Idee. Zugleich sollte man allerdings (und das ist ebenso wichtig!) die Omega-6-Zufuhr aus Maisöl, Sojaöl oder Distelöl zurückschrauben. Denn wir brauchen die essenziellen Omega-3- und Omega-6-Fettsäuren keineswegs in gleicher Menge. Das optimale Verhältnis ist noch nicht abschließend geklärt, aber die Fachwelt ist sich einig, dass wir insgesamt zu viel n-6 im Vergleich zu n-3 aufnehmen. Das ist ein unvermeidlicher Nebeneffekt der modernen Ernährungsweise mit ihrem hohen Anteil an Pflanzenölen, in denen wiederum ein hoher Omega-6-Anteil vorliegt. Laut Angaben des University of Maryland Medical Center nehmen wir in Amerika etwa 14 bis 25 Mal so viel n-6 zu uns wie n-3.[9]

> Die Schulmedizin macht einen schlimmen Fehler, wenn sie den Leuten empfiehlt, statt gesättigten Fetten lieber Speisen mit vielen Omega-6-Fetten zu verzehren.[10]
> *Dwight Lundell*

Die menschliche Physiologie, Studienergebnisse und die anthropologische Forschung legen nahe, dass wir rein biologisch maximal vier bis fünf Mal so viele Omega-6- wie Omega-3-Fettsäuren zu uns nehmen sollten. (Manche meinen sogar, das Verhältnis wäre eher halb so hoch.[11]) Seit unsere Nahrungsmittel von der Industrie mit reichlich Soja-, Mais- und Baumwollsamenöl erzeugt werden, hat sich die Omega-6-Zufuhr auf die 20- bis 25-fache Menge der Omega-3-Zufuhr erhöht.[12] Offizielle Stellen halten bei Erwachsenen eine Omega-6-Aufnahme von

> Schätzungen zufolge aßen die Jäger und Sammler des Paläolithikums etwa gleich viele n-6- und n-3-Fettsäuren. Die moderne, westliche Ernährung enthält aber deutlich mehr n-6-Fettsäuren, weil Getreide nicht nur für die Lebensmittelproduktion, sondern auch als Viehfutter eingesetzt wird. Dadurch hat sich das Verhältnis von n-6- zu n-3-Fettsäuren von etwa 1:1 (in der Steinzeit) auf etwa 20:1 (heutige Ernährungsweise) ganz erheblich verändert.[14]
> *Samuel Henderson*

fünf bis zehn Prozent der Tageskalorien für akzeptabel.[13] Bei 2000 Kalorien pro Tag läge der Mittelwert (7,5 Prozent) somit bei 150 Kalorien; das sind 16,7 Gramm Omega-6-Fette. Diese Menge überschreitet man bereits mit einer großzügigen Portion Salatdressing (ganz zu schweigen von all dem, was man an diesem Tag vielleicht sonst noch essen möchte). Das massive Ungleichgewicht zwischen Omega-6-Fettsäuren und Omega-3-Fettsäuren wird mit diversen Gesundheitsproblemen wie KHK, chronischen Schmerzen, schwerer PMS-Symptomatik und Arthritis in Verbindung gebracht.

Wir brauchen also mehr Omega-3-Fette und weniger Omega-6-Fette. Aber in welchen Produkten unserer Nahrung stecken diese Fettsäuren? Da Omega-6-Fettsäuren und Omega-3-Fettsäuren jeweils mehrfach ungesättigte Fette sind, stammen beide mehrheitlich aus pflanzlichen Ölen. (Tierische Fette sind vorwiegend gesättigt oder einfach ungesättigt. Sie enthalten zwar kleine Mengen mehrfach ungesättigter Fettsäuren, aber da wir den weitaus größeren Teil über pflanzliche Öle beziehen, sollten wir uns darauf konzentrieren; siehe auch Tabelle 13.1.)

Öl	% Omega-6	% Omega-3	Verhältnis n-6 zu n-3
Distelöl	75	0	75
Traubenkernöl	70	0	70
Sonnenblumenöl	65	0	65
Maisöl	54	0	54
Baumwollsamenöl	51	0	51
Sesamöl*	42	0	42
Erdnussöl*	32	0	32
Sojaöl	51	7	7,3
Walnussöl	52	10	5,2
Canolaöl*	20	9	2,2
Leinöl	14	53	0,26

Tabelle 13.1: Omega-6- und Omega-3-Zusammensetzung ausgewählter Öle
Quelle: Mary Enig, *Know Your Fats*
* In Erdnuss-, Sesam- und Canolaöl stehen die einfach ungesättigten Fettsäuren im Vordergrund. Dennoch enthalten diese Öle nach wie vor eine erhebliche Menge mehrfach ungesättigter Fettsäuren und sind hier ebenfalls aufgeführt. Man kann sie gelegentlich in der Küche einsetzen.

Gewisse Mengen Omega-6- und Omega-3-Fettsäuren steuern auch tierische Produkte bei. Wildgefangener Fisch ist die reichhaltigste Quelle für Omega-3-Fette tierischer Herkunft. Geringe Mengen finden sich aber auch im Fleisch von Rind-, Bison- oder Lammfleisch, Geflügel und Milchprodukten. Welche essenziellen Fettsäuren in tierischen Produkten stecken, ist jedoch stark davon abhängig, was die Tiere gefressen haben. Fleisch, Fett und Milchprodukte aus Weidehaltung enthalten mehr Omega-3-Fette und andere Nährstoffe als Lebensmittel von Tieren, die mit Getreide gefüttert wurden.[15] Dasselbe gilt für das Eigelb von Hennen, die auf Wiesen herumlaufen und picken durften, oder von Hennen, deren Nahrung mit Leinsamen, Chiasamen oder Fischmehl mit Omega-3-Fetten angereichert wurde.[16] (Auf dieses Thema kommen wir in Kapitel 16 noch zu sprechen.)

Tabelle 13.1 zeigt, dass einige der Öle, die in der modernen Ernährung allgegenwärtig sind, einen hohen Omega-6-Anteil haben. Das liegt an den modernen Verfahren der Lebensmittelproduktion und Subventionen, die Mais, Baumwollsamen und Soja für die Hersteller so unglaublich günstig machen. In Kombination finden sich diese Öle in praktisch allen Massenprodukten und fast jedem abgepackten Nahrungsmittel mit langer Haltbarkeit: Salatsoßen, Mayonnaise, Kekse, Kuchen, Backwaren (auch die „frischen" an der Backtheke), in Kartoffelchips und anderen Snacks, in fertigen Glasuren, gerösteten Nüssen und vielem mehr. Hinzukommen natürlich die großen Flaschen mit Mais- und Sojaöl, die uns als „Pflanzenöl" verkauft werden.

Selbst wenn Sie jede Woche eine ordentliche Menge Fisch verzehren – solange man auch große Mengen stark verarbeiteter Produkte zu sich nimmt, liegt die Omega-6-Aufnahme wahrscheinlich deutlich über der Omega-3-Aufnahme und dürfte die erwähnte Obergrenze von 4:1 oder 5:1 weit überschreiten. Und wenn die Omega-3-Zufuhr nicht so hoch ist, ist das Ungleichgewicht noch schlimmer.

Manche Menschen versuchen, über Fischölkapseln mehr Omega-3-Fettsäuren zu sich zu nehmen. Wenn man nicht regelmäßig fetten Fisch oder Omega-3-Eier isst, empfehle ich ein hochwertiges Nahrungsergänzungsmittel mit Fischöl oder Lebertran. Achten Sie aber wirklich auf die Qualität. Von großen Flaschen aus dem nächsten Drogeriemarkt rate ich eher ab. Wir wollen einem Gehirn helfen, in dem sich über lange Zeit hinweg Schäden angesammelt haben. Da gibt es keine Kompromisse! Informieren Sie sich gründlich über Testberichte oder eine qualifizierte Beratung, welche Hersteller empfehlenswert erscheinen, ihre Chargen regelmäßig auf Schadstoffe und Reinheit testen und ihre Produkte nicht monatelang in warmen Lagern herumstehen lassen oder im Geschäft grellem Licht aussetzen, wo die Öle ranzig werden könnten.

Wenn ich von „fettem Fisch" spreche, bedeutet das, dass man den Fisch (besonders Lachs, Sardinen und Makrele) *samt Fett und Haut* isst. Wenn Sie Fisch ohne Haut kaufen, übergehen Sie die besten Quellen für dieses wichtige Fett. Merke: Die Lachsfilets ohne Haut, die Sie in der Fischtheke sehen (oder im Restaurant bekommen) sind extrem mager. Die wertvollen Omega-3-Fettsäuren, deretwegen manch einer zu Fisch greift, stecken natürlich im Fett. Bei Makrele oder Sardinen aus der Dose (eine ausgezeichnete, preisgünstige Omega-3-Quelle) sollten Sie Sorten mit Haut und Gräten bevorzugen. Die wichtigen Fette, nach denen wir lechzen, sind eben genau das: *Fett*. Die Haut solcher Fische ist sehr fettreich, und ihre Gräten liefern Kalzium und andere Mineralstoffe. (Die Knochen von Dosenfisch sind sehr weich und genauso leicht zu kauen wie das Fleisch. Sie sind keineswegs hart und zerbröseln sehr schnell im Mund, was keineswegs unangenehm ist. Essen Sie die Gräten mit!) Bei Lachs und Makrele aus der Dose empfehle ich sogar, das Einlegewasser zu verwenden, das man normalerweise abgießt. Diese Flüssigkeit hat einen öligen Glanz, der darauf beruht, dass ein Teil des Fischfetts in das Dosenwasser übergegangen ist.

Kann man Omega-3-Fettsäuren nur über fetten Fisch aufnehmen?

Nein. Ich empfehle für die Omega-3-Zufuhr gerne fetten Fisch, weil wir aus pflanzlichen Quellen (wie Leinsamen, Chiasamen oder Walnüssen) zwar gewisse Omega-3-Fette beziehen können, diese sich aber von den Fettsäuren aus tierischer Nahrung unterscheiden. Die pflanzliche Form von Omega-3-Fettsäuren heißt Alpha-Linolensäure (ALA) Das ist die bereits erwähnte „Elternform". Aus diesem Rohmaterial gewinnen wir am Ende EPA (Eicosapentaensäure) und DHA, also die Fette, die für die Gehirngesundheit so wichtig sind. Um aus ALA jedoch EPA und DHA zu erzeugen, muss der Körper einen komplexen biochemischen Reaktionsweg mit vielen Zwischenschritten anstoßen. Bei den meisten Menschen läuft diese Konversion nicht reibungslos ab, und wenn sie viele Omega-6-Fette zu sich nehmen, wird es noch schwieriger. Denn die Omega-3- und Omega-6-Fette durchlaufen beide diese Konversionsprozesse und wetteifern um diverse Hilfsmoleküle, die sie dafür brauchen. Je mehr Omega-6-Fette Sie zu sich nehmen, desto weniger dieser Hilfsenzyme, die nur in begrenzter Zahl vorliegen, bleiben im Verhältnis für die Omega-3-Verarbeitung übrig.

Wer auf Fisch und Meeresfrüchte lieber verzichten möchte oder allergisch ist, sollte selbstverständlich die Omega-3-Zufuhr aus Pflanzen erhöhen. Leinsamen,

Leinöl, Chiasamen und Walnüsse passen allesamt gut in eine kohlenhydratarme, fettreiche Ernährungsweise, und auch wenn ALA weniger hilfreich ist als EPA und DHA, ist das besser als nichts – besonders für alle, die keinen Fisch essen. (Auch Walnüsse liefern Omega-3-Fettsäuren, enthalten aber zugleich fünfmal so viele Omega-6-Fettsäuren. Kleine Portionen sind daher gut, aber eine nennenswerte Omega-3-Quelle sind sie eher nicht.) Bei einer Allergie oder Aversion gegenüber Meeresfrüchten empfehle ich Eier von Hennen, deren Futter mit Omega-3-Fettsäuren versetzt wurde (oder noch besser: Hennen, die neben dem Futtergetreide draußen im Freien auch Gras, Würmer und Insekten fressen durften), sowie Fleisch von Tieren, die nur Gras gefressen haben. Für Menschen, die regelmäßig fetten Fisch essen, ist das vielleicht weniger wichtig, aber alle anderen können über solche Lebensmittel größere Mengen EPA und DHA aufnehmen als es die meisten über pflanzliche Omega-3-Quellen schaffen.

Ein weiteres Argument für den Verzehr von Fisch und Meeresfrüchten ist ihr Nährstoffgehalt insgesamt. Insbesondere Schalentiere bieten diverse wichtige Nährstoffe für Gehirn und Kognition in hoher Konzentration (siehe Tabelle 13.2), und vor dem Cholesteringehalt brauchen Sie sich nicht mehr zu scheuen.

Nährstoff	Austern	Venusmuscheln	Miesmuscheln	Hummer
Vitamin C	18 %	31 %	19 %	0 %
Vitamin B12	408 %	1401 %	340 %	44 %
Riboflavin (B2)	22 %	21 %	21 %	3 %
Niacin (B3)	15 %	14 %	13 %	5 %
Eisen	43 %	132 %	32 %	2 %
Phosphor	21 %	29 %	24 %	16 %
Zink	188 %	15 %	15 %	17 %
Mangan	52 %	43 %	289 %	3 %
Kupfer	114 %	29 %	6 %	82 %
Selen	187 %	78 %	109 %	52 %

Tabelle 13.2: Anteil der Nährstoffe pro 90-Gramm-Portion am Tagesbedarf
Quelle: Conde Nast, *SELF Nutrition Data*, Zugriff Dienstag, 28. April 2015, http://nutritiondata.self.com
Hinweis: Angegeben ist der prozentuale Anteil am Tagesbedarf für Erwachsene und Kinder ab 4 Jahren, basierend auf einer Tageskalorienzufuhr von 2000 Kilokalorien (kcal).

Tabelle 13.2 zeigt, dass Muscheln und Krustentiere vor Mikronährstoffen nur so strotzen. Sie enthalten außerordentlich viel Vitamin B_{12}, das wegen seiner Bedeutung für das Myelin für die gesunde Neuronenstruktur und -funktion sehr wichtig ist (siehe Kapitel 3). Viele ältere Menschen haben einen niedrigen Vitamin-B_{12}-Spiegel, weshalb manche Forscher meinen, dass eine unzureichende Vitamin-B_{12}-Versorgung zu Demenz beitragen könnte. Ohne den Mineralstoff Selen kann Glutathion (das gern als wichtigstes Antioxidans des Körpers bezeichnet wird und für die Produktion der Schilddrüsenhormone benötigt wird) nicht richtig recycelt werden. Austern sind eine ausgezeichnete Quelle für hoch bioverfügbares Zink, und viele ältere Menschen mit kognitiven Beeinträchtigungen weisen einen Zinkmangel auf. Zink liegt auch in pflanzlichen Lebensmitteln wie Kürbiskernen oder Sesamsamen, Erdnüssen und bestimmten Bohnen vor. Allerdings kann der Körper Zink aus tierischen Quellen oder Meeresfürchten leichter aufnehmen.

KAPITEL 14

Gesunde Vorsicht: Milchprodukte, Gluten, Süßungsmittel und Zuckeralkohole

Die Grundregeln für eine kohlenhydratarme, fettreiche Diät sind ziemlich einfach. Es gibt allerdings einige ergänzende Punkte, die Ihnen vielleicht Kopfzerbrechen bereiten, zum Beispiel Milchprodukte, Gluten und der Umgang mit künstlichen Süßungsmitteln und Zuckeralkoholen. In diesem Kapitel prüfen wir, inwiefern solche Dinge in unsere gehirnfreundliche Ernährungsstrategie passen.

Milchprodukte: Immer in die Vollen!

Ob Milchprodukte zu Ihrer Ernährungsform passen, richtet sich allein nach Ihrer Sensitivität für die geringen Mengen Laktose (Milchzucker) in den Produkten. Manche Milchprodukte enthalten mehr Laktose als andere, aber viele sind ausgezeichnete Fett- und Proteinlieferanten, und ihre Einbeziehung kann es langfristig erheblich erleichtern, sich mit Genuss an das Gesamtkonzept zu halten.

Wenn Sie Milchprodukte essen möchten, sollten Sie stets die vollfette Variante wählen, keine fettreduzierten Formen. Schließlich ist Fett unser wichtigster Makronährstoff. Wir wollen uns nicht fettarm ernähren, also gibt es auch keinen Grund auf fettreduzierte Milchprodukte zurückzugreifen. Fett ist vielmehr erwünscht.

Wie alle Lebensmittel haben auch die verschiedenen Milchprodukte unterschiedliche Auswirkungen auf das Insulin. Je höher der Fettgehalt und je niedriger der Kohlenhydrat- und Proteingehalt von etwas ist, desto weniger wird die

Insulinproduktion angekurbelt. Und da wir darauf abzielen, den Insulinspiegel niedrig zu halten, um die Synthese gehirnfreundlicher Ketone zu erleichtern, sollte man den fettreicheren Varianten stets den Vorzug geben.

Bei einer Laktoseintoleranz oder einer Unverträglichkeitsreaktion auf das Milchprotein Kasein können Sie im Rahmen dieser Diät bedenkenlos auf Milchprodukte verzichten. Köstliche fettreiche Milchprodukte wie Butter und Sahne erleichtern es, die Vorgaben zu befolgen, aber nahrhafte Fette und Proteine bieten auch viele andere Speisen.

Geeignete Milchprodukte

- Butter
- Gheebutter (geklärte Butter ohne die Milchbestandteile) bzw. Butterschmalz
- Crème double oder Schlagsahne
- Sahne, Crème fraîche oder Schmand
- Kaffeesahne oder saure Sahne (Sauerrahm), wobei Kaffeesahne auch eine kleine Menge Kohlenhydrate enthält.
- Vollfetter Frischkäse oder Quark, natur oder mit Frühlingszwiebeln, Schnittlauch und anderen Kräutern. Achtung, Fruchtquark oder Honig-Nuss-Sorten sind in der Regel gezuckert oder mit Maissirup gesüßt.
- Körniger Frischkäse; bitte Zutaten und Nährwertangaben prüfen, denn stärkehaltige Verdickungsmittel und Stabilisatoren können den Kohlenhydrategehalt erhöhen. Die Vollfettstufe enthält normalerweise 4 % Fett.
- Käse aller Art von Kühen, Ziegen oder Schafen: Hartkäse, Weichkäse, Schimmelkäse usw. Lange gereifte Sorten und Hartkäse haben den vergleichsweise geringsten Laktosegehalt, weil die Bakterien beim Reifeprozess den Zucker verbrauchen. Frischkäse enthält etwas mehr Kohlenhydrate.
- Vollfetter Naturjoghurt oder griechischer Joghurt in kleinen Mengen (ggf. mit Zimt, Beeren oder Süßstoff mischen). Wegen der lebenden Bakterienkulturen enthält Joghurt weniger Kohlenhydrate als auf den Nährwertangaben ausgewiesen sind. Die aktiven Joghurtkulturen wandeln die Laktose teilweise in Milchsäure um. Diese sorgt für den frischen, säuerlichen Geschmack und verwandelt Milch in halbfesten Joghurt. Laut erfahrenen Low-Carb-Forschern liefern 250 Gramm Joghurt nur 5 Gramm Kohlenhydrate.[1]

Ungeeignete Milchprodukte

- Milch in jeder Form (Vollmilch oder fettreduziert, Kakao, Trinkschokolade)
- Milchspeiseeis oder Sahneeis

- Milchshakes (einschließlich fertiger Milchmixgetränke mit Schokoladen- oder Fruchtgeschmack aus dem Kühlregal)
- Fettreduzierter Joghurt oder Fruchtjoghurt. Joghurt gilt generell als „gesund", aber solche Zubereitungen enthalten zu viel Zucker für unsere Ernährungsstrategie. Ein 150-Gramm-Becher kann 22 Gramm Zucker enthalten. (Wenn Sie Joghurt mögen, sollten Sie die bereits erwähnten vollfetten Natursorten wählen. Selbst zuckerfreie, fettreduzierte Sorten können einen hohen Gesamtkohlenhydratanteil aufweisen.)
- Alle fettreduzierten, „fettarmen" oder fettfreien Milchprodukte. Sie müssen Ihr Fett schon essen!

Milchersatzprodukte

- *Milchfreier Kaffeeweißer:* Wer Kaffee oder Tee gerne mit Sahne genießt, sollte echte Sahne nehmen, keinen aromatisierten Kaffeeweißer ohne Milch. Sie sehen aus wie Sahne, beruhen aber normalerweise auf Pflanzenöl und enthalten viel Zucker. (Das können locker 5 Gramm Zucker in nur einem Esslöffel sein, und man nimmt schnell mal deutlich mehr. Auch „zuckerfreie" Kaffeeweißer können Maissirup oder andere Süßungsmittel enthalten – achten Sie also auf den Kohlenhydratanteil.)
- *Margarine:* Essen Sie keine Margarine oder andere „pflanzliche Streichfette", die Geschmack und Konsistenz von Butter imitieren. Da gesättigte Fette und Cholesterin rehabilitiert sind, dürfen Sie ruhig echte Butter nehmen. Streichfette aus Pflanzenöl sind in vielerlei Hinsicht problematisch und sollten daher ganz gemieden werden – unabhängig davon, ob man sich kohlenhydratarm ernährt oder nicht.
- *Mandeldrinks, Nussdrinks, Reisdrinks und andere Milchersatzprodukte:* Wenn Sie aufmerksam einkaufen und nur ungesüßte Produkte wählen, sind solche Alternativen in Ordnung. Bitte prüfen Sie die Nährwertangaben und achten Sie darauf, nicht versehentlich äußerlich ähnliche, gezuckerte Versionen derselben Marke zu kaufen. Akzeptabel sind Milchersatzprodukte aus Mandeln, Cashewnüssen, Hanf oder Reis mit maximal 3 Gramm Kohlenhydraten pro 240 Milliliter. Sojadrinks sind ungeeignet, ob gesüßt oder nicht.

Müssen Sie glutenfrei leben?

Gluten ist ein Protein, das in Weizen und verwandten Getreidesorten wie Gerste, Roggen, Dinkel, Grünkern und den „Urformen“ des Weizens (Emmer, Einkorn, Kamut) vorliegt. Gluten wird auch gern als Zusatzstoff verwendet, um die Konsistenz und Struktur anderer Lebensmittel zu verbessern. Neben offensichtlichen Getreideprodukten wie Brot, Nudeln, Gebäck und anderem kann isoliertes Gluten auf Weizenbasis auch in Fertigsoßen, Dressings und anderen Würzmitteln, abgepackten Lebensmitteln aller Art, Fleischwaren (Hähnchen-Nuggets, Frikadellen) und so weiter auftauchen. Manche Menschen können Gluten nicht gut verdauen, wobei die Reaktionen nicht nur in akuten Magenschmerzen und Übelkeit bestehen können, sondern auch in anderen Symptomen wie Blähungen, Kopfschmerzen, Hautproblemen (Dermatitis herpetiformis, Psoriasis, atopisches Ekzem) oder gar neurologischen und psychischen Erscheinungsbildern wie Angst und Ataxie.[2] Studien zufolge könnte eine Glutensensitivität zu den Hauptursachen für Schizophrenie zählen, und manche Forscher sprechen von einer „Glutenpsychose“.[3]

Die bekannteste Erkrankung in Bezug auf Gluten ist die Zöliakie, eine echte Allergie auf dieses Protein, bei der die Dünndarmschleimhaut angegriffen wird. (Aufgrund der daraus resultierenden eingeschränkten Verdauungsfunktion kommt es bei Zöliakiepatienten häufig zu starken Blähungen, Durchfall und unerwünschtem Gewichtsverlust, weil sie der Nahrung nicht ausreichend Nährstoffe entziehen können.) In der Medizin spricht sich jedoch verstärkt herum, dass Zöliakie lediglich *eine* Manifestation der Glutensensitivität ist. Daneben gibt es die Nicht-Zöliakie-Glutensensitivität, die ein Spektrum an sonstigen Beschwerden umfasst, die ohne die gastrointestinalen Symptome der Zöliakie auftreten.[4] Viele Betroffene wissen gar nicht, dass ihre Symptome auf einen ganz alltäglichen Inhaltsstoff zurückgehen, weil sie nie versucht haben, längere Zeit glutenfrei zu leben. Die moderne westliche Ernährung und die Convenience-Produkte, auf die viele Menschen sich gerne verlassen, beruhen in hohem Maße auf Weizen und anderen glutenhaltigen Lebensmitteln: Frühstücksflocken, Toast oder Brötchen am Morgen, später belegte Brote, zwischendurch Salzstangen oder Kuchen und abends ein Nudelgericht. Manche Menschen nehmen so rund um die Uhr Gluten zu sich – mitsamt den raffinierten Kohlenhydraten, in die dieser Stoff normalerweise verpackt ist.

Die Ernährungsstrategie in diesem Buch kann glutenfrei sein, muss es aber nicht. Wer möchte (oder muss!), darf sich vollständig glutenfrei ernähren, aber notwendig ist das nicht. Wenn Sie Gluten gut vertragen, können bestimmte glutenhaltige Produkte wie sehr kohlenhydratarme, faserreiche Kleie-Cracker eine Low-Carb-Ernährung gut unterstützen. Langfristig sollten auch solche Produkte vom Speiseplan gestrichen werden, doch wenn man nicht gleich ins kalte Wasser springen möchte, können diese Dinge den Übergang erleichtern und den Kohlenhydratkonsum schrittweise reduzieren. Zugleich stimulieren solche Produkte weit weniger die Insulinausschüttung und sind daher „sicherer" als normales Brot oder Knäckebrot, wenn man unbedingt etwas knabbern möchte, weil man Lust auf die Konsistenz oder den Geschmack hat.

Bei kohlenhydratarmer Ernährung nehmen Sie automatisch viel weniger Weizen und Gluten zu sich als gewohnt. Der (weitgehende) Verzicht auf Brot, Nudeln, Kuchen, Pizza, Kekse, Muffins, süße Frühstücksflocken, Müsliriegel, Salzgebäck und dergleichen lässt die Weizen- und Glutenmengen drastisch zurückgehen.

Um keinerlei Gluten mehr zu sich zu nehmen, müssen Sie noch aufmerksamer die Inhaltsstoffe prüfen, denn Gluten und andere Weizenderivate stecken in fast allen industriell erzeugten, abgepackten Nahrungsmitteln im Supermarkt. Sie verbergen sich sogar an unvermuteten Orten wie Shampoo, Lippenstift, Hautlotion oder anderen Kosmetika. Falls Sie sich (ohne Allergie!) glutenfrei ernähren möchten, dürften solche Spuren in Produkten, die nicht für den Verzehr bestimmt sind, auf Ihren Stoffwechsel und die Energieversorgung des Gehirns keine Auswirkung haben. Bei ausgeprägter Glutenunverträglichkeit oder Zöliakie können solche unerwarteten Kontakte sehr unangenehme Folgen haben, aber wenn Sie auf Weizen lediglich im Rahmen einer insgesamt kohlenhydratarmen Ernährung verzichten, dürfen Sie „Umweltgluten" getrost ignorieren und brauchen sich auch bezüglich einer zufälligen Kontamination in Restaurants oder abgepackten Produkten aus Küchen oder Anlagen, in denen auch glutenhaltige Substanzen verwendet werden, keine Gedanken zu machen.

Künstliche Süßungsmittel

Es gibt zwei Kategorien von Süßungsmitteln, die nicht unter den Oberbegriff „Zucker" (Haushaltszucker, Rohrzucker, Honig, Ahornsirup usw.) fallen, und zwar die künstlichen Süßungsmittel (Süßstoffe) und die Zuckeralkohole (Zuckeraustauschstoffe). Künstliche Süßungsmittel sind kalorienfreie Substanzen, die Lebensmitteln einen süßen Geschmack verleihen. Hierfür gibt es diverse Stoffe, die unter verschiedenen Markenbezeichnungen erhältlich sind. Am meisten verbreitet sind:

- Sucralose (E 955)
- Aspartam (E 951)
- Saccharin (E 954)
- Acesulfam K (E 950)

Bei fast allen Süßstoffen wird Dextrose (meist aus Mais) als Füllstoff verwendet, weil die künstlichen Süßungsmittel derart konzentriert sind, dass man nur winzige Mengen benötigt. Die Dextrose dient daher nur als Hilfssubstanz, um ein gewisses Volumen zu erzeugen. Wie bei allen Kohlenhydraten reagieren manche Menschen auf solche Kleinstmengen Dextrose empfindlicher als andere. Wenn Sie damit süßen möchten, empfehle ich daher zunächst einmal die geringst mögliche Menge, die Ihnen das genussvolle Befolgen dieser Diät ermöglicht. Flüssige Süßstoffe enthalten übrigens keine derartigen Füllstoffe.

Der Einsatz von künstlichen Süßungsmitteln ist nicht unumstritten. Im Rahmen des hier vorgestellten Ernährungskonzepts sind sie nicht verboten, allerdings ermuntere ich nicht dazu, sie großzügig zu verwenden. Sie sollten selbst entscheiden, ob solche Substanzen für Sie oder die Person, um die es geht, hilfreich sein könnten. Im Idealfall entwöhnen Sie sich vollständig von der Geschmacksrichtung „süß". Das ist allerdings sehr ambitioniert, vielleicht gar unmöglich. (Wir sind alle nur Menschen!) Kleine Mengen Süßungsmittel können eine kohlenhydratarme Ernährung deutlich erleichtern, und Süßstoffe oder Zuckeralkohole sorgen vielleicht dafür, dass jemand diesem Ansatz wenigstens eine Chance gibt – vor allem, wenn die Betroffenen sich sonst von vorneherein mit Händen und Füßen dagegen wehren würden. Lassen Sie sich keinesfalls durch Perfektionismus oder Puritanismus davon abhalten, sich auf eine Ernährungsreise zu begeben, die Ihrem Leben oder dem eines betroffenen Menschen eine positive Wendung geben könnte. Beginnen Sie mit einer Menge, die diese Diät akzeptabel erscheinen lässt. Verringern können Sie die Menge schließlich immer noch.

Der Hauptnachteil von Zuckeraustauschstoffen und Süßstoffen ist, dass der süße Geschmack bei manchen Menschen die Lust auf immer mehr Süßes weckt, bis sie irgendwann rückfällig werden und zucker- oder stärkehaltige Speisen in rauen Mengen zu sich nehmen. Ob künstlich gesüßte Lebensmittel oder Getränke individuell eine solche Wirkung entfalten oder ein intensives Verlangen nach Dingen aufkommen lassen, die den Zucker- und Insulinspiegel aus dem Ruder laufen lässt, kann jeder nur für sich persönlich beurteilen. Entscheiden Sie bitte selbst, ob solche Stoffe Ihnen helfen können.

Allerdings legen Studien nahe, dass Süßstoffe durchaus den Insulinspiegel beeinflussen. Das kommt bereits dadurch zustande, dass die Geschmacksknospen einen süßen Geschmack im Mund registrieren. Schon dieser Sinneseindruck (ob durch Zucker oder Ersatzstoffe) kann die Bauchspeicheldrüse dazu anregen, Insulin zu erzeugen, weil sie Kohlenhydrate erwartet.[5] Im Rahmen einer kohlenhydratreduzierten Ernährung könnten Stoffwechsel und Physiologie allerdings anders reagieren als bei den üblichen kohlenhydratreicheren Ernährungsformen. Viele Daten sind noch nicht wirklich schlüssig und die exakten Mechanismen, über die Süßungsmittel nicht nur die psychischen Aspekte der Zuckerfixierung, sondern auch körperliche Prozesse beeinflussen könnten, noch nicht abschließend geklärt.[6] Andere Untersuchungen kamen zu dem Ergebnis, dass künstliche Süßungsmittel Blutzucker, Insulin oder appetitregulierende Hormone nicht in derselben Weise beeinflussen wie Zuckerkalorien.[7]

Einige der erfahrensten Forscher und Ärzte, die mit kohlenhydratarmen und ketogenen Ernährungsformen Tausenden zu einer besseren Gesundheit verholfen haben, verbieten künstliche Süßungsmittel keineswegs. Und in Bezug auf die kognitive Funktion sind alle künstlichen Süßungsmittel in meinen Augen weniger schädlich als große Mengen Zucker und natürliche Süßungsmittel, die dem Übergang zum fettbasierten, ketogenen Stoffwechsel entgegenstehen.

Zuckeralkohole und Stevia: Die bessere Wahl

Im Gegensatz zu künstlichen Süßungsmitteln haben Zuckeralkohole zwar einige Kalorien, aber nicht so viele wie normaler Zucker. Zuckeralkohole werden von der menschlichen Verdauung nicht vollständig verstoffwechselt und haben daher auf Blutzucker und Insulin nicht dieselben Auswirkungen wie Zucker. Die Wirkung fällt einfach sanfter aus als bei den üblichen Zuckerformen. In größeren Mengen können sie die Ketonproduktion durchaus einschränken. Hinzu kommt, dass ihre Überreste unvollständig verdaut in den Dickdarm übergehen, wo sie von Darmbakterien verdaut werden. Das führt zu Blähungen und anderen unerwünschten Beschwerden. (Produkte mit Zuckeralkoholen tragen üblicherweise einen Warnhinweis, dass ein übermäßiger Verzehr zu lockerem Stuhlgang oder Durchfall führen kann. Manchmal wird das als „abführende Wirkung" bezeichnet. Solche Reaktionen sind nicht unüblich, sollten aber unproblematisch sein, wenn Sie nur kleine Mengen verzehren. Behalten Sie diese Möglichkeit einfach im Auge, falls Sie oder die von Ihnen betreute Person hier über die Stränge schlagen.) Hinzu kommt, dass die Empfindlichkeit gegenüber Zuckeralkoholen sehr unterschiedlich ausgeprägt ist, das heißt, Blutzucker und Insulin schwanken bei dem einen mehr als bei dem anderen. Wenn Sie solche Substanzen also in größeren Mengen zu sich nehmen möchten, sollten Sie beobachten, wie es Ihnen damit geht.

In handelsüblichen Produkten tauchen diverse Zuckeralkohole auf, die auf der Zutatenliste an der Endung „-ol" zu erkennen sind:

- Xylitol
- Sorbitol
- Mannitol
- Erythritol
- Lactitol

Hinweis: Bei Erythritol treten die unangenehmen Verdauungsreaktionen der anderen Zuckeralkohole normalerweise nicht auf.

Da Zuckeralkohole unterschiedlich stark verstoffwechselt werden, haben sie auch einen unterschiedlichen glykämischen Index und damit nicht immer dieselbe Wirkung auf den Blutzucker- und Insulinspiegel. Die folgende Tabelle 14.1, die sich auf Daten der bekannten Low-Carb-Forscher und Autoren Jeff Volek und Stephen Phinney stützt, vermittelt einen Überblick über die häufigsten Zuckeralkohole im Vergleich zu Saccharose (Haushaltszucker).

Unschön ist jedoch auch bei diesen Stoffen, dass sie mehr Appetit auf Süßes machen können. Wenn Sie mit einer kleinen Menge zufrieden sind und nicht plötzlich immer mehr möchten, können Zuckeralkohole Ihnen helfen, die Umstellung durchzuhalten. Außerdem sind Zuckeralkohole weniger umstritten

Zuckeralkohol	kcal/ Gramm	Süße	Glykämischer Index	Resorption (g/100 g)
Saccharose („Zucker")	4,0	100 %	60	100
Erythritol	0,2	70 %	0	90
Xylitol	2,5	100 %	13	50
Maltitol	2,7	75 %	36	40
Isomalt	2,1	55 %	9	10
Sorbitol	2,5	60 %	9	25
Lactitol	2,0	35 %	6	2
Mannitol	1,5	60 %	0	25

Tabelle 14.1: Zuckeralkohole
Quelle: Jeff Volek and Stephen Phinney, *The Art and Science of Low Carbohydrate Performance* (Lexington, KY: Beyond Obesity, 2012), S. 61

als Süßstoffe, sodass Sie sich damit vielleicht eher auf der sicheren Seite fühlen. Online und im Einzelhandel sind diverse Zuckeralternativen in unterschiedlicher Form erhältlich, darunter Erythritol (als Tablette, Granulat oder Pulver), Stevia (Tabletten, Pulver, flüssig), Acesulfam K und Xylitol. Probieren Sie aus, was Ihnen schmeckt und hilft.

Je nach Sichtweise handelt es sich bei Stevia entweder um ein natürliches Süßungsmittel oder aber um ein ebenso stark verarbeitetes Produkt wie viele andere auch. Stevia stammt von einer Pflanze mit sehr süßen, grünen Blättern. Es wird als Pulver aus genau diesen Blättern angeboten, die lediglich getrocknet und pulverisiert wurden, ohne Zusätze, Bleichen oder Raffinieren. Weitaus häufiger bekommen Sie jedoch Stevia-Extrakt, ein weißes Pulver, das aus Stevia gewonnen wird. Stevia gibt es auch flüssig und mit verschiedenen Aromen; das passt gut zu Kaffee, Mineralwasser oder Naturjoghurt. Wichtig ist, dass Stevia stark konzentriert angeboten wird. Man benötigt also nur sehr wenig, um die gleiche Süße zu erzeugen wie mit Zucker. Viele Menschen sagen, Stevia hätte einen bitteren Nachgeschmack. Vermutlich verwenden sie jedoch einfach zu viel davon, weil ihnen nicht bewusst ist, wie stark Stevia süßt.

Sehr gut geeignet ist Stevia zum Süßen von Kaffee und Tee oder aber Schlagsahne, selbstgekochtem Schokoladenpudding und andere Desserts. Es gibt im Handel viele unterschiedliche Marken, die Stevia in Pulverform oder flüssig anbieten. Probieren Sie ein bisschen herum, was Ihnen schmeckt. Für kohlenhydratarme Backwaren, in denen Zucker normalerweise auch Volumen beisteuert, ist Stevia nicht geeignet. Dafür ist Erythritol die bessere Wahl, oder Sie verwenden ganz normalen Zucker, Honig, Rüben- oder Ahornsirup, wenn es sein muss, und nehmen die kleinstmögliche Menge, die noch die erwünschte Konsistenz und den ersehnten Geschmack liefert. Schließlich geht es uns keineswegs um Verbote, sondern lediglich darum, dass die Gesamtmenge der Kohlenhydrate dadurch nicht zu rasch erreicht wird – denn das ist es einfach nicht wert. (Schon ein Esslöffel Ahornsirup liefert 13 Gramm Kohlenhydrate, ein Esslöffel Honig sogar 17 Gramm.) Wenn Sie allerdings getreidefreie Muffins oder Brot backen, kann die Zuckermenge in einer kleinen Portion ziemlich gering bleiben. Wer statt Zuckeralkoholen oder anderen Süßungsmitteln lieber ganz auf klassische Zuckerarten setzt, sollte also Portionsgröße und Gesamtkohlenhydratmenge im Blick behalten.

Kohlenhydratarme Getränke: Was geht?

Am empfehlenswertesten ist und bleibt Wasser! Wenn Sie aber etwas anderes möchten, steht Folgendes zur Auswahl:

- **Kräutertee:** Heiß oder kalt (Hauptsache zuckerfrei).
- **Aromatisiertes Mineralwasser:** Lesen Sie die Nährwertangaben; sie sollten 0 Kohlenhydrate nennen.
- **Kaffee oder Tee (schwarz oder grün):** Koffeinhaltige Getränke sind erlaubt. Süßen Sie Kaffee oder Tee aber bitte nicht mit Zucker oder Honig. (Wenn Sie keine künstlichen Süßungsmittel möchten, sind sehr geringe Mengen akzeptabel.)
- **Chai (Schwarztee mit Gewürzen und Milch):** Mit Sahne oder Kokosmilch (und auf Wunsch kohlenhydratfrei gesüßt) schmeckt er so köstlich wie ein Café latte. Im Winter warm, im Sommer eisgekühlt genießen.
- **Zuckerfreie Getränkepulver mit künstlichen Süßungsmitteln:** Künstliche Süßungsmittel sollten nie im Übermaß konsumiert werden, aber solche Produkte können die Lust auf Süßes befriedigen, wenn man nicht bereit ist, ganz auf süße Getränke zu verzichten. Die meisten Marken aus dem Supermarkt enthalten Aspartam oder Sucralose. Es gibt aber auch Produkte, die mit Stevia und Erythritol gesüßt sind.
- **Zuckerfreie Limonaden:** Solange es mit den künstlichen Süßungsmitteln keine Probleme gibt, können Sie kleine Mengen durchaus genießen. Zuckerfreie Limonaden und Eistees sind meistens mit Aspartam gesüßt. Der Handel hält aber auch Marken bereit, die mit Sucralose, Stevia, Erythritol oder Kombinationen daraus versetzt sind.

Auf diese Getränke sollten Sie ganz verzichten

- **Fruchtsaft:** Saft ist bei dieser Ernährungsform tabu. Saft ist flüssiger Zucker, und das gilt auch für Bioprodukte ohne Zuckerzusatz. Nichts jagt den Blutzucker- und Insulinspiegel schneller in die Höhe als konzentrierter Zucker in einer Form, die der Körper nicht einmal mehr kauen muss.
- **Milch:** Milch enthält größere Mengen Laktose (Milchzucker). Für ein cremiges, milchähnliches Getränk können Sie ungesüßte Drinks aus Mandeln, Reis, Hanf oder Kokos verwenden. Achten Sie aber auf den Kohlenhydratgehalt pro Portion. Sie können auch Sahne auf die gewünschte Konsistenz verdünnen, wobei sich die Kohlenhydrate ebenfalls rasch addieren. Ich empfehle, vollfette

Kokosmilch ein wenig zu verdünnen. (Das ist nicht nur ein guter Milchersatz, sondern liefert auch gleich gehirnfreundliche mittelkettige Triglyzeride.)

Und was ist mit Alkohol?

Alkohol ist zu Beginn untersagt. Irgendwann können Sie vielleicht wieder etwas Wein oder ein frisches Pils genießen, aber bis der Körper den Übergang zur Verwertung von Fett und Ketonen geschafft hat, sollten Sie auf Alkohol ganz verzichten. Falls Sie trotzdem Alkohol zu sich nehmen möchten, sollten Sie berücksichtigen, dass Sie aufgrund der Ernährungsumstellung deutlich sensibler darauf reagieren werden. Der Alkohol wird schneller und intensiver wirken, als Sie es gewohnt sind! Also seien Sie lieber vorsichtig. Die Wirkungen sind spürbarer, und das erkennen Sie vielleicht erst, wenn es zu spät ist. Wenn Sie Alkohol trinken möchten, sollten Sie wenigstens eine Entscheidung treffen, die Stoffwechsel und Gehirn weniger belastet:

- Keine Säfte, zuckerhaltigen Cocktails oder Likör.
- Nur Wein oder Leichtbier in kleinen Mengen.
- Hochprozentiges wie Rum, Wodka, Whiskey oder Gin hat einen relativ niedrigen Kohlenhydratgehalt. Kritisch sind eher die Säfte und sonstigen süßen Zusätze, mit denen sie gemischt werden. Seien Sie also vorsichtig mit den Getränken, die Sie dazumischen.

Soßen und Würzmittel

Nur weil Sie eine spezielle Diät verfolgen, muss das Essen keineswegs langweilig und fade schmecken. Wichtig ist, keine großen Mengen Zucker, Maissirup, Fruktosesirup oder stärkehaltige Verdickungsmittel (besonders Maisstärke) zu verzehren. Ansonsten aber gibt es eine breite Auswahl an Soßen, Marinaden und anderen Würzmitteln. Achten Sie beim Einkauf auf die Inhaltsstoffe. Häufig finden sich Zucker, Maissirup, Honig und andere Süßungsmittel in größerer Menge.

Am besten halten Sie sich an die folgenden Informationen:

- **Mayonnaise**: Wählen Sie vollfette Produkte, die nicht „light", fettreduziert oder als Ersatzprodukt daherkommen. Fettarme Varianten sind praktisch immer mit Zucker oder Stärke versetzt, um auszugleichen, was durch den Fettentzug an Aroma und Konsistenz verloren geht. Es gibt einfach keinen Grund, bei diesem Ernährungsansatz auf Fett zu verzichten.

- **Senf:** Alle Sorten (gelb, braun, Dijon, grob) außer Honigsenf und andere süße Varianten, denn sie enthalten Honig, Zucker oder Maissirup. Der Kohlenhydratgehalt pro Teelöffel sollte bei null bis ein Gramm liegen.
- **Essig:** Erlaubt ist Essig aller Art, ob Balsamico-Essig, Rotweinessig oder Apfelessig. Größere Mengen Balsamico können den Blutzucker allerdings nachteilig beeinflussen. Er enthält mehr Zucker als andere Essigsorten, doch in vernünftigen Mengen ist das kein Problem.
- **Chilisoße:** Nehmen Sie einfache Chilisoße mit natürlichen Aromen. Aromatisierte Sorten sind mitunter gesüßt; prüfen Sie also immer die Liste der Inhaltsstoffe auf versteckten Zucker.
- **Salatdressing:** Geeignet sind beliebige, vollfette Sorten mit geringem Kohlenhydratanteil. French Dressing, Thousand Island, Catalina oder Vinaigrettes mit Zucker, Fruktosesirup, pürierten Früchten oder sonstigen Zusätzen bleiben besser im Regal. Dasselbe gilt für fettfreie oder Light-Produkte – Fett ist jetzt schließlich erlaubt. Fertigprodukte sollten maximal zwei Gramm Kohlenhydrate pro 30 Gramm (zwei Esslöffel) enthalten. (Am besten rühren Sie aus Oliven- oder Avocadoöl mit einem Essig und Kräutern Ihrer Wahl, Salz und Pfeffer Ihre eigene Vinaigrette an. Zum Andicken und Emulgieren eignet sich Senf. Eine gute Basis für cremige Salatsoßen sind saure Sahne, Naturjoghurt oder Mayonnaise.
- **Frisch gepresster Zitronen- und Limettensaft:** Ein kleiner Spritzer verleiht Speisen und Getränken säuerliche Frische.
- **Olivenöl *extra vergine* und geröstetes Sesamöl:** Mit ein paar Tropfen zum Schluss kann man viele Gerichte köstlich abrunden.
- **Sojasoße oder Tamari** (weizenfreie Sojasoße)
- **Thailändische Fischsoße**
- **Zuckerreduzierter Ketchup:** Die meisten Ketchupsorten sind mit Maissirup oder Zucker versetzt und enthalten rund vier Gramm Kohlenhydrate pro Esslöffel. Solange es bei einem Esslöffel bleibt, schadet das nicht, aber das ist für die meisten Menschen unrealistisch wenig. Man isst eher doppelt bis dreifach so viel davon. Manche Supermärkte führen zuckerreduzierte Sorten mit Sucralose. Wenn man künstliche Süßungsmittel vermeiden möchte, lohnt es sich, im Reformhaus oder Bioladen gezielt nach ungesüßtem Ketchup zu fragen. Ansonsten kann man Ketchup selbstverständlich auch selbst herstellen. Dazu brauchen Sie nichts weiter als Tomatenmark, destillierten Weißwein- oder Apfelessig, Zwiebelpulver und Wasser. Gehackter Knoblauch und etwas Cayenne verleihen dem eigenen Ketchup einen pikanten Kick!

- **Pickles und süßsauer Eingelegtes:** Häufig steckt Maissirup darin. (Wo nicht heutzutage?) Einige beliebte Marken haben zuckerfreie Varianten im Angebot (meist mit Sucralose). Am besten lesen Sie einfach die Inhaltsstoffe und suchen sich eine ungesüßte Marke. (Oder Sie fermentieren das Gemüse selbst. Insbesondere Sauerkraut oder Kimchi nähren die erwünschten Darmbakterien.)
- **Salsa:** Lesen Sie die Etiketten sehr genau und achten Sie auf die Kohlenhydratmenge pro Portion. Soßen mit Mais, schwarzen Bohnen, Mangos oder Pfirsichen lassen Sie lieber stehen, denn sie enthalten mehr Kohlenhydrate. Empfehlenswert sind Salsas mit den Grundzutaten Tomaten, Zwiebeln, Gemüsepaprika, Chilis, Essig und Kräutern. Zwei Esslöffel Salsa sollten nur drei bis vier Gramm Kohlenhydrate enthalten, und viele sind noch sparsamer.
- **Pesto:** Ein echtes Pesto sollte nur Olivenöl, Basilikum, Kräuter, Käse und Pinienkerne enthalten, keine Süßungsmittel oder Verdickungsmittel. Sie werden staunen, wie viel Zucker und Kartoffelstärke oft dabei ist.
- **Barbecuesoße:** Alle Massenprodukte müssen Sie leider streichen. Lesen Sie beim nächsten Gang in den Supermarkt die Etiketten. Alle diese Soßen enthalten Glukose-Fruktose-Sirup oder andere Arten von Zucker. Oft sogar an oberster Stelle. Wenn Sie den Geschmack partout brauchen, sollten Sie die Soße lieber selbst machen. Als Ausgangsbasis eignet sich eine kohlenhydratarme Tomatensoße. Das typische Aroma erzielen Sie durch Hinzufügen von gemahlenen Nelken, Kreuzkümmel, Zwiebelpulver, Worcestershire-Soße, flüssigem Rauch und anderen Gewürzen und Aromen. Zuckerfreie Barbecuesoßen sind schwer zu bekommen. Fragen Sie danach oder suchen Sie sich eine Online-Quelle.
- **Kräuter und Gewürze ohne Zuckerzusatz:** Knoblauchpulver, Kreuzkümmel, Oregano, Basilikum, Salbei, Ingwer, Thymian, Rosmarin, Salz, schwarzer Pfeffer, Chilipulver, Kurkuma, Paprikapulver, Currypulver, ungesüßte Gewürzmischungen und so weiter. Alles ist erlaubt! Egal ob frisch oder getrocknet, Kräuter sind immer gut. Achten Sie beim Kauf von Gewürzmischungen auf versteckte Zuckerzusätze. Winzige Mengen schaden nichts, solange die Gesamtmenge pro Portion immer noch niedrig ist. Dann sollten Sie diese Mengen jedoch im Blick behalten.

KAPITEL 15

Low-Carb in der Praxis

Inzwischen dürfte Ihnen bewusst sein, dass die kohlenhydratarme, fettreiche Ernährungsform, die ich zur Unterstützung der gesunden Kognition propagiere, sich deutlich davon unterscheidet, was die meisten Betroffenen (und die Mehrheit der Bevölkerung) üblicherweise essen. In Wahrheit jedoch ist diese Ernährungsform ziemlich einfach. Sie brauchen keine besonderen Shakes, Riegel oder Ersatzmahlzeiten, sondern Sie essen einfach echte Nahrung abzüglich der meisten Stärke- und Zuckerquellen. Niemand braucht also spezielle Zutaten zu kaufen oder auf einen Restaurantbesuch zu verzichten. Sie können weiterhin ausgehen, unterwegs essen und natürlich zu Hause kochen. In diesem Kapitel finden Sie dazu einige Tipps.

Gut gerüstet in der Küche

Eine kohlenhydratarme Ernährung ist leichter durchzuhalten, wenn Sie jederzeit alles Nötige zur Hand haben. Das bedeutet nicht etwa, dass Sie Wochenpläne aufstellen müssen. Es ist nur erheblich einfacher, schnell eine passende Mahlzeit zuzubereiten, wenn Kühlschrank, Gefrierschrank und Vorratskammer bestimmte Grundnahrungsmittel und Standarddinge enthalten. So bringen Sie auch ohne große Planung immer etwas Schmackhaftes auf den Tisch.

Es ist wie der perfekte Kleiderschrank: Unabhängig von Größe oder Figur besitzt jede Frau ihr schmeichelhaftes Lieblingskleid, in dem sie sich jederzeit wohlfühlt. Hinzu kommt eine breite Palette an Shirts, Hosen, Röcken und Accessoires, aus denen sie je nach Situation auswählt, um passend gekleidet zu sein. Männer haben in der Regel mindestens ein bis zwei gute dunkle Anzüge im Schrank hängen (die höchstens noch kurz in die Reinigung müssen). Zusätzlich besitzen sie Sportschuhe, passende Schuhe zum Anzug, Sandalen, vielleicht verschiedene Uhren und womöglich Manschettenknöpfe. Sie haben Hemden, Blazer, Krawatten, Freizeitkleidung und das uralte T-Shirt, das sie zum Autoreparieren oder zum Abflussreinigen anziehen. Weil diese Kleidungsstücke alle üblichen Anlässe abdecken, brauchen sie nie lange nachzudenken.

Mit der Zubereitung appetitlicher Mahlzeiten, die schön satt machen und zur kohlenhydratarmen Lebensweise passen, ist es ebenso. Wenn genügend Grundnahrungsmittel bereit stehen und ein paar Extras hinzukommen, wird das Kochen zum Vergnügen, und die Stärke wird Ihnen nicht mehr fehlen. Einkaufen, Kochen und Essen sind bei der ketogenen Ernährung kein Problem, nur ein wenig anders.

Hier kommen einige Vorschläge für den Einstieg in die kohlenhydratarme Küche. Weitere Informationen finden Sie in passenden Kochbüchern, die zahlreich in der Buchhandlung erhältlich sind.

Das gehört in den Gefrierschrank:

- Fisch und Meeresfrüchte
- Huhn
- Lammfleisch
- Pute
- Rindfleisch
- Schweinefleisch
- Speck
- Gemüse (ohne Soßen, Zusätze oder Panade)

Das gehört in den Kühlschrank:

- Reste! Einmal kochen, zwei bis drei Mal essen. Bereiten Sie immer mehr zu, als Sie gerade brauchen. Damit haben Sie sofort eine Mahlzeit, wenn die Zeit drängt oder Sie einfach keine Lust zum Kochen haben.
- Ausgelassener Speck (nutzen Sie Fettreste zum Anbraten von Gemüse, Eiern und anderen Dingen).
- Butter (am besten in Bioqualität oder von Weidetieren; geben Sie hier lieber etwas mehr aus, um wirklich hochwertige Fette zu bekommen).
- Käse („echter" Käse, Vollfettstufe, aus Weidehaltung; keine Käseimitate oder Lebensmittel mit pasteurisiertem, stark verarbeitetem Käse).
- Eier: Es sollten immer zwei bis drei Dutzend Eier im Haus sein. Sie sind schnell weg, also sollten sie nie ausgehen. Sinnvoll ist es auch, stets ein paar hart gekochte Eier im Kühlschrank zu haben, falls man einen schnellen Snack braucht.
- Crème double oder Sahne in jeglicher Form.
- Gemüse mit niedrigem glykämischen Index: Halten Sie rohes Gemüse für schnelle Snacks bereit (Paprika, Staudensellerie, Radieschen, Gurke, Fenchel, Champignons). Auch Reste von gedünstetem, gebackenem oder gegrilltem Gemüse sind gute Snacks.

- Zuckerarmer Aufschnitt wie Roastbeef, Putenbrust, Pastrami sowie fettere Sorten wie Salami oder Prosciutto.
- Senf
- Oliven
- Salatdressings (Vollfett, 2 Gramm Kohlenhydrate pro 30 Gramm, d. h. zwei Esslöffel)
- Crème fraîche, Schmand, saure Sahne
- Ungesüßter Ketchup

Das gehört in die Speisekammer:

- Verschiedene Sorten Essig (Apfel, Rotwein, Balsamico)
- Dosenfisch (Thunfisch, Lachs, Sardinen, Makrele; Austern). Kaufen Sie Sonderangebote auf Vorrat. Der Fisch ist lange haltbar und eignet sich bestens als Snack oder Teil einer Mahlzeit.
- Dosentomaten (ganz, gewürfelt, püriert; gekocht, roh, geröstet). Mit unterschiedlichen Konsistenzen können Sie beim Kochen variieren.
- Hühner-, Rinder- oder Gemüsebrühe (für Suppen)
- Kokosmilch (immer vollfett, möglichst Bio)
- Kokosöl
- Dunkle Schokolade (mindestens 85 Prozent Kakaoanteil)
- Getrocknete Kokosflocken (ungesüßt)
- Nüsse und Samen aller Art; mit Erdnüssen und Cashewkernen allerdings vorsichtig umgehen, weil sie etwas mehr Kohlenhydrate enthalten. (Größere Mengen bitte im Kühlschrank oder Gefrierschrank lagern, so bleiben sie besser frisch.)
- Olivenöl (am besten aus Bioanbau; in einer dunklen Flasche oder im Metallkanister kühl und dunkel aufbewahren).
- Schweinekrusten (guter Snack für zwischendurch; auf Wunsch in saure Sahne, Frischkäse oder Guacamole tunken).
- Sesamöl oder Erdnussöl (für gelegentliches Anbraten)
- Kräuter und Gewürze (ohne Zuckerzusätze); Salz und Pfeffer
- Kürbismus aus der Dose (100 Prozent Kürbis ohne Zusätze. Kürbis ist von sich aus erstaunlich süß, und der erhöhte Kohlenhydratgehalt geht aufgrund des ebenfalls hohen Ballaststoffanteils nicht so schnell ins Blut über. Mit Zimt und Schlagsahne eignet sich Kürbismus als kohlenhydratarmes Dessert.)

Wenn es schnell gehen muss

Bei einer kohlenhydratarmen Ernährungsweise kommt es darauf an, immer ausreichend vorbereitete Zutaten im Haus zu haben. Wenn nahrhafte Dinge fertig gekocht zur Hand sind, fällt die sinnvolle Entscheidung viel leichter. Dann greift man nicht so leicht zu Convenience-Produkten, die fast immer Zucker und Stärke enthalten. Dank der Zubereitung im Vorfeld sind vollwertige Lebensmittel in diesem Fall genauso praktisch. (Was übrigens für jede spezielle Ernährungsform gilt, nicht nur für die Kohlenhydratreduktion.)

Vorkochen

Eine größere Menge zuzubereiten, ist in der Regel kaum aufwendiger, als eine einzelne Mahlzeit zu kochen. Grillen Sie also nicht nur ein Steak, sondern gleich zwei oder drei. Dann haben Sie am Folgetag (und am Tag danach!) schon ein gegartes Steak. Für die nächste Mahlzeit schneidet man das bloß noch in Scheiben und serviert es auf einem großen, grünen Salat mit vielen kohlenhydratarmen Gemüsesorten und bröckelt vielleicht etwas Blauschimmelkäse darüber. Oder Sie essen einige Streifen kalt als Snack. Gewürfelt kann das Fleisch auch ein Omelett aufwerten. Der Fantasie sind keine Grenzen gesetzt.

Hühnerbrust grillen oder backen

In Streifen geschnitten und in etwas Dressing oder Guacamole getunkt schmeckt eine kalte Hühnchenbrust hervorragend. Dasselbe gilt für Hähnchenschenkel mit Haut und Knochen. Die sind nicht nur preiswerter, sondern auch geschmacklich intensiver. Außerdem liefern sie etwas mehr Fett als eine Brust ohne Haut, und Sie brauchen künftig einen hohen Fettgehalt in Ihren Mahlzeiten. (Hühnerbeine sind im Backofen schnell gegart. Nach Geschmack würzen und bei 180°C je nach Dicke 30 bis 45 Minuten backen. In dieser Zeit können Sie andere Dinge erledigen.) Wer einen großen Ofen hat, kann auch zwei komplette Hühner gleichzeitig zubereiten, eines für den aktuellen Tag und eines für einen fettreichen Hühnersalat oder ein Frikassee an einem der Folgetage.

Viel Gemüse vorab dämpfen, grillen oder backen

Zubereitetes Gemüse gehört in den Kühlschrank. Man kann es kalt als Snack essen oder als Beilage zu Mahlzeiten. Wenn Sie kohlenhydratarmes Gemüse in größeren Mengen zubereiten, können Sie die Reste in den Tagen darauf für Omeletts verwenden, in den Hackbraten geben oder einfach mit etwas gegartem Fleisch und beliebiger Soße zu einem Salat verarbeiten. Denn die kohlenhydratarme Küche ist viel unkomplizierter, als Sie vielleicht befürchten. Versprochen! Es ist nicht schwer, nur anders.

Mehrere Dutzend Eier vorkochen

Nur ein Ei oder zwei, drei Eier zu kochen, ist Zeit- und Energieverschwendung. Denken Sie eher an ein, zwei oder drei Dutzend. Im Kühlschrank und mit Schale bleiben sie eine ganze Weile frisch und gehören zum besten Gehirnfutter überhaupt.

Familienportionen zubereiten

Einmal kochen – tagelang satt werden. Denken Sie an Eintöpfe, Schmorgerichte, Braten und Suppen. Einen Braten können Sie schonend auf Niedertemperatur garen. Auch bei Hackbraten kann man gleich die doppelte oder dreifache Menge nehmen – in Scheiben schneiden und mittags oder zwischendurch auch kalt essen.

Das ist außerdem wirtschaftlich, denn hier heißt es: *Nicht kleckern, sondern klotzen.*

Rezepte und Kochbücher

Einige Kochbücher zu kohlenhydratarmer und ketogener Küche sind im Anhang aufgeführt. Es kann aber durchaus sein, dass Sie schon jetzt häufig kohlenhydratarm kochen, ohne es zu bemerken. Viele Standardrezepte sind für diesen Ernährungsansatz hervorragend geeignet, nur wissen das viele nicht. Omeletts, Gulasch, Grillhähnchen, gebackenes oder in der Pfanne gedünstetes Gemüse, Thunfisch- oder Eiersalat, gebackener Lachs: Das alles ist Low-Carb! Die kohlenhydratarme Küche ist weder etwas Besonderes noch ungewöhnlich. Es handelt sich um dieselben vollwertigen Lebensmittel, die Sie auch bisher schon kennen und zubereiten, nur ohne die stärkehaltigen Zutaten und Beilagen.

Blättern Sie also einfach in den Kochbüchern, die Sie schon zu Hause haben. Auch in der örtlichen Bibliothek könnten Sie fündig werden. Gehen Sie stöbern! Denn viele beliebte Rezepte sind ohnehin kohlenhydratarm. Sie müssen also keineswegs lauter neue Rezepte suchen oder spezielle Kochbücher kaufen. Selbst Spitzenköche, die man spontan bestimmt nicht als Vertreter der Low-Carb-Küche einordnen würde, haben viele Rezepte im Repertoire, die sich perfekt eignen für unsere gehirnfreundliche, kohlenhydratarme Ernährung. Für die Zubereitung von Fleisch, Geflügel, Fisch, stärkearmem Gemüse sowie Käse und anderen fettreichen Milchprodukten gibt es endlose, köstliche Varianten ganz ohne Nudeln, Reis, Mais, Kartoffeln, Bohnen oder Mehl. Vegetarische Kochbücher sind eine gute Quelle für neue Gemüserezepte, mit denen diese Ernährungsweise sehr abwechslungsreich bleibt. (Einfach alles überspringen, was Bohnen und Getreide enthält, oder ersatzweise Blumenkohl einsetzen.) Menschen, die sich schon lange kohlenhydratarm ernähren, können aus Blumenkohl längst wunderbar einen Ersatz für Reis oder Kartoffelbrei zubereiten. Gut sortierte Supermärkte oder Bioläden verkaufen geraspelten „Blumenkohlreis" mitunter schon in Tüten, um diesen leichter in Rezepten verwenden zu können.

Süßspeisen

Low-Carb wird teilweise großzügig definiert. Beim Durchblättern entsprechender Kochbücher oder beim Sichten von Rezepten aus dem Internet fällt auf, dass manches mehr Kohlenhydrate enthält. Verlassen Sie sich beim Beurteilen, ob ein bestimmtes Rezept für Sie oder Angehörige geeignet ist, auf den gesunden Menschenverstand. Viele Bücher und Websites präsentieren Rezepte für zuckerfreie Desserts und Süßspeisen, die häufig mit Mandel- und Kokosmehl anstelle von Weizenmehl zubereitet sind. Es gibt Unmengen Rezepte für kohlenhydratarmes Gebäck aller Art. In unserem Ernährungsansatz ist durchaus Raum dafür, aber wer das Gehirn unterstützen will, sollte sich bitte nicht dazu verleiten lassen, solche Dinge regelmäßig aufzutischen. Süßspeisen bleiben etwas Nichtalltägliches und sollten auch nicht in größeren Mengen verzehrt werden. Bitte bedenken Sie: Wir möchten Schäden an der Kognition aufhalten, hinauszögern oder rückgängig machen, die unter anderem auf eine jahrelange Fehlregulierung bei Blutzucker und Insulin zurückgehen. Ein zu hoher Verzehr von Alternativen zu zucker- und stärkereichen Speisen dürfte alle Fortschritte behindern. Echte kohlenhydratarme, fettreiche Leckereien tragen jedoch dazu bei, leichter und mit mehr Begeisterung bei der Stange zu bleiben, ganz besonders, wenn man Geschmack und Konsistenz bestimmter Lieblingsgerichte schmerzlich vermisst.

Die passende Küchenausstattung

Zur erfolgreichen Umsetzung dieser kohlenhydratarmen Diät empfehle ich einige Hilfsmittel. Sie sind Gold wert, um passende Mahlzeiten zuzubereiten, aber auch um bestimmte Dinge vorzukochen oder aufzubewahren, damit es schneller geht, wenn man Hunger hat.

Elektrischer Eierkocher

Hier ist das Geld gut angelegt. Kochen Sie bis zu sieben Eier gleichzeitig hart (oder weich). Das Ergebnis ist immer perfekt, und Sie brauchen nicht auf kochendes Wasser aufzupassen.

Schongarer

Ein Schongarer, auch Slow Cooker oder nach der bekanntesten Marke Crock Pot genannt, ist unverzichtbar, um nahezu mühelos nährstoffreiche, kohlenhydratarme Mahlzeiten zuzubereiten. Gerade etwas zäheres Fleisch – wie Ochsenschwanz, Rinderbraten oder Kalbshaxe, Zunge, Brust und Rippchen – wird durch das langsame Garen ausgesprochen zart. Manche dieser Stücke sind reich an Kollagen, Gelatine und Bindegewebe, und alle sind sehr gesund für Menschen mit Gelenkschmerzen und Verdauungsbeschwerden, die bei Alzheimer-Patienten wegen ihres fortgeschrittenen Alters häufig vorkommen. Im Schongarer lässt sich fast jede Sorte Fleisch perfekt zubereiten, auch Hühnerbrust, Schweinelende, Rinderschulter und vieles mehr. Neben einem guten Stück Fleisch braucht man dafür nur etwas Flüssigkeit (Wasser, Brühe oder auch Kaffee) und ein wenig aromatisches Gemüse (Möhren, Zwiebeln, Sellerie oder auch Dosentomaten).

Der Schongarer zaubert nicht nur feine Mahlzeiten bei wenig Aufwand, sondern eignet sich auch gut für die Zubereitung größerer Mengen. Da die meisten Gerichte, die zu unserer Ernährungsstrategie passen, aus frischen Zutaten bestehen, die zubereitet oder gegart werden müssen (also nichts Vorgegartes und Verpacktes, das nur noch erwärmt werden muss), werden Sie schnell feststellen, dass es sich lohnt, auf Vorrat zu kochen. Selbst die eindrucksvollsten High-Tech-Modelle kosten inzwischen kein Vermögen mehr. Bei engerem Budget sind die einfacheren, nichtdigitalen Standardmodelle am erschwinglichsten.

Aufbewahrung

Sie brauchen Vorratsbehälter in verschiedenen Größen und Formen aus Glas, Keramik oder BPA-freiem Kunststoff. Darin können Sie Reste aufbewahren, aber auch vorab zubereitete Zutaten lagern, die später als Snack dienen, also Selleriestangen, Paprikastreifen, Gurkenscheiben, geputzte Radieschen, Käsewürfel, Steakstreifen und so weiter. Erforderlich sind auch verschiedene kleinere Behälter, in denen Sie bei längerer Abwesenheit oder auf Reisen eigene Mahlzeiten mitnehmen können.

Zum Thema Kunststoff möchte ich noch sagen: Bitte erhitzen Sie niemals etwas in Kunststoffbehältern, auch wenn die Gefäße als „mikrowellengeeignet“ oder „backofengeeignet“ ausgewiesen sind. Kaufen Sie auch kein Gemüse zur

Zubereitung „im Kochbeutel". Schließlich soll diese Ernährungsweise Gehirn und Körper heilen. Beim Erhitzen von Kunststoffen können potenziell schädliche Substanzen ins Essen übergehen. Aus demselben Grund rate ich auch davon ab, heiße Speisen (wie Suppe oder Eintopf) in Kunststoffbehälter umzufüllen. Nehmen Sie dafür lieber Glasbehälter oder warten Sie mit dem Umfüllen in Kunststoffdosen, bis das Essen abgekühlt ist. Kunststoffdosen sind Leichtgewichte und eignen sich ausgezeichnet zum Lagern von Lebensmitteln im Kühlschrank oder zum Einfrieren. Niemand muss alle Kunststoffe aus seinem Leben verbannen. Es geht nur darum, keine heißen Speisen einzufüllen und nichts darin zu erhitzen. Für die Mikrowelle sind Glas, Keramik oder Porzellan besser geeignet. Letztlich jedoch ist es Ihre Entscheidung, in die auch praktische Überlegungen einfließen.

Großer Suppentopf

Suppen und Eintöpfe passen hervorragend zur kohlenhydratarmen Ernährung. Und ein großer Topf gehört ohnehin in jede Küche!

Mixer oder Stabmixer

Mit einem Mixer oder Stabmixer lassen sich cremige Suppen mit gedünstetem Brokkoli, Blumenkohl, Spargel, Kürbis und anderen Gemüsearten zubereiten, die man anschließend mit Sahne, saurer Sahne oder Kokosmilch verfeinert.

Dämpfeinsatz

Damit wird Gemüse wie Brokkoli, Rosenkohl, Zucchini, Möhren oder Spargel im Wasserdampf gegart und laugt nicht aus. Fragen Sie in der Haushaltswarenabteilung danach. Wer sich nicht vor der Kombination Kunststoff und Hitze fürchtet, kann auch mikrowellentaugliche Dämpfeinsätze aus Kunststoff verwenden.

Backblech

Auf dem Backblech lässt sich Gemüse rösten, zum Beispiel Zwiebeln, Rosenkohl, Brokkoli, Blumenkohl, Spargel, Paprika, Zucchini, Auberginenscheiben, Fenchel oder Radieschen. Ich wette, dass die meisten Gemüseverächter ihr Gemüse noch nie mit Speck oder gutem Olivenöl, Salz und Pfeffer gebacken haben. Wenn man Gemüse bei hohen Temperaturen bäckt, tritt eine natürliche Süße in den Vordergrund, die mit den passenden Gewürzen unwiderstehlich schmeckt. Zerkochtes, matschiges, fades Gemüse mag niemand, das kann ich gut verstehen. Doch bei anderer Zubereitung kann sich so mancher plötzlich doch für Gemüse erwärmen.

Runde Backformen aus Glas oder Metall

Quiches ohne Teig gehören zu den leckersten kohlenhydratarmen Mahlzeiten überhaupt. Verrühren Sie Eier, Käse, Zwiebeln, Pilze, Kräuter, Spinat und gebackene Paprika – was immer gerade zur Hand ist. Mit einer Quiche lassen sich Gemüsereste sinnvoll verwerten. Das ist unsere Low-Carb-Pizza – mit reichlich Nährwert und zu jeder Tageszeit heiß oder kalt verzehrbar.

Salatschleuder

Natürlich kann man grünen Salat auch in der Spüle waschen. Ich mag Salatschleudern, weil man den Salat darin leicht waschen und gründlich abtropfen lassen kann. Außerdem kann man ihn darin sogar in den Kühlschrank stellen, und er scheint etwas länger frisch zu bleiben. Salat aller Art können Sie mit köstlichen Dressings aus Olivenöl, Avocadoöl oder Macadamiaöl und nährstoffreichen Zutaten wie Walnüssen und zerkrümeltem Blauschimmelkäse anmachen.

Essen außer Haus

Da die Ernährungsform, zu der in diesem Buch geraten wird, sich deutlich von den üblichen Empfehlungen unterscheidet, fragen Sie sich inzwischen vielleicht, ob Sie wohl je wieder in einem Restaurant essen dürfen. Natürlich dürfen Sie das! Solange man bei der Bestellung ein wenig aufpasst, kann man sich auch im Restaurant kohlenhydratarm ernähren. Der Kampf gegen Alzheimer soll niemanden davon abhalten, mit Freunden und Familie eine gute Mahlzeit zu genießen. Schrecken Sie nicht davor zurück, genau zu sagen, was Sie wollen, und bitten Sie um passende Alternativen. Dank des gestiegenen Bewusstseins für Gesundheitsfragen und Lebensmittelallergien (und der Beliebtheit von kohlenhydratarmen Ernährungsformen oder einer Paläo-Diät) werden Sie das Personal mit Sonderwünschen kaum überraschen. Restaurantbetreiber kennen sich mit den Alternativen häufig längst aus, und niemand wird Sie irritiert anschauen, wenn Sie darum bitten, kein Brot zu bringen.

Allgemeine Hinweise

Wählen Sie die geeigneten Lebensmittel aus, die mit ihrem Nährstoffgehalt zur Gesundheit Ihres Gehirns beitragen.

- Immer gut sind schlichte Gerichte wie Fleisch, Geflügel, Fisch und stärkearmes Gemüse (oder Salate), ob gegrillt, gebacken, gedünstet oder gebraten.
- Offensichtliche Stärke und Zuckerquellen wie Pasta, Reis, Brot, Kartoffeln, Mais, Bohnen, Limonaden oder Desserts kommen nicht lieber nicht auf den Tisch.
- Wo automatisch vor dem Essen der Brotkorb gereicht wird, können Sie darum bitten, das Brot wegzulassen. In manchen Restaurants wird man Ihnen statt Getreideprodukten dann vielleicht Oliven oder Pickles anbieten.
- Als Beilage zur Hauptmahlzeit gibt es häufig eine Sorte Gemüse plus einen Stärketräger. Ordern Sie anstelle von Kartoffeln oder Nudeln einfach eine doppelte Portion Gemüse.
- Wenn Sie abschließend unbedingt etwas Süßes brauchen (oder Ihren Angehörigen nicht übergehen möchten), gibt es vielleicht frische Früchte. Am besten wären Beeren, entweder pur oder mit Schlagsahne.

Spezialitäten

Italienisch: Fortschrittliche Restaurants bieten möglicherweise Zucchini-Nudeln aus dem Spiralschäler als Pasta-Ersatz an. Ansonsten müssen Sie auf Spaghetti, Makkaroni und Co. leider verzichten. (Glutenfrei ist keine Alternative, weil auch diese Produkte aus Getreide erzeugt sind.) Ein echter Italiener hat jedoch auch andere Gerichte auf der Karte, die gut zur kohlenhydratarmen Ernährung passen, darunter Salate, Fleischgerichte, Geflügel, Fisch und Meeresfrüchte mit Gemüse. Nehmen Sie den Brotkorb oder die Grissini gar nicht erst an, und bitten Sie darum, keine Croûtons über den Salat zu streuen. Als Beilage können Sie statt Pasta, Gnocchi oder Pommes frites vielleicht mehr Gemüse bekommen.

Mexikanisch: Eine gute Wahl sind Fajitas ohne die Tortillas und mit mehr Peperoni und Zwiebeln anstelle von Reis und Bohnen. Fajitas bestehen in erster Linie aus gegrilltem Fleisch und Gemüse, dazu werden saure Sahne, Käse, Guacamole und Pico de Gallo (ohne Mais!) gereicht. Manche Restaurants servieren Salat, Gemüse, Fleisch und Käse auch bereitwillig in einer Salatschale anstatt in Tortillas.

Indisch, pakistanisch, afghanisch: Diese Küchen ähneln in vielen Aspekten der Küche des östlichen Mittelmeerraums. Lassen Sie Reis und Naanbrot bitte weg, und genießen Sie Currys und Gerichte mit gegrilltem oder gebackenem Fleisch und Gemüse. Kichererbsen und Kartoffeln können Sie getrost links liegen lassen!

Chinesisch, japanisch, thailändisch: Die Gerichte sollten gedünstet oder ohne Soße zubereitet werden. (Soßen enthalten normalerweise Zucker und Maisstärke. Würzen Sie mit Sojasoße, scharfem Senf oder Wasabi.) Zum Mitnehmen eignen sich beispielsweise gedünstetes Huhn oder Shrimps mit gemischtem Gemüse. Manche Restaurants bieten auch Grillspieße mit Huhn oder Fleisch an. Ungeeignet sind Reis, Nudeln, Wantan, alle frittierten Speisen im Teigmantel und Tempura. Eine Delikatesse hingegen ist Sashimi. Essen Sie den Fisch, aber nicht den Reis. Im Thai-Restaurant sollten Sie Nudel- und Reisgerichte meiden. Besser sind Currys mit Fleisch, Fisch oder Garnelen sowie Gemüse, Gewürzen und Kokosmilch. Die Soße sollte möglichst nicht mit Mehl oder Maisstärke angedickt sein. Wenn sie frisch zubereitet wird, kann man diese Zutaten vielleicht weglassen.

Griechisch, türkisch, libanesisch: Empfehlenswert ist Kebab oder anderes gegrilltes Fleisch. Statt Reis und Pitabrot können Sie mehr Gemüse oder Fleisch bekommen. In gefüllten Weinblättern steckt häufig Reis, also Vorsicht, und auch auf Bohnen sollten Sie verzichten. Die östliche Mittelmeerküche versteht sich auf das Grillen von Fleisch, hat aber auch marinierten Feta, Oliven oder gebackenen Halloumi-Käse zu bieten. Kleine Mengen Hummus sind erlaubt, Pitabrot nicht. Zum Dippen eignen sich Gurkenscheiben oder Kirschtomaten.

Diner, Hamburger-Restaurants: Solche Restaurants haben häufig ganz unterschiedliche Menüs, unter denen Sie sicher etwas Passendes finden. Lassen Sie sich von derselben Logik leiten wie bisher: kein Getreide oder andere stärkereiche Kohlenhydrate, kein süßes Dessert. Salate jeder Art (ohne Croûtons) sind eine fantastische Wahl. Auch Hamburger ohne Brötchen sind erlaubt. Pommes frites und andere Kohlenhydratbeilagen können Sie immer durch stärkearmes Gemüse oder vielleicht einen kleinen Salat ersetzen lassen. Mit gebratenem Fleisch, Geflügel, Fisch, einem Eiergericht oder Thunfischsalat auf Salatbett kann man eigentlich nichts falsch machen.

Frühstück: Halten Sie sich an Eier, Schinken, Speck und Wurst. Kein guter Start in den Tag sind Pfannkuchen, Waffeln, Toast, Brötchen, Brot, Früchte, Saft und Marmelade. Besser ist ein pikantes Omelett mit Eiern, Schinken, Zwiebel und Paprika oder anderen Zutaten (Fleischreste, Käse, stärkearmes Gemüse). Oder eben Eier in jeglicher Form, pochiert, als Rührei oder Spiegelei, hart gekocht oder was immer Sie mögen. Nicht mit Ketchup nachwürzen; er ist normalerweise gesüßt. Würzen Sie lieber mit Senf, Mayonnaise oder Chilisoße.

Salat als Hauptgang: Achten Sie auf die Zutaten und streichen Sie alle typischen Kohlenhydratträger. Die perfekte Basis bilden Blattsalat, Spinat oder anderes Blattgemüse, das mit gehackten, hart gekochten Eiern, knusprigen Schinkenwürfeln, Käse, Avocado, Kochschinken, Puten- oder Steakstreifen, Lachs, Oliven, Gurke, Paprikastreifen und anderem Gemüse gemischt wird. Dazu gibt es eine Vinaigrette aus Essig, Öl und Senf oder ein fettreiches Dressing. Gesüßte Dressings kommen nicht in Frage.

Restaurantketten: Viele Ketten haben bereits passende Gerichte im Angebot. Ich persönlich habe noch nie erlebt, dass man irgendwo nicht bereit war, eine Kohlenhydratbeilage durch eine doppelte Portion stärkearmes Gemüse zu ersetzen.

Vorsicht Falle!

Scheuen Sie sich nicht, genau nachzufragen, wie etwas zubereitet wird. Zum Beispiel:

- Manche Restaurants geben etwas Mehl oder Fertigteig an die Eier, damit das Omelett besser aufgeht. Hier lohnt sich eine Frage in Verbindung mit der Bitte, auf diesen Zusatz zu verzichten. Andernfalls bleiben Sie bei Rührei, Spiegelei oder hart gekochten Eiern.
- Auch wenn Sie sich bei der Soße nicht sicher sind, was darin ist, können Sie nachfragen. Soßen enthalten häufig Zucker, Maissirup, Maisstärke oder Mehl. Dagegen hilft, sich an einfache Zubereitungen zu halten.
- Mit Bedacht nachwürzen: Handelsüblicher Ketchup enthält viel Fruktosesirup, und viele Dressings stecken voller Zucker und Maissirup. Zum Nachwürzen sind Senf (außer Honigsenf), Mayonnaise, Chilisoße, zerlassene Butter, Olivenöl und Essig (alle Sorten) besser geeignet. Vollfette, kohlenhydratarme Dressings sind erlaubt. Achten Sie also auf das Etikett. 30 Milliliter (zwei Esslöffel) sollten maximal zwei Gramm Kohlenhydrate enthalten.
- Ein bisschen Planung hilft. Die meisten Restaurants stellen ihre Speisekarten ins Internet. Prüfen Sie vorab, was für Sie das Richtige sein sollte, dann wissen Sie später gleich, was Sie wollen. (Oder Sie schlagen rechtzeitig ein anderes Restaurant vor.)

Essen unterwegs

Wie im Restaurant gibt es auch gute Lösungen, wenn man häufig unterwegs ist oder im hektischen Alltag ständig zu tun hat und einfach die Zeit fehlt, um in Ruhe zu kochen oder eine vollständige Mahlzeit zu sich zu nehmen. Zeitdruck oder ein Ortswechsel bedeutet jedoch nicht, dass Sie Ihrer Ernährungsform nicht treu bleiben könnten. Da fast überall geeignete Lebensmittel bereitstehen, lässt sich auch unterwegs etwas Passendes auftreiben.

Das finden Sie im Supermarkt:

- Abgepackte, gemischte Salate (mit Blattsalat, Paprika, Pilzen, Oliven, Huhn, Schinken, Pute, Thunfisch, Käse, Eiern, Gurken, Möhren, Sonnenblumenkernen usw.)
- Thunfisch oder Lachs in der Dose oder Schale
- Nüsse (roh, gesalzen, ungesalzen; nur nicht in Honig geröstet)
- Salami und Minisalami
- Bratenaufschnitt und Käse
- Brathähnchen
- Eiersalat oder Thunfischsalat, fertig zubereitet

Das finden Sie mit etwas Glück an der Tankstelle:

- Hart gekochte Eier
- Käsewürfel oder Käsehappen
- Quark oder Frischkäse (ungesüßt, Vollfett)
- Beef Jerky (ohne Barbecue- oder Teriyakisoße oder andere zuckrige Sorten)
- Nüsse
- Schweinekrusten
- Minisalamis
- Notfalls eine Hot-Dog-Wurst oder Frikadelle ohne Brötchen

Es ist leichter, eine gehirnfreundliche, kohlenhydratarme Diät durchzuhalten, wenn man im Auto oder am Arbeitsplatz immer ein paar haltbare Lebensmittel parat hat. So geraten Sie nie in die Verlegenheit, dass „nichts Essbares“ da ist und man notgedrungen doch auf eine Kohlenhydratbombe ausweichen muss.

Notrationen für Auto, Handtasche oder Schreibtischschublade:

- Thunfisch, Lachs, Sardinen, Makrelen in der Dose.
- Nüsse, Mandelmus
- Dichtschließendes Glas mit Kokosöl
- Trockenfleisch oder Snacks auf Fleischbasis

Vergessen Sie aber nicht den Rest! Es hilft nicht viel, gutes Essen zu haben, wenn man es nicht verzehren kann. Servietten, Pappteller, Besteck, ein Dosenöffner und Behälter für eventuelle Reste leisten vor Ort gute Dienste.

Die Lust auf Süßes

Wie kann ein entschlossener Low-Carb-Verfechter dem Gehirn etwas Gutes tun, wenn es unvermittelt nach Süßem giert? Nur keine Panik! Natürlich ist es am besten, wenn Sie oder Ihre Angehörigen sich wacker gegen solche Verlockungen wehren. Aber manchmal wird das Verlangen übermächtig. In solchen Situationen kann man mit klugen Entscheidungen den Süßhunger befriedigen, ohne völlig vom Weg abzukommen und die bisherigen Fortschritte in Gefahr zu bringen. Wenn es also unbedingt und partout etwas Süßes sein muss, käme Folgendes in Frage:

- Eine Handvoll Beeren mit Schlagsahne, Speisequark (40 Prozent) oder Vollmilchjoghurt
- 2–3 Datteln, mit Ziegenkäse, Frischkäse oder Ricotta gefüllt (mit Zimt würzen)
- Kaffee oder Tee mit Sahne, Süßungsmittel und Kokosmilch oder Kokosöl
- Kürbismus mit Zimt (wählen Sie bitte reines Kürbismus ohne Zuckerzusätze.)
- Rote, orangefarbene oder gelbe Gemüsepaprika oder rohe Kirschtomaten. Im Sommer sind Kirschtomaten erstaunlich süß und fruchtig. Sobald man nicht mehr regelmäßig Kuchen, süße Frühstücksflocken, Müsliriegel oder Limonade zu sich nimmt, reagieren die Geschmacksknospen viel aufmerksamer auf natürliche Süße. Reife Minitomaten schmecken dann auf einmal so süß wie Himbeeren.
- Vollmilchjoghurt, griechischer Joghurt oder körniger Frischkäse mit Zimt
- Zuckerfreie Süßigkeiten: Viele Hersteller bieten sogar zuckerfreie Schokolade und Bonbons an, die es im ganz normalen Handel gibt. Allerdings enthält zuckerfreie Schokolade häufig größere Mengen Zuckeralkohole, was eine abführende Wirkung haben kann.

- Zuckerfreie Desserts auf Gelatinebasis: Besser sind vollwertige Lebensmittel, aber zuckerfreie Gelatine kann ein guter Kompromiss sein, wenn man eine kohlenhydratarme Variante für eine begehrte Leckerei sucht. Bereiten Sie doch einmal aus Gelatinepulver, Beeren und frisch gepressten Zitronen- oder Limettensaft eine selbstgekochte rote Grütze zu. Das ist nicht schwer, und vielleicht stellen Sie sogar fest, dass die Süße aus den Beeren (weitgehend) ausreicht.
- Dunkle Schokolade (mindestens 85 Prozent Kakaoanteil): Inzwischen bieten manche Hersteller sogar Schokoladen mit 86, 88 oder 90 Prozent Kakaoanteil an, die im Supermarkt, im Fachgeschäft oder online erhältlich sind. Solche Sorten sind zwar mit normalem Zucker gesüßt, aber wenn man sich auf ein oder zwei Stückchen beschränkt, um die Gelüste zu befriedigen, fällt der Zuckergehalt kaum noch ins Gewicht.

KAPITEL 16

Hochwertige Lebensmittel

Dieser Ernährungsansatz soll die Heilung fördern. Deshalb ist es wichtig, beim Einkauf auf höchstmögliche Qualität zu achten.

Ein Alzheimer-Gehirn leidet unter den langfristigen Auswirkungen der industriell vorgefertigten Lebensmittel, die einen so großen Bestandteil der modernen Ernährung ausmachen. Um diesen Auswirkungen etwas entgegenzusetzen, brauchen wir das genaue Gegenteil: Nahrung in bester Qualität.

Das bedeutet jedoch nicht, dass Sie nicht mehr vor Ort im Supermarkt oder beim Discounter einkaufen dürften, sofern finanziell keine großen Sprünge möglich sind. Bitte lesen Sie weiter, damit Sie unabhängig vom Budget erkennen, wie wichtig die Lebensmittelqualität ist und welche Kompromisse akzeptabel sind.

Obst und Gemüse

Optimal ist Obst und Gemüse aus der eigenen Region, wenn möglich aus Bioanbau. Am besten bekommen Sie das vermutlich auf einem örtlichen Wochenmarkt. Viele Gartenbaubetriebe und Landwirte verzichten auf schädliche Pestizide, Herbizide und Fungizide, ohne sich als Biobetrieb zertifizieren zu lassen, weil sie den finanziellen Aufwand und den Papierkram scheuen oder ihnen die Auflagen zu eng sind. (Kleinere Betriebe verwenden Zeit und Geld lieber für das, was ihnen wirklich wichtig ist, den Anbau nährstoffreicher Lebensmittel, nicht für Bürokratie und Vorschriften.)

Wenn Sie auf dem Markt unsicher sind, fragen Sie bitte die Verkäufer, welche Produkte wie erzeugt werden, oder kaufen Sie beim Biobauern. Doch auch falls Bioqualität nicht verfügbar ist, lohnt es sich auf jeden Fall, lokal erzeugte Produkte zu wählen. Bei Obst und Gemüse beginnt mit der Ernte oft der

Vitaminzerfall. Je länger der Weg vom Acker bis auf den Teller, desto weniger Nährstoffe bleiben für Sie. Bioprodukte, die tausend Kilometer weit entfernt erzeugt wurden (womöglich gar auf einem anderen Kontinent) und erst nach Tagen oder Wochen zum Verkauf stehen, enthalten möglicherweise weniger Vitamine als Obst und Gemüse aus konventionellem Anbau, aber kürzerer Entfernung, das erst kurz vor dem Markttag geerntet wurde. Bitte beachten Sie: Unser Hauptanliegen ist es, das angeschlagene Gehirn mit möglichst konzentrierten Nährstoffen zu versorgen. Daran sollten Sie beim Einkauf stets denken.

Tierische Produkte

Noch wichtiger als die Qualität von Obst und Gemüse ist die Qualität bei tierischen Lebensmitteln wie Fleisch, Geflügel, Milchprodukten, Fisch und tierischen Fetten. Da diese Fette den Löwenanteil der Kalorien liefern, lohnt es sich unbedingt, möglichst nährstoffreiche Produkte zu wählen. Auch hier empfiehlt sich, das regionale Angebot zu prüfen. Fisch sollte möglichst nachweisbar aus Wildfang (und nachhaltiger Fischerei) stammen. Der Grund dafür ist ganz einfach: Nicht nur Menschen werden krank, wenn sie sich falsch ernähren, sondern Tiere selbstverständlich auch. Doch wie sollen kranke Tiere gesunde Lebensmittel liefern? Ihre Anatomie, Physiologie und ihr Verdauungssystem geben Auskunft darüber, was sie aus biologischer Sicht eigentlich fressen sollten. Die folgenden Beispiele zu häufig verzehrten tierischen Produkten sollen das veranschaulichen.

Geflügel

Hühner, Enten, Puten und anderes Geflügel sind Allesfresser. Das heißt, sie fressen Getreide und Gräser, aber auch Würmer, Maden und anderes Kleingetier, das sie beim Scharren im Freien normalerweise finden würden, wenn sie auf einer Wiese herumlaufen dürften. Legebatterien oder auch Bodenhaltung ohne Zugang zu Sonnenlicht, frischem Gras und Insektenlarven entspräche also nicht ihrem normalen Ernährungsschema.

Hühner gelten als „Vegetarier“, aber sowohl Legehennen als auch Masthähnchen sind von Natur aus Allesfresser. Neben ihrem Getreidefutter sollten sie daher auch Insekten und Gras fressen dürfen. Das Eigelb von freilaufenden Hühnern, denen wirklich eine Wiese zur Verfügung steht, enthält mehr Nährstoffe, darunter die Vitamine A und K_2 sowie das gelbe Carotinoid Lutein, als

Eier aus Bodenhaltung oder Freilandhaltung. Die Vorschriften sind relativ dehnbar, und es kommt auf die tatsächlichen Haltungsbedingungen an. Vielleicht fällt Ihnen auf, dass das Eigelb von wirklich freilaufenden Hühnern deutlich kräftiger gefärbt ist (mitunter dunkelorange) als bei konventionellen Eiern. Wundern Sie sich nicht, denn das ist ein gutes Zeichen. Diese Eier stammen von Hennen, die tatsächlich im Freien scharren durften. Mitunter sind solche Eier auch schwerer aufzuschlagen, weil die Schalen härter sind. Auch das ist gut, denn diese Hühner hatten besseres Futter als andere.

Essen Sie unbedingt das Eigelb. Hühnereiweiß ist eine gute Proteinquelle, doch alle übrigen Nährstoffe (Vitamine, Mineralstoffe und besonders die Gehirnnahrung DHA und Cholin) stecken im Dotter. Wegen des Cholesterins brauchen Sie sich ja zum Glück keine Sorgen mehr zu machen.

Doch auch in lokalen Supermärkten gibt es hochwertige Eier. Hier folgt das Angebot der Nachfrage, und Sie bekommen Eier aus unterschiedlichen Haltungsformen, einschließlich Omega-3-Eiern, wo die Hühner über Leinsamen, Chiasamen oder Fischmehl im Futter mehr Omega-3-Fette erhalten haben, die ins Eigelb übergehen.[1]

Rindfleisch

Vergessen Sie Açai- und Gojibeeren. Vergessen Sie Granatapfelsaft und die neuesten Wunderfrüchte aus dem tropischen Regenwald. Im Hinblick auf die Nährstoffversorgung sind Fleisch und Fett vom Weiderind die wahren Superfoods. Bei „Vitamine und Mineralien“ denken wir heute automatisch an Obst und Gemüse, dabei sind tierische Lebensmittel bis zum Rand mit Nährstoffen gefüllt. Rindfleisch versorgt uns mit B-Vitaminen und Mineralstoffen, doch was beim Weiderind so hervorsticht, ist der Fettgehalt. (Da Fett bei der Alzheimer-Diät die Hauptkalorienquelle darstellt, sollte es stets möglichst gutes Fett sein.)

Rinder, die Gras fressen, konzentrieren die Nährstoffe aus diesem Gras ganz anders, als es einem Menschen möglich wäre. Wir können Grünzeug essen, so viel wir wollen, sind aber nicht in der Lage, ihm die Energie so zu entziehen wie eine Kuh. Das Nährstoffprofil in Fleisch von Vieh, das sein Leben lang Gras gefressen hat (Weidehaltung und Heufütterung) unterscheidet sich von dem von Rindern, die nur mit Getreide gemästet wurden.[2] Viele Tiere stehen auch nur anfangs auf der Weide, werden aber in ihren letzten Lebenswochen oder -monaten in großen Ställen oder Ausläufen gehalten, damit sie mit Soja, Mais und anderem Getreide schneller ihr Schlachtgewicht erreichen. Einerseits ist Fleisch von Weidetieren magerer als das von Mastvieh, andererseits ist es deshalb keineswegs fettarm. Je nach Stück enthält es weiterhin eine ganze Menge Fett, das für die ernährungsbedingte Ketose Gold wert ist.

Das Fett in Fleisch vom Weiderind hat einen höheren Omega-3-Anteil und weniger Omega-6-Fettsäuren als das von Tieren aus Getreidefütterung.[3] Außerdem enthalten Fleisch und Milchprodukte aus Weidehaltung konjugierte Linolsäure (CLA), die zu den natürlichen unschädlichen Transfetten zählt (siehe Kapitel 12). Diese spezielle Fettsäure erscheint in Bezug auf diverse Gesundheitsprobleme vielversprechend. Uns geht es hier natürlich um den kognitiven Abbau, aber vielleicht besitzt dieses natürliche Fett, das in der modernen Ernährung praktisch nicht mehr vorkommt, bisher unentdeckte Eigenschaften. CLA kommt praktisch ausschließlich im Fett von Wiederkäuern vor, denen eine artgemäße Ernährung zugestanden wird. (Auch das Fleisch von Vieh aus Getreidemast enthält gewisse Mengen CLA, aber nicht so viel wie Fleisch von Weiderindern. Dasselbe gilt für die Omega-3-Fettsäuren. Da Rinderfett vorwiegend einfach ungesättigte und gesättigte Fette liefert, und CLA, Omega-3 und Omega-6 jeweils mehrfach ungesättigte Fette sind, ist die Gesamtmenge jedes dieser mehrfach ungesättigten Fette ohnehin gering. Andererseits kommt es auf das passende Verhältnis dieser Fette an, sodass es sicher sinnvoll ist, lieber solches Fleisch zu essen, in dem aufgrund der Ernährung der Tiere ein besseres Verhältnis vorliegt.)

Bei der Zubereitung von Rindfleisch vom Weiderind gibt es keinen Grund, das Fett abzuschöpfen. Essen Sie das Fett mit, denn es ist sehr nahrhaft und es schmeckt! Alternativ können Sie das abgeschöpfte Fett natürlich auch aufbewahren. Lagern Sie es in einem gut verschlossenen Glasgefäß im Kühlschrank und braten Sie darin Gemüse oder Eier an, genau wie mit fettem Speck. Dasselbe gilt für Steaks aus Weidehaltung: Auch hier brauchen Sie das Fett nicht abzuschneiden. Genießen Sie es! Bei einer kohlenhydratarmen, ketogenen Ernährung ist Fett ein Freund.

Hinweis: Alles zuvor Gesagte gilt selbstverständlich auch für Fleisch und Fett von Lamm, Ziegen oder anderen Wiederkäuern. Hier versteht es sich allerdings quasi von selbst, weil diese Tiere nach wie vor auf Weiden aufwachsen. Fragen Sie im Zweifelsfall jedoch gern beim Erzeuger nach.

Milchprodukte

Die meisten Aussagen zu Rindfleisch gelten auch für Milchprodukte. Milchprodukte (Butter, Sahne, Käse usw.) sollten von Kühen stammen, die auf der Weide stehen. Dann enthält das Fett mehr CLA, mehr Vitamin K_2 und mehr Nährstoffe insgesamt. Butter von Tieren aus Weidehaltung ist für die kohlenhydratarme Ernährung genauso wertvoll wie entsprechendes Fleisch.

Essen Sie sich satt. Das schmeckt dem Gehirn! Die gesunden Fette und das Cholesterin darin sind genau das Richtige für die Reparaturvorgänge im Gehirn. Achten Sie also auf die Haltebedingungen, die sich oft am Etikett ablesen lassen, und informieren Sie sich über die unterschiedlichen Labels. Eventuell ist die Butter von Weidetieren gelber als die aus Massenproduktion. Das liegt daran, dass Chlorophyll, Carotinoide und andere Pigmente, die das Gras so kräftig grün machen, sich im tierischen Fett ansammeln. Diese Färbung ist sowohl an der Farbe der Butter abzulesen als auch am Fett, das das Fleisch von Weidetieren durchzieht. Bei dieser Haltungsform sieht das Fett leicht gelblich aus, wohingegen es bei Tieren, die am Ende mit Getreide gemästet wurden, eher weiß ist. (Achtung: Die Aussagen zur gelben Farbe gelten nicht für Margarine und andere pflanzliche Streichfette. Hier werden in der Regel Farbstoffe hinzugefügt, die das Aussehen appetitlicher machen, allerdings nicht die entsprechenden Nährstoffe liefern.)

Schweinefleisch

Wer Schweinefleisch bisher wegen seines Fettgehalts gemieden hat, darf alle Bedenken über Bord werfen. Schweinefleisch ist eine ausgezeichnete Proteinquelle, die genau wie Rindfleisch zugleich viele Vitamine und Mineralien liefert. Und das Fett von Schweinen aus Weidehaltung ist für die kohlenhydratarme Ernährung bestens geeignet. Es schmeckt gut und ist weitgehend einfach ungesättigt oder gesättigt. Wie in Kapitel 11 erklärt, ist das vorherrschende einfach ungesättigte Fett im Schweinefleisch die Oleinsäure, die auch in Olivenöl vorliegt und in der nicht immer ganz genau definierten Mittelmeerdiät so gerühmt wird. Bereiten Sie grünes Gemüse ruhig in Speckresten zu – danach werden Sie auch Grünkohl und Spinat lieben! Gutes Schweineschmalz bekommen Sie gegebenenfalls beim Fleischer oder auf dem Wochenmarkt. Solange die restlichen Inhaltsstoffe stimmen, sind auch Schinken und Wurst erlaubt. Man hat uns lange pauschal vor Wurstwaren gewarnt, weil sie mit verschiedenen Gesundheitsproblemen in Verbindung zu stehen scheinen, aber das liegt vermutlich eher an den chemischen Konservierungsmitteln und Zusatzstoffen, die für die Massenproduktion erforderlich sind. Zudem lässt sich bei den entsprechenden Studien der gleichzeitig stattfindende Kohlenhydratkonsum schwer herausfiltern. (Man denke nur an Salamibrote, Bratwurst im Brötchen oder Schinken auf Toast.)

Wenn Sie Schinken und Wurst von kleinen, lokalen Anbietern kaufen, entfallen viele fragwürdige Inhaltsstoffe. (Aber fragen Sie trotzdem nach!) Hier bekommen Sie normalerweise nur Fleisch, hervorragendes Fett, etwas Salz, Kräuter und Gewürze mit der Wurst serviert. Bei Schinken von Weideschweinen sollten Sie nie den Fettrand abschneiden, denn damit täten Sie sich keinen Gefallen. Bewahren Sie das Fett auf! Stecken Sie es in ein Einmachglas und stellen Sie das in den Kühlschrank. Das Fett hält sich sehr lange, ohne ranzig zu werden (und ist sowieso schnell verbraucht). Sie werden bald sehen, wofür Sie es alles verwenden können.

Wer aus religiösen oder ethischen Gründen kein Schweinefleisch isst, sollte selbstverständlich dabei bleiben. Diese Hinweise sind nur für alle, die Schweinefleisch mögen, es aber aus gesundheitlichen Gründen sonst nicht essen. Mit dem Wissen aus diesem Buch ist das nun nicht mehr erforderlich.

Innereien

Experimentierfreudige Naturen dürfen sich freuen, denn Innereien stecken voller Nährstoffe. Sie enthalten meist mehr davon als Muskelfleisch. Das altehrwürdige Superfood ist Rinderleber, deren Vitamin- und Mineralstoffgehalt fast jedes andere Lebensmittel in den Schatten stellt. Leber von artgerecht gehaltenen Tieren, die biologisch angemessenes Futter bekommen haben, ist das Vitaminpräparat der Natur.

Hühner- oder Entenleberpastete oder eine Lebermousse sind äußerst delikat, wenn einem Rinder- oder Kalbsleber zu geschmacksintensiv erscheinen. Paté ist eine fettreiche, extrem nährstoffreiche Delikatesse, in die man rohes Gemüse tunken kann. Oder Sie streichen sie auf getreidefreie oder kohlenhydratarme Cracker. Ebenfalls sehr nährstoffdicht ist Herz, dessen Konsistenz mehr an normales Fleisch erinnert – schließlich ist das Herz selbst ein Muskel. Und weil es so harte Arbeit leistet, enthält sein Fleisch sehr viel CoQ10. Hinzu kommt natürlich, dass Leber, Herz, Zunge, Nieren und Markknochen deutlich günstiger sind als die begehrten Steaks, Koteletts und Braten.

Fisch und Meeresfrüchte

Fisch und Meeresfrüchte sind ein fantastischer Beitrag zu einer gehirnfreundlichen Low-Carb-Diät. Die besten Quellen für Omega-3-Fettsäuren sind fettreiche Kaltwasserfische wie Lachs, Sardinen und Makrele. Achten Sie darauf, wirklich wild gefangenen Fisch zu bekommen (und auf eine nachhaltige Fangmethode; dafür gibt es das MSC-Siegel für nachhaltige Fischerei und andere Nachweise).

Wie in der Massentierhaltung für Rinder, Schweine oder Hühner werden auch Fische inzwischen küstennah in Fischfarmen gezüchtet und erhalten dort unter anderem Fischfutterpellets aus Mais, Soja oder Weizen – eine Mahlzeit, die ein normaler Fisch im Meer niemals vorfinden würde.[4]

Der Rat zu Wildfang beruht auf demselben Grund, aus dem es wichtig ist, tierische Produkte von Weidetieren zu kaufen, die nur Gras und Heu gefressen haben: Die Nährstoffe, die wir uns von ihnen versprechen, können nur entstehen, wenn die Tiere biologisch adäquat ernährt werden. Fische fressen in der freien Natur Algen und andere Meereslebewesen, kleinere Fische, Krill und Plankton. Alaska-Seelachs ist kein echter Lachs und enthält in der Regel Farbstoffe (was auf der Packung vermerkt sein muss).[5] Echter Wildlachs hingegen bekommt von den winzigen Shrimps, Krill und anderen kleinen Meereslebewesen, die er frisst, von Natur aus eine intensive rosa Färbung. Das Pink oder Rot beruht auf den im Lachsfleisch konzentrierten antioxidativen Nährstoffen (zum Beispiel Astaxanthin). Weil Lachs aus Fischfarmen eine fahle, leblose und wenig appetitliche Farbe hat, werden dem Fischfutter dort Farbstoffe zugesetzt. Die Farbe ergänzt jedoch nicht die fehlenden Nährstoffe.

Muscheln und Krustentiere sind ebenfalls sehr zu empfehlen. Shrimps liefern viel Cholesterin, den besten Freund des Gehirns. Austern, Venusmuscheln und Miesmuscheln stecken voller Mineralstoffe (besonders Zink) und Vitamin B_{12}. Ihr hoher Selen- und Jodgehalt ist wichtig für eine gesunde Schilddrüse; das Selen wird zudem für das Glutathion-Recycling benötigt. Und Glutathion ist das wichtigste selbst erzeugte Antioxidans unseres Körpers.

Wenn Wildfang unerschwinglich ist, empfehle ich dennoch, regelmäßig fetten Fisch und Meeresfrüchte zu verzehren, denn auch Fisch und Garnelen aus Farmen enthalten noch erhebliche Mengen wertvoller Omega-3-Fette. Dosenware (die zugleich regelmäßig auf Schwermetalle geprüft wird), ist eine preiswerte Möglichkeit, Fisch in die Ernährung einzubauen.

Wo finde ich hochwertige Lebensmittel?

Der beste Weg führt auf den Wochenmarkt oder zu regionalen Anbietern und Hofläden. Kennen Sie wirklich alle Märkte und Anbieter in Ihrer Region? Prüfen Sie das Angebot und fahren Sie hin. Biogärtnereien mit Wochenmarktständen arbeiten häufig mit Lieferanten für Fleisch, Fisch und Eier zusammen. Sie kennen die Höfe, wo die Tiere aufwachsen, und können Auskunft geben oder Bestellungen aufnehmen. Auch Bioläden haben Kooperationen und gehen gern auf die Wünsche ihrer Kundschaft ein. Hier kann man Ihnen ebenfalls regionale Anbieter empfehlen, die teilweise auch über Direktversand verkaufen.

Und wenn ich mir das nicht leisten kann?

Es ist nicht schlimm, wenn Sie sich Fleisch und Eier von Weidetieren nicht leisten können. Lassen Sie sich dadurch nicht davon abhalten, diese Ernährung umzusetzen. Die positiven Wirkungen zeigen sich auch, wenn man einfach das isst, was im Supermarkt erhältlich ist. Die erhoffte Hauptwirkung der Ernährungsumstellung beruht auf einer massiven Kohlenhydratreduktion bei erhöhter Fettzufuhr. Die wichtigste Stoffwechselumstellung, nämlich das Umschalten der Energieversorgung von Glukose auf Fett und Ketone, um dem unterernährten Gehirn zu helfen, wird in jedem Fall stattfinden, solange die Makronährstoffe (Fett, Kohlenhydrate und Proteine) in passender Menge bereitstehen. Da es uns in erster Linie um die Korrektur des Stoffwechselungleichgewichts geht, ist es das Wichtigste, dass Sie vollwertige, unverarbeitete, kohlenhydratarme tierische und pflanzliche Nahrung zu sich nehmen und nicht etwa zu Müsli zum Frühstück und Nudeln am Abend zurückkehren. Hochwertige Bioprodukte dienen lediglich der bestmöglichen Nährstoffversorgung. Lassen Sie sich nicht auf ein puristisches „Ganz oder gar nicht" ein.

Wer Prioritäten setzen möchte oder kann, sollte in erster Linie auf hochwertige Fette achten. Optimal wäre Butter, Schmalz oder Rinderfett von Tieren aus Weidehaltung und Heufütterung. Die Eier von freilaufenden Hühnern von einem Bauern in der Nähe oder vom Markt sind nur unwesentlich teurer als Supermarktware aus industrieller Tierhaltung, aber insgesamt ist das dennoch nicht viel. Zumal Sie von Eiern erheblich profitieren, denn im Eigelb steckt jede Menge Cholesterin und Cholin sowie Vitamin B_{12}, also gleich drei wichtige Nährstoffe für das Gehirn.

Auch wenn Sie höherwertiges Fleisch als Hackfleisch kaufen, können Sie sparen. Hackfleisch von Rindern, Schweinen oder Lamm (und die Wurst daraus) kostet oft weniger als Steak, Koteletts oder Braten. Vergleichen Sie die Preise und fragen Sie an der Fleischtheke oder bei Ihrem Fleischer. (Im Vergleich zu Wurstwaren und Schinken, die mit Dextrose und Maissirup behandelt wurden, ist der Preis vermutlich immer noch günstig.)

Wenn Sie genug Platz zum Einfrieren haben, lohnt es sich, hochwertiges Fleisch in größeren Mengen zu kaufen. Manche Bauern verkaufen diverse

Stücke zu günstigen Preisen, wenn sich ein paar Käufer zusammentun und ein ganzes Tier auf einmal abnehmen. Auch Butter kann man einfrieren. Bei guten Butterpreisen heißt es daher: Zugreifen. Tiefgekühlte Butter ist lange haltbar, sollte aber gut verpackt sein. Bei zu langer Lagerung und schlechter Verpackung kann sie unangenehme Gerüche aufnehmen. Wenn man nicht so viel lagern kann, bieten sich Gemeinschaftskäufe mit Nachbarn, Freunden und Verwandten oder eine Kooperative an. Hören Sie sich um! Sie werden staunen, was es in Ihrem Umfeld alles gibt.

TEIL III

Wie der Lebensstil die Gehirnzellen gesund erhält

Die Alzheimer-Krankheit beruht auf diversen Faktoren, die unterschiedlich angegangen werden sollten. Die kohlenhydratarme, fettbetonte Ernährungsform ist als zentraler Eckpfeiler nur der Anfang und keineswegs die einzige Gegenmaßnahme. In diesem Teil befassen wir uns mit Ansätzen, die über die Ernährung hinaus zur gesunden Neuronenfunktion beitragen. Denn die Lebensweise – ausreichend Schlaf, Sport und Stressabbau – ist ebenso wichtig, um das Gehirn besser zu versorgen.

KAPITEL 17

Bewegung ist Leben

Sport unterstützt ein gesundes Herzgefäßsystem und trägt dazu bei, mobil, kräftig und beweglich zu bleiben. Das ist aber noch nicht alles.

Sport trägt nämlich entscheidend zur Erhaltung der Insulinsensitivität bei, unter anderem dadurch, dass „die Glukose irgendwohin kann". Betrachten Sie Sport und Bewegung als essenziellen Nährstoff im Sinne eines neuen „Vitamin M" wie „Mobilität". Dass Bewegung die insulinsensitiven Glukosetransportmoleküle in den Muskelzellen (GLUT-4s) anregt, ist in der wissenschaftlichen Literatur gut dokumentiert. Wer regelmäßig trainiert, kann daher mehr Kohlenhydrate vertragen als bei weitgehend sitzender Lebensweise. Das bedeutet natürlich nicht, dass regelmäßiger Sport eine kohlenhydratarme Ernährung ersetzen könnte oder dass man sich dadurch mehr Kohlenhydrate leisten könnte. (Auf junge gesunde, sehr sportliche und insulinsensitive Menschen mag das zutreffen, nicht jedoch auf ältere Personen mit nachlassenden kognitiven Fähigkeiten.) Vielmehr bietet die Kombination aus kohlenhydratarmer Ernährung und Sport eine doppelte Chance, Körper und Gehirn wieder für Insulin aufnahmefähig zu machen. Die insulinsensitiven GLUT-4s-Moleküle liegen auch im Gehirn vor. Besonders viele finden sich in den Regionen, die für Gedächtnis und Kognition zuständig sind, zum Beispiel dem Hippocampus.[1] Deshalb könnte alles, was potenziell die Insulinsensitivität verbessert, dazu führen, dass diese Hirnareale Glukose wieder effektiver aufnehmen.

Nach einem Krafttraining mit Gewichten reagieren Muskelzellen bereitwilliger auf Insulin, aber sie können Zucker selbst ohne den Schlüsselreiz des Insulins leichter aufnehmen. Mit anderen Worten: Die Muskelzellen lassen auch ohne eine Insulinspitze mehr Glukose ein. Sportler, die durch intensives Training ihre Muskelmasse erhöhen wollen, nehmen gern unmittelbar nach dem Training Proteinpulver und eine Portion Kohlenhydrate zu sich, weil Insulin nicht nur Glukose in die Muskeln schleust, sondern auch Aminosäuren. Die

Kombination von Protein und Kohlenhydraten soll also einen schnelleren Muskelaufbau ermöglichen. Doch nach intensivem Training sind die Muskeln auch ohne einen kohlenhydratinduzierten Insulinanstieg aufnahmebereiter für Glukose und Aminosäuren. Der Sport regt die Muskeln an – unabhängig vom Insulinverhalten –, wie ein Schwamm Glukose aufzusaugen. Stephen Cunnane und sein Team, die sich auf die Erforschung des Gehirnstoffwechsels spezialisiert haben, äußerten hierzu: „Die Skelettmuskulatur ist der Hauptzielort der insulinvermittelten Glukoseverwertung im Körper. Deshalb könnte eine abnehmende Muskelmasse (Sarkopenie) bei älteren Menschen ein Faktor sein, der zum altersbedingt erhöhten Risiko für eine Insulinresistenz beiträgt.“[2]

Insulinresistenz und Rückgang von Muskelmasse sind bei älteren Menschen extrem verbreitet. Aus dieser Überlegung heraus erscheint es logisch, dass eine Erkrankung wie Alzheimer, die mit einer Insulinresistenz zusammenhängt, bei älteren Menschen häufiger auftritt. Ein gewisses Maß an Muskelabbau ist im Rahmen der Alterung normal und erwartbar, aber wir können diesen Prozess hinauszögern, indem wir körperlich aktiv bleiben und dem Körper Gründe liefern, möglichst viele Muskeln zu erhalten. Muskelgewebe besteht nicht nur aus starken Oberarm- oder Oberschenkelmuskeln. Kräftige Muskeln und wenig Fett sind in jedem Alter ästhetisch, aber es geht keineswegs nur darum, im Schwimmbad eine gute Figur zu machen. Muskelgewebe ist metabolisch sehr aktiv, und deshalb sind der Aufbau und die möglichst lange Erhaltung von Muskelmasse so wichtig, um körperlich und geistig gesund zu altern. Und für den Aufbau und Erhalt von Muskelgewebe benötigt man eine angemessene Proteinversorgung und den körperlichen Reiz.

Zur effektiveren Glukoseverwertung und Senkung des Insulinspiegels kann jegliche Form von körperlicher Anstrengung beitragen. Sie oder die Person, der Sie beistehen, sollte alles tun, was körperlich möglich ist, und zwar regelmäßig, ob Gehen, Joggen, Gartenarbeit, Krafttraining, Radfahren, Golf spielen, Kegeln, Schwimmen, Seniorengymnastik, Tanzen oder was auch immer. Hauptsache, Bewegung!

Mit zunehmendem Alter sind wir körperlich oft weniger aktiv. Steuern Sie dagegen an und bleiben oder werden Sie so aktiv, wie es Ihnen möglich ist. Wie Sie wissen, wird unsere Energie in den Mitochondrien erzeugt, und ein gesundes Gehirn ist auf eine optimale Mitochondrienfunktion angewiesen. Muskelzellen stecken voller Mitochondrien. (Immerhin leisten Muskeln harte Arbeit und brauchen dafür eine Menge Energie.) Die Autoren einer entsprechenden Studie erklären: „Der chronische Nichtgebrauch der Muskeln im Alter, aber auch Krankheiten, die mit Muskelschwund einhergehen, lassen Mitochondrienzahl und -funktion zurückgehen, was zu einer übermäßigen ROS-Bildung und Apoptosesignalen führt."[3] (Zur Erinnerung: ROS sind reaktive Sauerstoffspezies, die berüchtigten freien Radikale, die Mitochondrien und andere Strukturen innerhalb der Zellen schädigen. Apoptosesignale beziehen sich auf die Apoptose, das Absterben der Zelle. Bei signifikant abnehmender Muskelmasse könnte also der oxidative Stress im Körper ansteigen, der letztlich zum Zelltod führt. Und dieser oxidative Stress bleibt nicht auf das Muskelgewebe begrenzt, sondern beeinträchtigt auch im Gehirn die Mitochondrienfunktion und die neuronale Gesundheit.)

Solange wir aktiv bleiben, geben wir dem Körper einen Grund, gesunde neue Mitochondrien zu bilden. Bewegung gehört zu den mächtigsten Stimulanzien für die mitochondriale Biogenese, also die Erzeugung neuer Mitochondrien.[4] Sowohl Ausdauersport (aerobes Training wie Walken, Joggen, Radfahren oder Schwimmen) als auch Krafttraining tragen zur Mitochondrienbildung bei. Deshalb ist jegliche Aktivität, zu der man in der Lage ist, von Vorteil, auch wenn Untersuchungen nahelegen, dass Krafttraining (oder andere intensive Beanspruchungen) etwas hilfreicher sind, und zwar besonders in Kombination mit weniger intensiven Belastungen.[5] Hart arbeitende Muskelzellen brauchen viele Mitochondrien, um ihre Aufgaben weiterhin zu erfüllen. Mitochondrien versorgen die Muskelzellen buchstäblich mit der erforderlichen Energie, um alles zu bewältigen, was sie gerade tun: Eine Hantel heben, einen Liegestütz machen oder einfach eine schwere Einkaufstasche nach Hause tragen. Jede Form körperlicher Bewegung gibt dem Körper den nötigen Reiz, mehr Mitochondrien zu erzeugen und die vorhandenen in gutem Zustand zu erhalten.

Doch für das Gehirn vermag Sport noch mehr, als lediglich die Biogenese von Mitochondrien anzuregen. Sport erhöht nachweislich die Expression bestimmter Signalmoleküle, die Gedächtnis und Lernfähigkeit unterstützen. Insbesondere BDNF (*brain-derived neurotrophic factor*) spielt für das gesunde Gehirn und die kognitive Funktion eine Schlüsselrolle, und der BDNF-Spiegel ist bei Alzheimer-Kranken im Vergleich zu gesunden Personen erniedrigt.[6] Sport fördert die Synapsenplastizität und die Kognition insbesondere über eine Erhöhung von BDNF.[7] In einem Beitrag für das Journal *Neuroscience* schrieb eine Gruppe Wissenschaftler: „BDNF ist für die Auswirkungen von Sport auf die Plastizität von Synapsen und Kognition von entscheidender Bedeutung."[8] Demnach ist angemessene körperliche Bewegung für das Gehirn genauso wichtig wie für den Rest des Körpers. Im Hinblick auf die Zusammenhänge zwischen gestörter

Blutzucker- und Insulinregulierung, Typ-2-Diabetes und Alzheimer-Krankheit kam eine Studie aus dem Journal *Experimental Physiology* zu dem Schluss: „Ein Teil der positiven Auswirkungen von Sport im Hinblick auf den Schutz vor Demenz und Typ-2-Diabetes wird vermutlich über BDNF vermittelt."[9] Deutlicher lässt sich kaum ausdrücken, *dass Sport zum Schutz vor Demenz beiträgt.*

> Die Signalwege von BDNF tragen wesentlich zu Lernprozessen und Gedächtnisbildung bei. Seit mehr als zwanzig Jahren ist bekannt, dass körperliche Aktivität oder neuronale Aktivität die Genexpression für BDNF im Gehirn merklich erhöhen, und dass dieser Anstieg des BDNF-Proteins zur Aktivierung von Signalwegen führt, die wiederum eine sportabhängige, verbesserte Lernfähigkeit und Gedächtnisbildung bewirken.[10]
>
> *S. F. Sleiman und Kollegen*

Hinzu kommt, dass eine Ketonerhöhung (quasi der „Raketentreibstoff" des Gehirns) unmittelbaren Einfluss auf den BDNF-Spiegel haben dürfte. Eine erhöhte Ketonbildung verstärkt möglicherweise die BDNF-Produktion und könnte so an der positiven Wirkung von Sport auf Gedächtnis, Kognition und Synapsenübertragung beteiligt sein.[11] Das sind genau die Faktoren, die im Alzheimer-Gehirn angeschlagen sind.

Körperliche Aktivität, ob ein Spaziergang im Park oder schweißtreibendes Krafttraining im Studio, setzt im Gehirn unzählige Veränderungen in Gang. Es sollte uns daher kaum überraschen, dass Sport zu den wirkungsvollsten und preiswertesten natürlichen Antidepressiva zählt. Welche physiologischen Reaktionen Sport im Detail auslöst, sprengt den Rahmen dieses Buches, doch es ist kein Zufall, dass körperliche Aktivität ein natürlicher Stimmungsaufheller ist und zugleich Gedächtnis und exekutive Funktionen zu verbessern scheint.[12] Davon profitieren nachweislich sowohl gesunde Erwachsene als auch solche mit kognitiven Beeinträchtigungen.[13] Eine der Wirkungen von Sport, namentlich der positive Effekt auf die Insulinreaktion des Körpers, überlappt sich dabei mit der Wirkung einer gesunden, kohlenhydratarmen Ernährung. Das Zusammenspiel aus angemessener Ernährung und körperlicher Aktivität ist so deutlich, dass Wissenschaftler sagen: „Sport und Ernährungsumstellung scheinen eine effektive und nicht-invasive Methode zu sein, neurologischen und kognitiven Störungen entgegenzuwirken."[14]

Forschungen zufolge besteht eine umgekehrt proportionale Beziehung zwischen der individuellen Menge körperlicher Aktivität und dem persönlichen Risiko für kognitiven Abbau und Demenz. Sprich: Je mehr Bewegung man sich verschafft, desto niedriger ist das Demenzrisiko.[15] Bewegung scheint zudem das Wachstum neuer Neuronen und die Entstehung neuer Synapsen in verschiedenen Hirnregionen anzuregen und dürfte in Teilen des Gehirns, die an der Kognition beteiligt sind, die Neurotransmittersynthese anregen, was offenbar auf eine Erhöhung von BDNF und ähnlichen Substanzen zurückgeht.[16]

Falls Sie mittlerweile den Eindruck haben, dass man offenbar für den Ironman-Triathlon trainieren sollte, um das Gehirn fit zu halten, sollten Sie bedenken, dass bei Sport ein Zuviel ebenso schädlich sein kann wie ein Zuwenig. Intensives Training stellt für den Körper eine erhebliche physiologische Belastung dar. Dazu trainiert man schließlich: Nur durch die Anpassung an neue Belastungen und die anschließende Regeneration werden die Muskeln stärker und das Herzgefäßsystem effektiver. Wer häufig intensiv trainiert, muss sich entsprechende Ruhepausen gönnen, die Nährstoffvorräte wieder auffüllen und ausreichend Kalorien aufnehmen, damit der Körper davon profitieren kann. Es ist eher unwahrscheinlich, dass die Alzheimer-Kranken, um die es Ihnen geht, zu viel Sport treiben (tendenziell sind sie eher zu inaktiv). Mein Hinweis gilt eher jüngeren Menschen, die beim Lesen inzwischen überlegen, ob sie beruflich kürzertreten und sich bedeutend mehr Zeit für Sport nehmen sollten. Beim Sport ist es wie mit den Antioxidanzien oder der Wasserzufuhr: Dass eine bestimmte Menge gut ist, bedeutet keineswegs, dass „mehr“ auch immer mehr hilft. Normalerweise gibt es einen Punkt, an dem ein „Mehr“ sich sogar negativ auswirken kann.

Schon durch Gehen kann man sich wunderbar gesund halten, ganz ohne Sportausrüstung oder Training! Ziehen Sie bequeme Schuhe an und ziehen Sie los, am besten in Begleitung. Wenn Sie körperlich dazu in der Lage sind, helfen intensivere Anstrengungen wie Training mit Gewichten oder schnellere Bewegung natürlich durchaus. (Schließlich brauchen die Mitochondrien einen Anreiz, um sich anzupassen und stärker zu werden.) Bewegung hat auch nachweislich unmittelbaren Einfluss auf die Mitochondrien im Gehirn. Das Fazit: Körperliche Aktivität trägt entscheidend dazu bei, Stoffwechsel und Kognition gesund zu erhalten oder beides wieder zu verbessern, wenn sie bereits angeschlagen sind. Möglicherweise spielt regelmäßiges Training auch eine Rolle für die Prävention von kognitivem Abbau und Demenz.[17]

Und wenn man keinen Sport treiben kann?

Wenn Sie oder Ihre Angehörigen körperlich nicht in der Lage sind, Sport zu treiben, können Sie immer noch die Früchte der Ernährungsumstellung ernten. Den Insulinspiegel zu normalisieren und Ketone zu bilden, ist definitiv der wichtigste Schritt. Mehr Bewegung ist lediglich eine Möglichkeit, noch mehr zu profitieren, indem man über die Lebensweise einen zusätzlichen Faktor ändert. Bitte beachten Sie dabei, dass jegliche körperliche Aktivität zählt, selbst so einfache Dinge wie Gehen. Gehen Sie also so viel wie möglich zu Fuß! Wenn Sie oder Ihre Angehörigen zu mehr Aktivität in der Lage sind, sollten Sie keinesfalls darauf verzichten, sondern das Gehirn unbedingt auch auf diese Weise unterstützen. Umgekehrt ist es jedoch auch kein Beinbruch für das Gehirn, wenn jemand nicht regelmäßig intensiv trainieren kann. Niemand sollte verzweifeln, weil der geliebte Mensch zu alt oder aufgrund von Mobilitätseinschränkungen nicht einmal zu leichten körperlichen Belastungen zu bewegen ist. Bewegung ist nur einer der Pfeile in unserem Köcher – es gibt noch weitere Faktoren, die man umsetzen kann.

Bitte beachten Sie auch, dass vor jedem körperlichen Training ein Gesundheitscheck stattfinden sollte, um festzustellen, ob dieser Weg für Sie oder Ihre Angehörigen empfehlenswert erscheint.

KAPITEL 18

Stress und Schlafmangel: Eine gefährliche Kombination

Die Eckpfeiler der Strategie gegen Alzheimer und andere Formen des kognitiven Abbaus sind eine kohlenhydratarme Ernährung und angemessene körperliche Aktivität. Aber auch andere Lebensstilfaktoren können die kognitive Funktion positiv oder negativ beeinflussen. Für Alzheimer-Patienten stehen hier Stress und Schlaf im Vordergrund.

Stress

Emotionale oder psychische Belastungen sind Lebensstilfaktoren, auf die man einwirken kann, um Schäden im Alzheimer-Gehirn möglichst zu reduzieren. Die physiologische Stressreaktion hat vielfältige Auswirkungen auf den ganzen Körper. Langfristige, starke psychische Belastungen gehen mit Herzproblemen, Diabetes, Adipositas, Angststörungen, Depressionen und anderem einher. Der Zusammenhang zwischen psychischem Stress und Übergewicht und Diabetes beruht unter anderem darauf, dass Stress den Kortisol-Spiegel erhöht, und Kortisol ist ein Hormon, das an der „Kampf-oder-Flucht"-Reaktion beteiligt ist.

Kortisol ist ein Glukokortikoid-Hormon. Das hört sich nach Glukose an, denken Sie? Stimmt. Kortisol soll den Körper mit Glukose versorgen, damit wir eine gefährliche Situation leichter überleben. Der Zuckerschub soll uns einen schnellen Energiekick verschaffen, damit wir buchstäblich in der Lage sind, uns im Kampf zu behaupten oder um unser Leben zu rennen. Im Verlauf der Evolution war das ein echter Überlebensvorteil, denn auf der Flucht vor einem wilden Tier brauchte man sehr viel schnell verfügbare Energie. Heutzutage hingegen ist das Leben nur in seltenen Fällen wirklich akut in Gefahr. Stattdessen haben wir es mit verbreiteten Stressfaktoren zu tun, die Körper und Geist hartnäckig als „unmittelbare Gefahr“ interpretieren, obwohl sie das keineswegs sind.

Wenn wir heutzutage von „Stress“ sprechen, meinen wir damit alles, was uns stressig erscheint, und dabei geht es nur selten um Fragen von Leben oder Tod. Manchmal steckt man lediglich im Stau, fürchtet einen wichtigen Abgabetermin, hat große finanzielle Sorgen oder ringt mit einer belastenden Beziehung. Wenn derartige Probleme Ihr Leben oder das Ihrer Angehörigen dauerhaft belasten, ist der Blutzucker ohne unterstützende Entspannungsmethoden nur schwer in den Griff zu bekommen.

Da Kortisol den Blutzucker hochtreibt, kann chronisch erhöhter Stress alle Bemühungen einer kohlenhydratarmen Ernährung untergraben. Auch wenn Sie sich noch so achtsam ernähren und die Kohlenhydratzufuhr noch so gut steuern, können nennenswerte Fortschritte ausbleiben, wenn der Blutzucker durch Stress erhöht bleibt. Natürlich wirkt Stress sich auf Blutzucker und Insulin weniger aus als beispielsweise ein Stück Kuchen, aber nachweisbar bleibt der Effekt schon. Der Blutzucker schießt bei Stress nicht unbedingt rasant in die Höhe, kann aber trotz kohlenhydratarmer Ernährung erhöht bleiben.

Stressabbau ist auf vielerlei Weise möglich. Beliebte Methoden sind Yoga, Meditation und Tiefenatmung. Wenn Sie sich für solche Praktiken nicht erwärmen können, ist das nicht weiter schlimm; die Vorlieben sind schließlich unterschiedlich. Nehmen Sie sich einfach regelmäßig Zeit für das, was Sie besonders entspannend finden, ob Lesen, Gartenarbeit, Golf, Spaziergänge in der Natur, ein lustiger Film, Stricken, Kochen oder anderes. Was es auch ist – alles, was Ihnen Freude und Entspannung schenkt, sollte ein fester Teil Ihres Lebens sein. Stressabbau leitet einen wichtigen Beitrag zur Umkehr einer gestörten Insulinsignalgebung und anderer Stoffwechselprobleme, die der Alzheimer-Krankheit zugrunde liegen.

Tierversuche deuten darauf hin, dass Stress auf BDNF die gegenteilige Wirkung hat wie Sport: Während Bewegung diesen Faktor erhöht, lässt Stress ihn zurückgehen.[1] Und wie wichtig BDNF für die Erhaltung der Synapsenplastizität und die Unterstützung einer gesunden Kognition ist, haben wir im letzten Kapitel geklärt. Wer will sich auf dem Weg zu einem gesunden BDNF-Spiegel schon selbst im Weg stehen? Deshalb sollte uns bewusst sein, dass wir starken Einfluss darauf haben, wie wir auf eine belastende Situation reagieren. Wenn man sich gerade gründlich ärgert, fühlt es sich vielleicht nicht so an, doch mit der nötigen Entschlossenheit können wir unsere emotionale Reaktion verändern, damit uns Stress weniger zu schaffen macht.

Es überrascht wenig, dass so manche Alzheimer-Betroffene in jüngeren, gesünderen Jahren eher zielorientierte, ehrgeizige „Typ A"-Persönlichkeiten waren. Das Stereotyp des gestressten, überarbeiteten Managers, der urplötzlich krank wird, ist kein Zufall, sondern hat einen leider sehr wahren Kern. Menschen, die stolz darauf sind, stets erreichbar zu sein, sich keinen Urlaub zu gönnen, mittags (und morgens und abends) am Schreibtisch zu essen und unzählige Dinge parallel zu erledigen, riskieren langfristig ihre körperliche, psychische und kognitive Gesundheit. Angehörige von Menschen mit Alzheimer, leichten kognitiven Beeinträchtigungen und vergleichbaren Problemen berichten häufig, dass diese Menschen zuvor sehr produktiv waren und sich hingebungsvoll der Familie gewidmet haben, ohne sich je Zeit für sich selbst zu nehmen. Sie waren so selbstlos, dass sie die eigenen Bedürfnisse stets hintenan stellten. Wer sich jedoch keine Ruhe gönnt, nie entspannt und die persönlichen Interessen nicht so wichtig nimmt, könnte auf Dauer unwissentlich die eigene Gesundheit aufs Spiel setzen. Im Gegensatz zum Zeitgeist ist es keine Schwäche, beruflich nicht ständig bereitzustehen, das Telefon abzuschalten, einen Babysitter zu engagieren, einen ungestörten Abend mit dem Partner zu verbringen oder auf andere Weise einmal tief durchzuatmen. Solche kurzen Auszeiten sind vielmehr gesundheitlich unverzichtbar, und wer darauf verzichtet, bringt sich in Gefahr.

Schlaf

Gesunde Ernährung und Zeit für Sport sind ein wichtiger Beitrag zur Erhaltung der Insulinsensitivität und des Muskelgewebes sowie zur Unterstützung der Kognition. Aber das ist noch nicht alles. Die zirkadianen Rhythmen beeinflussen so viele Aspekte der menschlichen Physiologie, dass rechtzeitiges Schlafengehen und ein guter Nachtschlaf ebenso wichtig sein könnten. Schlafmangel kann zu oxidativem Stress und Neuronenverlusten im Gehirn beitragen – besonders, wenn das zum Dauerzustand wird.

Schlaf beeinflusst die Gesundheit über zahllose Faktoren, die wissenschaftlich noch lange nicht alle geklärt sind. Dass er zwingend erforderlich ist, wurde jedoch bei jedem bisher untersuchten Tier nachgewiesen. Ausnahmslos. Wir alle schlafen und brauchen Schlaf, und es werden ständig neue Gründe entdeckt, warum Schlaf so wichtig ist. Eine ausführliche Darstellung der physiologischen Einzelheiten zum Schlaf würde den Rahmen dieses Buches sprengen, doch es gibt diverse wichtige Zusammenhänge zwischen Schlaf, gesunder Kognition und auch dem Verlust von kognitiven Fähigkeiten.

Die moderne Industriegesellschaft vermittelt das Gefühl, ständig im Wettbewerb zu stehen. Wer ist der Sieger? Wer kann das meiste Gewicht stemmen? Wer verdient am meisten Geld? Wer fährt das teuerste Auto oder besitzt das größte Haus? Es gibt nur einen Bereich, wo Menschen sich bereitwillig unterbieten, und das ist der Schlaf. Hier ist es schon fast Ehrensache, wie lange man aufbleibt oder mit wie wenig Schlaf man auskommt. (Der Kaffee, den diese Menschen gleich morgens inhalieren, oder die Energydrinks, die sie ab dem späten Nachmittag in Gang halten, gelten nicht als ehrenrührig.) Aber bei Schlafmangel gibt es keine Sieger. Dieses Ringen kann niemand gewinnen, und die Folgen sind wahrlich nicht zum Lachen. Chronischer Schlafmangel kann den Stoffwechsel ernsthaft beeinträchtigen und langfristig unter anderem der Kognition schaden.

Bei chronischem Schlafmangel kommt es vermehrt zu starkem Übergewicht, dem metabolischen Syndrom und anderen Gesundheitsproblemen wie Alzheimer. Auch ein gestörter Schlafrhythmus kann die Insulinsensitivität herabsetzen und den Kortisolspiegel am Nachmittag und Abend ansteigen lassen, was wiederum zu noch mehr Schlafmangel und einer gestörten Hormonregulierung führt.[2] Interessanterweise haben die oben beschriebenen Workaholics vom Typ A häufiger ein chronisches Schlafdefizit. Ob jemand lange aufbleibt, um mehr Arbeit zu erledigen, oder ob eine Person nur spätabends noch ein wenig Zeit für sich selbst findet – das Ergebnis ist, dass diese Menschen oft über Jahre oder gar Jahrzehnte nicht ausreichend schlafen.

Chronischer Schlafmangel ist jedoch eine starke Belastung für die metabolische und kognitive Gesundheit. Zu wenig Schlaf oder häufiges Aufwachen (mehrmals pro Nacht) beeinträchtigen die Insulinsensitivität und behindern die Glukosetoleranz selbst bei gesunden, jungen Menschen. Die Auswirkungen auf Ältere, deren natürliche Resilienz langsam nachlässt, dürfen wir uns noch dramatischer vorstellen.[3] In Kombination mit dem von Natur aus gesteigerten Appetit auf kohlenhydratreiche Lebensmittel bei Müdigkeit liegen die Folgen auf der Hand. Dass chronischer Schlafmangel mit Gewichtszunahme und Übergewicht einhergeht, ist durch umfangreiche Daten belegt. Das steigende Körpergewicht beruht auf komplexen biochemischen Prozessen, die nicht nur darauf beruhen, dass jemand zu viel isst und sich zu wenig bewegt. Andererseits ist der übliche Rat „weniger essen, mehr bewegen" nicht vollkommen falsch, und zu wenig Schlaf kann beide Verhaltensweisen beeinflussen: Schlafmangel macht hungrig und müde und verstärkt damit die Tendenz, mehr zu essen und sich weniger zu bewegen.[4] Wer müde und hungrig ist, hat nicht unbedingt Lust, zum Training zu gehen.

Doch Adipositas ist nur eine der möglichen Auswirkungen von zu wenig Schlaf. Es können auch weit tückischere Folgen entstehen. Zum Beispiel besteht ein enger Zusammenhang zwischen Schlafstörungen und Typ-2-Diabetes, weil Schlaf unter anderem den Glukosestoffwechsel und die Insulinsignalgebung beeinflusst.[5] Bei vielen Typ-2-Diabetikern könnte eine unerkannte obstruktive Schlafapnoe vorliegen, die trotz blutzuckersenkender Medikamente und Ernährungsumstellung die Blutzuckerkontrolle erschwert.[6] Manche Forscher halten Schlafapnoe sogar für eine unmittelbare Ursache von Insulinresistenz und Typ-2-Diabetes, weil ausreichender und guter Schlaf für die Blutzuckerkontrolle und das endokrine System insgesamt so wichtig ist.[7]

Um den Stoffwechselschäden entgegenzuwirken, die bei Alzheimer-Kranken die gesunde kognitive Funktion einschränken, sollte man sich das Schlafen als „Gehirnfasten“ vorstellen. Einerseits ist das Gehirn in verschiedenen Schlafphasen sehr aktiv, andererseits kann es in dieser Zeit jede Nacht gründlich aufräumen und alte, verbrauchte Zellbestandteile entsorgen. Im Schlaf kann das Gehirn sich ausruhen und am nächsten Morgen neu starten. Zudem bedeutet zu wenig Schlaf neuen Stress.

Neben leicht erkennbaren Empfindungen wie Anspannung und Reizbarkeit geht Schlafmangel auch mit einem erhöhten Kortisolspiegel und einer Insulinresistenz einher. Auch hier könnte unsere prähistorische Grundeinstellung am Werk sein: Wenn wir nicht genug schlafen, geht das Gehirn davon aus, dass es einen Grund dafür gibt. Vielleicht liegt eine bedrohliche Situation vor, zum Beispiel ein lauerndes Raubtier oder ein Konflikt mit einem Nachbarstamm. Deshalb ist es besser für uns, wenn wir wach bleiben und hypervigilant reagieren, und dazu müssen ständig Kortisol und Glukose im Blut zirkulieren. Fazit: Achten Sie auf ausreichend Schlaf. Schlaf ist unser „Vitamin S“ und damit so wichtig und unverzichtbar wie jedes andere Vitamin oder Spurenelement.

Die schädlichen Auswirkungen von chronischem Schlafmangel oder Schlafstörungen auf Insulinsensitivität, Blutzuckerregulierung und die physiologische Stressreaktion dürften verdeutlichen, dass ausreichend Schlaf auf der Liste der Maßnahmen zur Unterstützung der kognitiven Funktion ganz oben steht. Wir alle wissen, dass wir gut ausgeschlafen klarer denken, wohingegen wir nach einer unruhigen Nacht am Folgetag kognitiv und emotional zu kämpfen haben. Doch wenn es darum geht, bei leichten geistigen Beeinträchtigungen oder

Alzheimer gezielt die Kognition zu unterstützen, wird Schlaf noch weitaus wichtiger.

Abfallprodukte aus dem Gehirn und dem zentralen Nervensystem werden über verschiedene Wege abtransportiert und zur weiteren Ausscheidung ins Blut geleitet. Einer davon ist das sogenannte glymphatische System.[8] Dieses System ist im Schlaf am aktivsten und wird im Wachzustand weitgehend abgeschaltet.[9] Forscher vermuten sogar, dass die absolute biologische Notwendigkeit des Schlafs bei allen Tierarten auf das Bedürfnis des Gehirns nach dieser Ruhepause zurückgeht, in der potenziell neurotoxische Abfallstoffe ausgeschieden werden.

Ein gestörter Schlafrhythmus sowie unterbrochene zirkadiane Rhythmen leisten nicht nur der Entstehung von Übergewicht, Insulinresistenz und metabolischem Syndrom Vorschub, sondern auch der Entstehung und dem Fortschreiten der Alzheimer-Krankheit.[10] Alzheimer-Patienten haben häufig Schlafprobleme, wachen nachts wiederholt auf oder stellen fest, dass sie zu unpassenden Zeiten wach oder müde sind. Ob dieser veränderte zirkadiane Rhythmus Ursache oder Folge der Erkrankung ist, ist derzeit noch ungeklärt. Es scheint beides zusammenzukommen: Wer langfristig schlecht und zu wenig schläft, neigt verstärkt zu Alzheimer, und wenn sich die Krankheit einmal festsetzt und die gesunde neuronale Kommunikation behindert, leidet darunter zunehmend auch der gesunde Schlaf.[11] Es handelt sich also um ein klassisches Henne-Ei-Problem, wobei die wissenschaftliche Literatur derzeit davon ausgeht, dass Schlafstörungen anfangs zu den Entstehungsfaktoren zählen und später zum Teufelskreis beitragen.

Der Einfluss von Schlafmangel auf Insulinsensitivität, Stresshormone und Blutzuckerregulierung dürfte den Einfluss von Schlafstörungen auf die Alzheimer-Pathologie zumindest teilweise erklären. Die schädlichen Folgen gehen jedoch noch darüber hinaus. Bei chronischem Schlafmangel werden vermehrt amyloide Plaques abgelagert, und diese Ablagerungen scheinen wiederum Schlafstörungen hervorzurufen. Studien an Mäusen deuten darauf hin, dass ein besserer Abbau von Amyloidproteinen den Schlaf-Wach-Rhythmus normalisieren kann.[12] Umgekehrt kann eine längere Schlafdauer dem Gehirn helfen, mehr Plaques zu entsorgen. Die Konzentration der Amyloidproteine steigt im Wachzustand an und sinkt im Schlaf wieder ab, schwankt also im Tagesverlauf.[13] Das liegt unter anderem an der wechselnden Aktivität des glymphatischen Systems: Im Schlaf werden die Beta-Amyloid-Proteine (aus denen die berüchtigten Plaques entstehen können) doppelt so schnell abgebaut als in den wachen Stunden.[14]

Ein weiterer Faktor, der den Abtransport der Beta-Amyloid-Proteine im Schlaf fördert, ist das insulinabbauende Enzym Insulysin. Um dieses Enzym konkurrieren zwei Substrate (Moleküle, die dieses Enzym abbaut), nämlich Insulin und Beta-Amyloid. Insulysin verbindet sich jedoch sehr viel bereitwilliger mit Insulin als mit Beta-Amyloid, und solange größere Mengen Insulin im Körper kursieren, kann dieses Enzym die Amyloid-Proteine schlechter zerlegen. Im Schlaf normalisiert sich jedoch in der Regel der Insulinspiegel oder sinkt zumindest ab. Bei gesunden Menschen erreicht er bei längerem Schlaf wieder einen relativ niedrigen Grundwert. Bei insulinresistenten Personen, deren Insulinwerte fast ständig erhöht sind, normalisiert sich der Insulinspiegel vielleicht nicht vollständig, aber auch bei ihnen ist er beim Aufwachen üblicherweise niedriger als im restlichen Tagesverlauf. (Im Vergleich zu Gesunden ist das Nüchterninsulin morgens immer noch hoch, doch in Bezug auf den sehr hohen Normalwert dieser Personen ist er jetzt im niedrigsten Bereich.) Zu diesem Zeitpunkt ist Insulin also kein großer Hinderungsgrund mehr für das Insulysin, sodass das Enzym sich auf den Abbau von Amyloidproteinen konzentrieren kann. Und wir gehen ja davon aus, dass Alzheimer-Kranke nicht *mehr* Amyloidproteine erzeugen als andere, sondern dass diese Proteine sich bei ihnen deshalb in schädlichem Ausmaß ansammeln, weil sie nicht ausreichend abgebaut werden.

Mit all diesen Informationen im Hinterkopf ist unser Drang, ein Nickerchen zu machen, wann immer es uns möglich ist, womöglich evolutionär bedingt, damit das Gehirn genug Zeit findet, sich regelmäßig zu „entmüllen". Grundsätzlich werden Abbauprodukte in jeder Schlafphase besser entsorgt als im Wachzustand, deshalb ist guter Schlaf in ausreichender Menge immer wichtig. Bei Seitenschläfern funktioniert das offenbar sogar noch besser als beim Schlafen auf dem Rücken oder auf dem Bauch (das gilt zumindest für Nagetiere).[15] Ob die Schlafposition auch beim Menschen einen Einfluss hat, ist bisher unklar. Eines aber steht fest: Worauf es ankommt, ist das Schlafen an sich.

Abgesehen von der Schlafmenge, die Sie oder Ihr Angehöriger bekommen, sollten Sie auch auf die Umgebung achten. Unsere angeborenen zirkadianen Rhythmen gehen davon aus, dass wir wach sind, wenn es hell ist, und schlafen, wenn es dunkel ist. Reichlich Kunstlicht am Abend und während der Nachtruhe kann dem Körper suggerieren, dass es noch Tag sei. Dann produzieren wir weniger Melatonin, ein Schlüsselhormon für die zirkadianen Rhythmen, welches das Ein- und Durchschlafen unterstützt. Versuchen Sie, Ihren Schlafbereich von künstlichem Licht weitgehend abzuschirmen, also keine hellen digitalen Uhren unmittelbar am Bett, keine Straßenlaternen, die von draußen hereinscheinen, keine Geräte mit hellen Bildschirmen kurz vor dem Schlafengehen. Wenn von draußen viel Licht durchs Fenster dringt, brauchen Sie vielleicht lichtundurchlässige Vorhänge. So etwas gibt es in Möbelhäusern oder bei Spezialausstattern.

Am besten führen Sie auch passende Abläufe für einen guten Schlaf ein. Dazu gehört nicht nur, alle hellen elektronischen Geräte rechtzeitig abzuschalten, sondern auch etwa eine Stunde vor der Schlafenszeit das Licht zu dimmen, damit der Körper allmählich zur Ruhe kommt. Wenn man bis zum Schlafengehen (oder sogar noch im Bett) von hellem Licht umgeben ist – besonders, wenn dieses Licht von oben kommt –, fehlen dem Körper die nötigen Signale, dass jetzt Nacht ist und Zeit zum Schlafen. (Verwenden Sie daher möglichst Nachttischlampen mit sanfterem Licht anstelle heller Deckenleuchten. Und benutzen Sie Ihre Dimmschalter, falls vorhanden!) Bei Einschlafschwierigkeiten empfehle ich sublinguale Lutschtabletten mit Melatonin oder einen schlaffördernden Kräutertee. Die zirkadianen Rhythmen profitieren auch davon, wenn man tagsüber ausreichend Sonnenlicht bekommt – so kann man am Abend leichter einschlafen.

KAPITEL 19

Intervallfasten: Ketonschub und „Klar Schiff" im Gehirn

Eine weitere Lebensstilkorrektur, die einem entgleisenden Gehirn helfen kann, ist Intervallfasten, auch als gelegentliches oder intermittierendes Fasten bezeichnet. Nach all dem Nachdruck auf eine passende Ernährung und Nährstoffversorgung klingt diese Empfehlung möglicherweise eigenartig. Aber sie ist keineswegs widersinnig: Menschen, die aus religiösen oder spirituellen Gründen fasten, berichten häufig von dem Gefühl, sehr klar im Kopf zu sein, und es geht ihnen körperlich wie psychisch ausgezeichnet. Manche empfinden sogar eine gewisse Euphorie. In der Regel schreiben sie dieses Gefühl einer Art spirituellen Erleuchtung oder dem Nirwana zu, aber die Wahrheit ist handfest und wissenschaftlich: *Das machen die Ketone!*

Wenn der Körper bei niedrigem Glukose- und Insulinspiegel auf die Fettverbrennung umschaltet und mehr davon verstoffwechselt, erzeugt der Körper auch mehr Ketone als gewohnt. Und wie wir inzwischen wissen, sind Ketone für das Gehirn der perfekte Treibstoff. Sobald Körper und Gehirn vornehmlich auf Fettsäuren und Ketone zugreifen, verschwinden die Schlappheit und die emotionale Instabilität, die mit heftigen Blutzuckerschwankungen einhergehen. Scharfe, klare Gedanken werden zum Normalzustand.

Fasten kann für Alzheimer-Kranke, aber auch für Menschen mit leichteren kognitiven Beeinträchtigungen hoch therapeutisch wirken. Unsere Verdauung benötigt sehr viel Energie. Bei „Sport" denken wir normalerweise nicht an die Verdauung, und Verdauungsprozesse sind natürlich kein Marathonlauf, doch auf zellulärer Ebene ist Verdauen durchaus Arbeit. (Man fühlt sich nach einem Festschmaus nicht ohne Grund so abgeschlagen, und das hat keineswegs nur mit dem Tryptophan, der Vorstufe zum Neurotransmitter und „Glückshormon" Serotonin, in der Pute oder Gans zu tun. Verdauen bindet viel Energie, und wenn Durchblutung und Nährstoffe verstärkt in die Verdauungsorgane fließen, bleibt für den restlichen Körper weniger übrig.) Wenn der Körper in einer Fastenperiode keine Nahrung erhält, braucht er auch keine Ressourcen für deren Verdauung bereitzustellen, sondern kann sich ganz darauf konzentrieren, die Zellen von Abbauprodukten zu befreien und geschädigtes Gewebe zu reparieren, wovon die Kognition entscheidend profitiert.

Fasten wird seit endlosen Zeiten aus unzähligen Gründen praktiziert. Alzheimer-Patienten könnten besonders davon profitieren, weil es dem insulinabbauenden Enzym Insulysin hilft, die Beta-Amyloid-Proteine abzubauen, welche die Neuronen verkleben, fortgeschrittene Glykierungsendprodukte (AGE) bilden und dadurch die Synapsenform verändern. Sie erinnern sich sicher: Insulin und Beta-Amyloid konkurrieren um die Aufmerksamkeit des Insulysin, aber Insulin ist das „Lieblingskind". Solange also der Insulinspiegel erhöht ist (was bei der üblichen, kohlenhydratbetonten Ernährung häufig der Fall ist, insbesondere bei einer Insulinresistenz), stürzt sich das Insulysin in erster Linie auf das Insulin und lässt so zu, dass das Beta-Amyloid sich ansammelt. Erst bei niedrigem Insulinspiegel (im Rahmen einer sehr kohlenhydratarmen Ernährung und noch stärker beim Fasten) befasst sich das Insulysin mit dem Aufstöbern von Amyloidproteinen.

Falls Sie schon einmal aus religiösen oder anderen Gründen gefastet haben und damit Schwierigkeiten hatten, werden Sie eine angenehme Überraschung erleben, sobald Sie sich kohlenhydratarm ernähren: Wenn der Körper sich erst einmal auf die Fettverbrennung eingestellt hat, fällt das Fasten ganz leicht. Wer Fett verbrennt, kennt keine wilden Blutzuckerschwankungen mehr, und genau diese Schwankungen machen das Fasten für Menschen, die für einen konstanten Energiepegel auf beständigen Kohlenhydratnachschub angewiesen sind, so unangenehm.

Bei einer gut zusammengestellten Low-Carb-Ernährung dürfte es nicht zu Unterzuckerungen kommen. Die größte Hürde beim Fasten ist also eher die Psyche, nicht der Körper. Wir sind es heutzutage gewohnt, rund um die Uhr zu essen. Wir essen, weil wir glücklich oder traurig sind, weil wir uns langweilen oder aufgeregt sind, aus Stress und aus Einsamkeit, beim Fernsehen, beim Feiern, aus Trauer und aus vielen weiteren Gründen. Für erfolgreiches Fasten sollten Sie sich zunächst von dem Gedanken lösen, dass man mehrmals am Tag etwas essen sollte. Es schadet nämlich überhaupt nichts, auch mal wieder

Hunger zu haben. Es ist sogar gut! Im Verlauf der Menschheitsgeschichte standen in der Regel nicht ständig große Essensmengen zur Verfügung. Vermutlich war intermittierendes Fasten ein ganz normaler Bestandteil unseres Lebens, und wir sollten davon ausgehen, dass eine phasenweise Lebensmittelknappheit für Körper und Gehirn etwas ganz Normales sind. Da im 21. Jahrhundert in unserem Teil der Welt das ganze Jahr hindurch reichlich Essen bereitsteht, müssen wir bewusst darauf achten, die Nahrungszufuhr aus therapeutischen Gründen einzuschränken. Der Mensch ist auf den Wechsel von Fülle und Knappheit eingestellt, doch da heute überall jede Menge günstige Nahrung erhältlich ist, kennen wir nur noch Zeichen der Fülle.

Einer der bekanntesten Forscher im Bereich der biochemischen Abläufe und Auswirkungen des Intervallfastens (IF) beschrieb, dass IF ähnliche Wirkungen wie Sport entfaltet, indem es zum Beispiel den BDNF-Spiegel im Gehirn ansteigen lässt.[1] BDNF wiederum „erhöht im Tiermodell für neurodegenerative Erkrankungen die Resistenz der Neuronen im Gehirn gegenüber Fehlfunktion und Degeneration."[2] Daneben reduziert Fasten auch Oxidationsschäden an den Zellen und Kalorienrestriktion an sich (von der das Fasten lediglich die extremste Form darstellt) erhöht faszinierenderweise „die Anzahl der neugebildeten Neuronen im Erwachsenengehirn, was vermuten lässt, dass solche Verhaltensänderungen dem Gehirn zu mehr Plastizität verhelfen und die Selbstreparatur erleichtern."[3]

Kalorienrestriktion und Intervallfasten haben biochemisch so viele erfreuliche Auswirkungen, dass sie hier kaum abschließend aufzuführen sind.[4] In Bezug auf das Alzheimer-Gehirn ist insbesondere die Verbesserung der Insulinsensitivität zu nennen. Außerdem erleichtert Fasten es dem Körper, zur Energiegewinnung auf Fette und Ketone zuzugreifen. Darüber hinaus setzt Fasten die Zellen auf positive Weise unter Stress, ganz ähnlich wie Sport. Viele Menschen treiben Sport, um psychischen Stress abzubauen, was tatsächlich sehr wirkungsvoll sein kann. Für die Zellen jedoch ist Sport physisch stressig. Erst über die Anpassung an die Belastung wird der Körper stärker und widerstandsfähiger. Dem Gehirn ergeht es genauso. Die wohltuenden Anpassungsreaktionen auf den biochemischen Stress des Fastens tragen dazu bei, die Neuronen vor Degeneration und Tod zu schützen.[5] Tierversuche ergaben, dass viele dieser positiven Veränderungen sogar ohne Fasten eintreten, wenn wir einfach nur die Abstände zwischen den Mahlzeiten ausdehnen. Experten äußerten hierzu: „Interessanterweise kann eine Erhöhung der Zeitintervalle zwischen den Mahlzeiten bei Mäusen unabhängig von der Gesamtkalorienzufuhr positive

Wirkungen auf das Gehirn und die Gesundheit insgesamt haben."[6] Das bedeutet, dass selbst bei gleichbleibender Nahrungszufuhr insgesamt (gleiche Kalorienmenge) längere Essenspausen bereits erfreuliche Folgen haben können. (Ja, das wurde an Mäusen getestet, ist aber dennoch eine wertvolle Information.) Anstatt also auf den üblichen Rat zu etlichen kleinen Mahlzeiten im Tagesverlauf zu hören, könnte es günstiger sein, seltener, aber dafür große Mahlzeiten zu verzehren.

Ein weiterer Vorteil des Fastens ist die *Autophagie*. Dieses Wort bedeutet „Selbstverzehr". Vereinfacht ausgedrückt geht es um das interne Recycling des Körpers und um Aufräumprozesse. „Selbstverzehr" beschreibt, was im Gewebe abläuft: Wenn der Körper sich nicht mehr vornehmlich mit dem Verdauen beschäftigen muss, einem Prozess, den wir üblicherweise dreimal täglich oder sogar noch öfter anstoßen, kann er sich dem Großputz widmen. Dann spürt er alte, verbrauchte oder schlecht funktionierende Zellbestandteile auf, um sie entweder komplett auszuscheiden oder die verschiedenen Aminosäuren, Zucker und Fettsäuren an anderer Stelle oder für andere Aufgaben zu verwerten. Solche normalen, erwünschten Autophagieprozesse laufen unablässig in uns ab. Beim Fasten oder bei erheblich eingeschränkter Kalorienzufuhr werden sie lediglich verstärkt.

Ergänzend zum Fasten selbst könnte man in dieser Zeit noch Sport treiben. Ältere Menschen sollten sich beim Fasten keine starken körperlichen Anstrengungen auferlegen, doch eine langsamere, weniger belastende Aktivität kann den Fettstoffwechsel noch stärker ankurbeln und die Ketonproduktion weiter erhöhen. Ein Beispiel wäre ein ausgedehnter, gemächlicher Spaziergang vor dem Frühstück. (Eine Tasse Kaffee oder Tee zuvor ist kein Problem, wenn man das braucht, um ansprechbar zu sein. Mit einem Schuss Kokosöl oder MCT-Öl werden Sie zum King Kong der Ketone!)

Wie Sport ist auch das Fasten nicht zwingend erforderlich. Es ist lediglich ein weiteres Werkzeug im Kampf um ein gesundes Gehirn, wenn Sie oder Ihre Angehörigen fit genug dazu sind. Ich betone hierzu jedoch noch einmal, dass Fasten nach der Umstellung auf Fettverbrennung für das Gehirn vor allem „Zeit zum Durchputzen" ist.

Es gibt viele Möglichkeiten, Fasten in das normale Leben einzubeziehen. Eine Methode wäre ein 24-Stunden-Fasten einmal pro Woche oder ein- bis zweimal im Monat. Eine Alternative wäre das Intervallfasten, für das es ebenfalls unterschiedliche Versionen gibt:

1. Mindestens zwölf Stunden Pause zwischen Abendessen und Frühstück einplanen. Wenn das Abendessen also um 19 Uhr vorbei ist, sollte das Frühstück am nächsten Morgen nicht vor 7 Uhr beginnen. Das ist eine der Maßnahmen, die der bereits erwähnte Dale Bredesen in seinem Behandlungsschema gegen Alzheimer einsetzt. (Deshalb ist ein Spaziergang oder Frühsport vor dem Frühstück so hilfreich. Beides lenkt vom Fasten ab und unterstützt uns dabei, die erste Mahlzeit noch etwas hinauszuschieben.)
2. Das Zeitfenster für Mahlzeiten verkürzen. Bei diesem Ansatz isst man nur während eines vorher abgesteckten Zeitraums. Beim 16:8-Fasten wäre das beispielsweise der Zeitraum zwischen 10 Uhr morgens und 18 Uhr abends, gefolgt von einer 16-stündigen Pause. Oder man wählt ein Zehn-Stunden-Fenster zwischen 10 Uhr morgens und 20 Uhr am Abend.

Auch beim Fasten dürfen Sie noch begrenzte Mengen Nahrung und Getränke konsumieren, ohne dadurch diesen Zustand zu unterbrechen. Es geht in erster Linie darum, den Blutzucker- und Insulinspiegel niedrig zu halten. Das bedeutet: Keine Kohlenhydrate, wenig oder kein Protein, aber gegebenenfalls Fett in kleinen Mengen, das ohne Kohlenhydrate und Protein praktisch keine Auswirkungen auf den Insulinspiegel hat.

Das dürften Sie beim Fasten zu sich nehmen

- Wasser (immer!)
- Kaffee
- Tee nach Wahl (schwarz, grün, Kräuter; natürlich zuckerfrei!)
- Schlagsahne für Kaffee oder Tee (in kleinen Mengen)
- Kokosöl und MCT-Öl, pur oder in einem heißen Getränk
- 30-60 Gramm Macadamianüsse, Walnüsse oder Pekannüsse
- Reines Fett, also etwas Butter, ein Löffel Olivenöl oder Kokosöl
- Brühe (selbstgekochte Knochenbrühe oder aus Brühwürfeln) liefert wichtige Elektrolyte, besonders Natrium.

Manches aus dieser Liste kommt Ihnen möglicherweise befremdlich vor. Aber die Möglichkeit, „nur eine Kleinigkeit“ zu sich zu nehmen, könnte genau das sein, was das ansonsten schwierige Durchhalten des therapeutischen Minifastens erst möglich macht. Schließlich wollen wir lediglich alles meiden, was den Insulin-

und Blutzuckerspiegel hochtreibt. Deshalb ist reines Fett oder ein kohlenhydratarmer Fettträger naheliegend. Wer sich noch nicht so lange streng kohlenhydratarm ernährt, kann sich mit der Vorstellung, einen Löffel Öl zu sich zu nehmen, vielleicht nur schwer anfreunden. Auf die Dauer werden Sie das jedoch möglicherweise ebenso appetitlich finden wie viele erfahrene Low-Carb-Anhänger. In jedem Fall können Sie einen Löffel Kokosöl oder MCT-Öl während eines Fastenintervalls als perfekte „Gehirnmedizin" ansehen.

Warnhinweis

Fasten eignet sich nicht für jeden. Ehe Sie für sich oder Angehörige das Intervallfasten ausprobieren, sollten Sie stets Ihren Arzt um Rat fragen. Dieser ist bei gesundheitlichen Fragen ohnehin der erste Ansprechpartner, doch bei Diabetikern ist gegebenenfalls eine Anpassung der Medikation erforderlich, damit es nicht zu gefährlichen Unterzuckerungen kommt. Ältere Menschen, die bereits untergewichtig sind, sollten ebenfalls nicht fasten.

TEIL IV

Auf der Zielgeraden: Ernährung, Lebensstil plus Faktor X

In diesem Abschnitt gehen wir über die Ernährung und den Lebensstil hinaus und beziehen weitere Faktoren mit ein, die eine erfolgreiche Umsetzung dieser gehirnfreundlichen Veränderungen unterstützen. Womit ist in der Übergangsphase zu rechnen? Wie können Sie Ihre Verdauung optimieren, um all die verzehrten Nährstoffe wirklich aufzunehmen? Und wie verschafft man sich moralische Unterstützung? Außerdem sprechen wir wichtige Fragen zur Einnahme bestimmter Medikamente sowie Kontraindikationen für diese Ernährungsform an.

KAPITEL 20

Gut geplant ist halb gewonnen

Die Grundzüge einer kohlenhydratarmen, fettreichen Ernährungsform, die das Gehirn gut versorgt, sind ganz einfach. Ehe Sie jedoch loslegen, sollten Sie noch einige Dinge wissen, um Ihre Ernährung und Lebensweise optimal an die persönlichen Bedürfnisse anpassen zu können. In diesem Kapitel befassen wir uns auch mit Fragen zu Medikamenten. Sie erfahren, womit Sie bei einer so massiven Ernährungsumstellung rechnen müssen, wie Vegetarier und Veganer vorgehen können und ob es Menschen gibt, die von dieser Ernährungsweise Abstand nehmen sollten.

Radikale Umstellung oder allmählicher Übergang?

Ob Sie Ihre eigene Ernährung oder das Essen des Menschen, um den es geht, radikal umstellen oder Schritt für Schritt, das bleibt ganz Ihnen überlassen. Tun Sie, was Ihnen machbar erscheint, wobei ich dazu rate, umgehend anzufangen. Wir befinden uns in einem Wettlauf mit ernährungs- und umweltbedingten Schäden, die schon sehr lange auf das Gehirn einwirken. In meinen Augen läuft uns die Zeit davon.

Wenn ein schrittweiser Übergang zu weniger Kohlenhydraten Ihnen jedoch realistischer vorkommt, sollten Sie ruhig so vorgehen. In diesem Fall wäre es sinnvoll, einige Tage Ihre übliche Kohlenhydrataufnahme zu dokumentieren, damit Sie einen Ausgangspunkt haben und wissen, was derzeit „normal" ist. Bestimmen Sie selbst, wie rasch Sie die Kohlenhydratmenge zurückschrauben wollen. Sie könnten die Menge zum Beispiel zunächst um 25 Prozent reduzieren, nach einer Woche oder zwei Wochen auf 50 Prozent absenken und dann auf 75 Prozent weniger. Vielleicht essen Sie auch einfach morgens und mittags kohlenhydratarm und sparen sich die Kohlenhydrate fürs Abendessen auf. (Das kann sinnvoller sein, als alle Kohlenhydrate morgens zu verputzen, weil sonst im Tagesverlauf leicht ein stärkerer Süßhunger aufkeimt.) Bitte bedenken Sie, dass der Insulinspiegel morgens üblicherweise am niedrigsten ist. Das wäre somit der ungünstigste Zeitpunkt, ihn über ein Müsli, Toast oder ein Glas Saft in die Höhe zu treiben. In erster Linie geht es darum, die zugeführte Kohlenhydratmenge schrittweise abzusenken. Damit Neuronen und Kognition von einer kohlenhydratarmen Ernährung profitieren, müssen Sie die Kohlenhydratzufuhr so weit verringern, dass der Insulinspiegel deutlich absinkt und zumindest gewisse Mengen Ketone erzeugt werden können.

Der allmähliche Übergang kann aber auch gelingen, indem man bestimmte Dinge immer weiter zurückfährt, bis die schädlichsten Lebensmittel irgendwann gar nicht mehr im Speiseplan auftauchen. In der ersten Woche könnten Sie somit lediglich Nudeln in jeder Form streichen (oder Reis oder Brot oder womit auch immer Sie beginnen möchten). In der Folgewoche fällt zusätzlich etwas anderes weg, zum Beispiel Bohnen oder Kartoffeln. Irgendwann ist dann der Punkt erreicht, dass solche Nahrungsmittel nicht mehr vorkommen, aber die Umstellung auf eine kohlenhydratarme Ernährung verlief deutlich einfacher und weniger einschüchternd.

Unabhängig davon, ob Sie radikal oder vorsichtig vorgehen, sollten Sie vor der Umstellung bestimmte Punkte berücksichtigen. Zwei davon sind besonders wichtig:

1. Wie verträgt sich diese Ernährungsform mit bestimmten Medikamenten, die von älteren Menschen und Diabetikern besonders häufig eingenommen werden (die zwei Gruppen, die am häufigsten zu leichten kognitiven Beeinträchtigungen und Alzheimer neigen)?
2. Wer sollte sich *nicht* ketogen ernähren?

Zum Thema Medikamente

Dieser Ernährungsansatz wirkt sich rasch und spürbar auf die Physiologie aus. Das hat auch Folgen für die Pharmakologie und Verstoffwechselung von Medikamenten, die regelmäßig eingenommen werden. Daher ist es unumgänglich, sich mit diesem Thema auseinanderzusetzen und rechtzeitig den Arzt einzubeziehen.

Achtung: Ändern Sie nie auf eigene Faust die Medikation! Bitte schreiben Sie körperliche Veränderungen gemäß der Vorgaben Ihrer Ärzte auf, um im

Zweifelsfall klären zu können, wie es weitergeht. Hier müssen Sie vorausschauend vorgehen, denn einige wichtige Veränderungen treten sehr schnell ein, mitunter bereits in den ersten Tagen nach der Umstellung.

Blutdrucksenkende Medikamente (Betablocker, Kalziumkanalblocker und andere)

Zu den promptesten Veränderungen bei der Einführung einer kohlenhydratarmen Ernährung gehört das Absinken des Blutdrucks. Bei Bluthochdruck ist das natürlich wünschenswert. Wenn man allerdings Medikamente zur Blutdruckregulierung einnimmt, könnte der Blutdruck in Kombination mit einer kohlenhydratarmen Ernährung gefährlich tief absinken.

Falls Sie oder der Mensch, für den Sie verantwortlich sind, auf ärztlichen Rat hin wenig Kochsalz verzehren, um den Blutdruck im Zaum zu halten, müssen Sie wissen, dass der Insulinspiegel den Blutdruck weitaus mehr beeinflusst als Salz. Insulin hat großen Einfluss darauf, wie die Nieren Mineralstoffe und Elektrolyte (besonders Natrium) im Körper zurückhalten, und ein signifikant sinkender Insulinspiegel (wie er bei einer stark kohlenhydratreduzierten Ernährung zu erwarten ist) führt dazu, dass der Körper mehr Natrium ausscheidet als bei hohem Insulinspiegel.[1] Neuere Ergebnisse deuten zudem darauf hin, dass Bluthochdruck eher von Zucker angetrieben wird als von Kochsalz. Einige Forscher sind bereits der Meinung, wir würden „die falschen weißen Kristalle" verteufeln.[2] Es ist kein Zufall, dass viele Menschen nach der Umstellung auf eine kohlenhydratarme Ernährung keine Blutdruckmedikamente mehr benötigen – die veränderten Gewohnheiten selbst reichen bereits aus.

Insulin und orale Antidiabetika

Inzwischen dürfte klar sein, dass die kohlenhydratarme Ernährung auf eine Absenkung von Zucker- und Insulinspiegel sowohl vor als auch nach dem Essen (also nüchtern und postprandial) abzielt. Daher brauchen Diabetiker wahrscheinlich deutlich weniger Insulin als zuvor und das gilt vermutlich auch für orale Medikamente zur Beherrschung des Blutzucker- und Insulinspiegels. Bitte achten Sie darauf, wenn Sie Ihr Insulin dosieren, damit keine gefährliche Unterzuckerung eintritt. (*Achtung:* Im Zuge dieser Ernährungsumstellung wird sich Ihre Vorstellung davon, was ein „niedriger" Blutzucker ist, verändern. Bisher sind erste Symptome von Unterzuckerung vielleicht bereits aufgetreten, wenn der Blutzucker im Bereich von 70 bis über 90 mg/dl lag. Das liegt daran, dass der Körper an eine Dauerbelastung von 150 bis 200 mg/dl oder mehr gewöhnt war. Tatsächlich jedoch ist ein Blutzuckerspiegel zwischen 70 und 80 mg/dl völlig normal und gesund. Solange ausreichend Fettsäuren und Ketone für den Körper bereitstehen, sollten in diesem Bereich keine Anzeichen einer Hypoglykämie auftreten.)

Gerinnungshemmer

Auch die Viskosität des Blutes ist von der dramatischen Ernährungsumstellung betroffen. Das gilt umso mehr, wenn jemand ergänzend Fischöl einnimmt oder den Verzehr von fettem Fisch, Leinöl oder anderen Omega-3-reichen Lebensmitteln oder Zusatzprodukten erhöht. (Fischöl ist eine Art natürlicher Gerinnungshemmer.) Auch durch den deutlich geringeren Zuckergehalt von Blut und Blutgefäßen kann eine gewisse natürliche Blutverdünnung eintreten. Wenn das Blut weniger klebrig ist und die Gefäße weniger starr sind, kann das Blut reibungsloser fließen. Falls Sie gerinnungshemmende oder blutverdünnende Medikamente einnehmen, sollten Sie mit dem Arzt besprechen, welche Bluttests erforderlich sind und ob Sie Ihre Medikation unverändert weiternehmen, reduzieren oder absetzen sollten.

Verschreibungspflichtige und frei verkäufliche Antazida

Auf die Dauer können Medikamente wie Protonenpumpenhemmer oder H2-Rezeptor-Antagonisten, welche die Magensäuresekretion blockieren oder hemmen, die vollständige Verdauung, Resorption und Assimilierung von Nährstoffen einschränken. Es ergibt wenig Sinn, sich vernünftig zu ernähren, um das Gehirn zu unterstützen, wenn die Verdauungskapazität durch Medikamente eingeschränkt wird, die den Verdauungsprozess gezielt stören. Erfreulicherweise geht der Bedarf an derartigen Medikamenten bei dieser Ernährungsform stark zurück. Daher berichten Patienten zu Tausenden, wie saurer Reflux und Sodbrennen nach der Umstellung auf eine kohlenhydratarme Ernährung verschwanden, nachdem sie kein Getreide mehr aßen (ja, auch das „gesunde Vollkorn“). Die Verdauungsfunktion sehen wir uns in Kapitel 21 genauer an.

Cholesterinsenker

Die körpereigene Cholesterinsynthese zu senken, steht in unmittelbarem Konflikt zu dem Versuch, das nahrhafte gehirnfreundliche Cholesterin zu mehren, das wir bereithalten wollen. Schließlich ist Cholesterin für ein gesundes Gehirn unverzichtbar. Wenn Sie Cholesterinsenker einnehmen, zum Beispiel ein Statin (mitunter auch als HMG-CoA-Reduktase-Inhibitor bezeichnet), sollten Sie mit Ihrem Arzt besprechen, ob Sie die Dosis verringern oder das Mittel ganz absetzen können, weil es die Wiedererlangung der gesunden Kognition behindert. Andere Medikamente zur Cholesterinsenkung, darunter Cholestyramin und sonstige Gallensäurebinder, wirken über einen anderen biochemischen Reaktionsweg und haben weniger fatale Nebenwirkungen als die Statine.

Glukokortikoide und Kortikosteroide

Glukokortikoide und Kortikosteroide sind synthetische Kortisole, die meist Schmerzen lindern und Entzündungen hemmen sollen. (Meist laufen sie unter Bezeichnungen wie Cortison, Prednison oder Dexamethason.) Besonders gern werden sie Patienten mit Arthritis und rheumatoider Arthritis verordnet, und diese Gruppe ist häufig auch von Alzheimer und kognitiven Beeinträchtigungen betroffen. Wie das körpereigene Kortisol können Kortikosteroide den Blutzucker anheben und damit unserem Ziel, das Insulin abzusenken und dadurch die Ketonproduktion für die darbenden Neuronen anzukurbeln, unmittelbar zuwiderlaufen. Die gute Nachricht lautet: Kohlenhydratarme Ernährungsformen wirken auf natürliche Weise Gelenkschmerzen und Entzündungen entgegen, denn nichts leistet Entzündungen mehr Vorschub als eine chronische Erhöhung von Blutzucker und Insulin, besonders in Verbindung mit vielen Omega-6-lastigen Pflanzenölen. Es ist also gut möglich, dass Sie nach der Umstellung auf die Fettverbrennung feststellen, dass Sie deutlich weniger von diesen Medikamenten brauchen. Falls dies jedoch langfristig nicht der Fall ist, sollten Sie mit Ihrem Arzt überlegen, ob Sie von Glukokortikoiden auf bestimmte entzündungshemmende Nahrungsergänzungsmittel (wie Omega-3-Fette und Kurkumin) umsteigen können, die weder den Blutzucker noch den Insulinspiegel beeinflussen.

Gibt es Menschen, die sich *nicht* kohlenhydratarm ernähren sollten?

Der kohlenhydratreduzierte Ernährungsansatz aus diesem Buch hat sich zur Behandlung aller möglichen Erkrankungen von Epilepsie bis Diabetes (Typ 1 und Typ 2) und koronarer Herzkrankheit als unbedenklich erwiesen. Er unterstützt die Gesundheit und kann sie wiederherstellen. Dennoch gibt es Menschen, für die diese Ernährungsweise ungeeignet ist oder die nur unter engmaschiger ärztlicher Überwachung dazu übergehen dürfen. Nachfolgend sind einige Krankheiten aufgelistet, bei denen eine ketogene Diät absolut kontraindiziert ist:*[3]

Kontraindikationen

- Carnitinmangel (primärer)
- Mangel an Carnitin-Palmitoyltransferase I oder II (CPT I- oder CPT II-Mangel)
- Carnitin-Translokase-Mangel
- Beta-Oxidationsdefekte
- Mitochondrialer 3-Hydroxy-3-Methylglutaryl-CoA-Synthase-Mangel (HMG-CoA-Synthase-Mangel)
- Medium-Chain-Acyl-CoA-Dehydrogenase-Mangel (MCAD)
- Long-Chain-Acyl-Dehydrogenase-Mangel (LCAD)
- Short-Chain-Acyl-Dehydrogenase-Mangel (SCAD)
- Long-Chain-3-Hydroxy-Acyl-CoA-Mangel
- Medium-Chain-3-Hydroxy-Acyl-CoA-Mangel
- Pyruvat-Carboxylase-Mangel
- Porphyrie

Bei den folgenden gesundheitlichen Einschränkungen ist eine ketogene Diät vielleicht nicht ausgeschlossen, aber man sollte dennoch eng mit dem behandelnden Arzt zusammenarbeiten, um herauszufinden, ob dies wirklich die passende Ernährungsform ist:

- Eingeschränkte Leberfunktion
- Eingeschränkte Nierenfunktion
- Verengung oder Verlegung von Gallen- oder Lebergang

---

* Hinweis: Die meisten dieser Erkrankungen werden schon im frühen Kindesalter diagnostiziert. Porphyrie hingegen kann jederzeit entstehen.

Auch wenn es sich nicht um eine proteinbetonte Ernährungsweise handelt, nimmt man möglicherweise mehr Proteine als bisher zu sich. Gesunden Menschen macht eine höhere Proteinzufuhr nichts aus, und Forschungen ergaben, dass darunter weder Leber noch Nieren leiden.[4] Bei bereits bestehenden Funktionsstörungen von Leber oder Nieren sollte man jedoch bei der Ernährungsumstellung sehr vorsichtig vorgehen und die entsprechenden Blutwerte regelmäßig überprüfen lassen.

Was ist, wenn die Gallenblase entfernt wurde?

Auch ohne Gallenblase kann man diese Diät befolgen – selbst wenn der Arzt zu einer fettarmen Ernährung geraten hat (was nach einer Gallenblasenentfernung die Regel ist). Wie sich die Verdauungsfunktion und insbesondere Gallenblase und Fettverdauung unterstützen lassen, ist in Kapitel 21 erläutert.

Kann ich diese Diät befolgen, wenn ich mich koscher ernähre, die Halal-Regeln einhalte oder aus anderen religiösen Gründen bestimmte Lebensmittel meide?

Ja, selbstverständlich. Verzichten Sie einfach auf das, was Ihr Glaube untersagt. Alles andere dürfen Sie essen. Für diese Ernährungsform ist nichts „Pflicht". Wenn jemand somit aus religiösen Gründen Schweinefleisch, Meeresfrüchte, Rindfleisch oder andere Lebensmittel umgehen möchte, ist das kein Problem. Wichtiger als das, was Sie konkret essen, sind der Verzehr von nur sehr wenig Kohlenhydraten, eine angemessene Proteinmenge sowie viel Fett.

Kann ich diese Ernährungsweise auch als Vegetarier oder Veganer einhalten?

Ja, aber …

Fett und Proteine aus tierischen Quellen sind ein Grundpfeiler dieser Ernährungsform. Ovo-Lakto-Vegetarier (die Milchprodukte und Eier einbeziehen) können von dieser Ernährungsweise profitieren, weil sie über Käse, Eier (besonders Eigelb), Butter und andere Lebensmittel eine ganze Menge Kalorien und Nährstoffe bekommen. Über Eier und Milchprodukte lässt sich auch der komplette Proteinbedarf decken. Falls das schwierig wird, benötigen Sie eventuell ergänzende Proteine (zum Beispiel ein Molkepräparat), weil der Verzehr von Hülsenfrüchten als wichtige Proteinquelle für Vegetarier leider wegen des Kohlenhydratgehalts eingeschränkt werden muss. Um optimal von diesem Ernährungsansatz zu profitieren, rate ich zusätzlich zu Meeresfrüchten, vor allem Schalentieren (Austern, Miesmuscheln, Venusmuscheln, Kammmuscheln), die den Weg zum Verzehr anderer „Meeresbewohner" leichter machen. Muscheln enthalten sehr viele Vitamine und Mineralstoffe, die ein angeschlagenes Gehirn dringend benötigt, darunter Vitamin B_{12}, Zink und Selen. Wer bei der Fettzufuhr vor allem auf pflanzliche Quellen wie Olivenöl, Avocadoöl, Nüsse und Samen setzt, darf dies gern tun, sollte aber bedenken, dass die Bioverfügbarkeit wichtiger Nährstoffe aus tierischen Quellen besser ist als aus pflanzlichen.

Für Veganer wird es schon schwieriger. Es gibt jedoch die Möglichkeit, zumindest bestimmte Grundzüge dieser Diät umzusetzen und dennoch vollständig auf tierische Produkte zu verzichten. Man tut dem Gehirn einen großen Gefallen, wenn man den Zucker- und Getreideverzehr so weit wie möglich herunterschraubt und den Kalorienbedarf vor allem über gesunde Fette (aus Avocado, Olivenöl, Kokosprodukten, Nüssen und Samen) sowie Gemüse und Früchte mit niedrigem glykämischen Index deckt. Wegen der Beschränkungen bei den Bohnen brauchen Sie wahrscheinlich eine ergänzende Proteinquelle, zum Beispiel Erbsen-, Hanf- oder Reisprotein. Sojaproteine empfehle ich nicht. Wer einen Teil des Protein- und Nährstoffbedarfs weiterhin über Hülsenfrüchte decken möchte, kann auf Linsen setzen: Sie beeinflussen den Blutzucker nicht so stark und liefern viele Nährstoffe.

Wie bereits betont, sage ich keineswegs, dass Bohnen oder stärkereiches Gemüse „gesundheitsschädlich" wären, und ich zweifle auch nicht an ihrem Nährstoffgehalt. Es handelt sich um vollwertige Lebensmittel, die für kerngesunde Volksgruppen seit Jahrhunderten ein Grundnahrungsmittel darstellen. Bitte bedenken Sie jedoch, dass der Ernährungsansatz, den ich in diesem Buch vorstelle, gezielt einer Stoffwechselumstellung dient, die den Körper davon abbringen soll, zur Energiegewinnung vor allem auf Glukose zu setzen. Für junge gesunde, fitte Menschen kann eine höhere Kohlenhydratzufuhr genau das Richtige sein, doch bei älteren Menschen mit ersten Anzeichen einer Stoffwechselentgleisung und kognitiven Einschränkungen ist ein anderer Ansatz erforderlich. Doch auch eine vegane Ernährung mit gesunden Fetten, wenig Getreide und raffiniertem Zucker und relativ wenig Stärke kann die Insulinsensitivität und den Stoffwechsel insgesamt deutlich verbessern.

Bestimmte Nährstoffe, die für die gesunde Kognition und die Mitochondrienfunktion unerlässlich sind, stecken allerdings entweder nur in tierischen Produkten oder sind daraus leichter aufzunehmen als aus Pflanzen. Hierzu gehören die langkettigen Omega-3-Fettsäuren DHA und EPA (im Gegensatz zur ALA aus Pflanzen) sowie Zink, Eisen und Vitamin B_{12}. Veganer möchte ich dringend bitten, ihre Einstellung zum Verzehr tierischer Lebensmittel, die seit Jahrtausenden zum menschlichen Speisezettel gehören, zu überdenken. Die Rückkehr zu solchen Nahrungsmitteln könnte Ihnen buchstäblich das Leben retten. Vielleicht könnten Sie sich für 60 bis 90 Tage zu einem Selbstversuch überwinden. Falls keinerlei Auswirkungen auf die kognitiven Fähigkeiten oder die Gesundheit insgesamt bemerkbar sind, können Sie danach herzlich gern wieder nur Pflanzen essen. Falls jemand seit langem Ovo-Lakto-Vegetarier oder Veganer ist und plötzlich wieder tierisches Muskelfleisch oder tierische Organe verzehrt, könnten die in Kapitel 21 besprochenen Ergänzungsmittel für die Verdauung dem Körper helfen, sich wieder darauf einzustellen.

Low-Carb-Kochbücher enthalten oft auch eine erfreuliche Menge vegetarischer Rezepte. Da die kohlenhydratarme Ernährung normalerweise ohne Getreide, Bohnen und stärkereiches Gemüse auskommt, gehen erfahrene Low-Carb-Köche mit stärkearmem Gemüse äußerst kreativ um. Trotz aller Stereotypen hat die kohlenhydratarme Küche weit mehr zu bieten als Bacon-Cheeseburger ohne Brötchen. Es steht ein breites Sortiment an köstlichem Gemüse und zuckerarmen Früchten bereit, das Sie genießen dürfen – nur die kohlenhydratreichen Produkte müssen Sie weglassen.

Der „Low-Carb-Kater"

Bitte denken Sie daran, dass Sie Ihre Ernährung massiv umkrempeln. Der Übergang von Kohlenhydraten zu Fett als Hauptenergiequelle ist für den Körper erst einmal ein Schock. Es wird eine Anpassungsperiode geben, und Sie sollten wissen, wie man den Schalter so angenehm wie möglich umlegt. In den ersten Tagen kann es zu grippeartigen Symptomen kommen, und möglicherweise geht es Ihnen erst einmal schlechter. Darauf sollten Sie gefasst sein. Das ist völlig normal und geht vorbei. Sie erleben einen klassischen Entzug (von der Droge Zucker), weshalb gewisse unangenehme Empfindungen zu Beginn ganz natürlich sind.

Zu den Symptomen, die auftreten, bis der Körper von Zuckerverbrennung auf Fettverbrennung umsteigt, zählen beispielsweise:

- Kopfschmerzen (mitunter heftig)
- Schwindelgefühle
- Unterzuckerung
- Reizbarkeit
- Abgeschlagenheit
- Appetitmangel (anfangs)
- Übelkeit

Lassen Sie sich davon bitte nicht entmutigen oder irritieren. Das stehen Sie problemlos durch, und danach geht es Ihnen mit ziemlicher Sicherheit deutlich besser. Die schwierige Übergangszeit ist ein geringer Preis, denn immerhin möchten Sie dem Gehirn eine Chance auf Heilung verschaffen. Nach wenigen Tagen ist das Schlimmste überstanden. Doch auch diese Tage lassen sich mit einigen Tricks leichter bewältigen.

Dehydrierung

Trinken Sie Wasser. Viel Wasser! In den ersten Tagen könnten Sie unter Wassermangel leiden, weil der Körper sehr viel Wasser ausscheidet. Das liegt daran, dass er zunächst die in Form von Glykogen gespeicherten Kohlenhydrate verwertet. Mit dem Glykogen speichert der Körper auch Wasser, und zwar für jedes Gramm Glykogen knapp die zweieinhalbfache Menge Wasser. Wenn der Körper also in den ersten Tagen der Kohlenhydratreduktion dieses Glykogen verbrennt, verliert man dabei auch sehr viel Wasser. Versetzen Sie Ihr Trinkwasser ruhig mit Spurenelementen und salzen Sie mehr als gewohnt. Einige der oben aufgeführten Symptome beruhen auf Elektrolytschwankungen infolge der Veränderungen beim Wasser- und Mineralienhaushalt durch die geringe Stärkezufuhr. Warten Sie mit dem Trinken nicht, bis Sie Durst haben. Am besten haben Sie immer Wasser bei sich und trinken den ganzen Tag über. Die Empfehlungen lauten, pro Kilogramm Körpergewicht mindestens 30 Milliliter Wasser pro Tag zu trinken. Bei einem Gewicht von 63 Kilogramm wären das mindestens 2,1 Liter Wasser pro Tag, wobei Tee und Kaffee auch zählen.

Wadenkrämpfe und andere Muskelkrämpfe

Durch den hohen Wasserverlust gehen zu Beginn auch bestimmte Mineralstoffe verloren. Sie werden sozusagen mit dem Wasser ausgeschwemmt. Bestimmte Mineralien und Elektrolyte haben Einfluss auf die Kontraktion und Entspannung der Muskeln, weshalb es in der Übergangszeit zu Wadenkrämpfen und anderen Muskelkrämpfen kommen kann. Wenn das geschieht, helfen normalerweise zusätzliche Gaben Kalium und Magnesium. Auch ein Natriummangel ist denkbar, weil die Salzzufuhr deutlich zurückgeht, sobald man keine abgepackten, kohlenhydratreichen Lebensmittel mehr verzehrt, in denen Salz zu Konservierungszwecken dient. Scheuen Sie sich nicht davor, das Essen zu salzen. Natürliche, vollwertige Lebensmittel sind häufig sehr kochsalzarm. Deshalb kann man beim Kochen oder am Tisch ruhig salzen. Natrium ist ein essenzieller Nährstoff und bei einer kohlenhydratarmen Ernährung besonders wichtig. (Ich mag unraffiniertes

Meersalz oder Steinsalz, aber das übliche Kochsalz aus dem Supermarkt reicht durchaus. Teure Importsalze in Rot, Pink oder Schwarz sind optisch reizvoll, aber ansonsten überflüssig.) Bei Abgeschlagenheit oder Muskelkrämpfen kann eine Tasse Brühe guttun.

Mundgeruch

Vielleicht registrieren Sie einen metallischen oder schlichtweg unangenehmen Geschmack im Mund (oder ein mutiger Angehöriger weist Sie darauf hin). Das ist ein sicheres Zeichen, dass der Schalter zur Fettverbrennung umgelegt wurde. Im Frühstadium der deutlichen Kohlenhydratreduktion verbrennt der Körper derart schnell Fett, dass er nicht alle Nebenprodukte (die Ketone) verstoffwechseln kann. Ein Teil davon wird daher über Atem, Schweiß und Urin ausgeschieden. In der Atemluft schmecken und riechen diese Moleküle wie Aceton. (Genau das sind diese Atemketone nämlich.) Gegen den „Keton-Mundgeruch" hilft am besten, viel Wasser zu trinken. Lutschen Sie zusätzlich ruhig hin und wieder ein zuckerfreies Minzbonbon. Auch zuckerfreies Kaugummi und frische Minze oder Petersilie können den Atem auf natürliche Weise verbessern.

Appetitmangel

Nach der Umstellung auf die Fettverbrennung stellen viele Menschen fest, dass sie weniger Appetit haben als früher. Das liegt daran, dass der Körper auf zellulärer Ebene bereits „isst", und zwar seine eigenen Fettreserven. Auch schlanke Menschen haben noch eine ganze Menge Körperfett, und deshalb ist man nicht mehr so oft hungrig oder hat insgesamt weniger Hunger als bisher. Zwingen Sie sich nicht zum Essen! Es schadet nicht, die eine oder andere Mahlzeit auszulassen oder weniger zu essen als gewohnt. Wenn der Appetitmangel allerdings längerfristig anhält oder die Energie zurückgeht (Sie sind ständig schlapp), sollten Sie etwas Fett und Protein zu sich nehmen. Bei anhaltendem Appetitmangel nimmt man unter Umständen zu lange zu wenig Kalorien zu sich, und die Schlappheit könnte einfach bedeuten, dass Sie Treibstoff brauchen. Das gilt besonders, wenn Sie oder die Person, um die es hier geht, Untergewicht haben. (Viele alte Menschen sind untergewichtig, und es ist wichtig, dass sie genug zu essen bekommen.) Kokosmilch eignet sich gut, um problemlos größere Mengen Fett aufzunehmen und das Gehirn gleichzeitig mit mittelkettigen Triglyzeriden zu versorgen.

Verstopfung

Manche Menschen reagieren auf diese massive Ernährungsumstellung mit einer veränderten Darmtätigkeit. Teilweise liegt das daran, wie der Körper Wasser speichert, teilweise an der Gesamtreduktion der Faserzufuhr über Vollkorngetreide und Gemüse. Auch eine vergleichsweise geringe Kaliumzufuhr kann sich auswirken, weshalb eventuell eine ergänzende Kaliumeinnahme sinnvoll sein kann. Sie werden viel faserreiches Gemüse zu sich nehmen, aber bisher konnten Sie auf Kleie, Müsliriegel, Datteln und andere Dinge setzen, um den Darm in Gang zu halten. Falls es zu Verstopfung kommt, empfehle ich pflanzliche Abführtees. Diese gibt es in verschiedenen Sorten, lassen Sie sich bitte beraten. Passende Tees sind zum Beispiel im Reformhaus, in der Drogerie oder in der Apotheke erhältlich. Eine Alternative sind Flohsamen (*Psyllium*), die ebenfalls vielerorts oder online zu bekommen sind und viele Fasern bereitstellen. Man kann eine Verstopfung auch durch die Einnahme von Magnesiumcitrat lindern. Am besten lösen Sie dafür abends vor dem Schlafengehen Magnesiumcitratpulver in warmem oder kaltem Wasser auf. Der Einzelhandel bietet verschiedene Marken und diverse Geschmacksrichtungen an, die in der Regel mit Stevia gesüßt sind. Es schadet nichts, das Magnesiumpulver schon im Tagesverlauf zu trinken. Empfohlen wird es jedoch für den Abend, weil Magnesium nicht nur abführend wird, sondern auch die Muskeln entspannt, was vielen Menschen das Einschlafen erleichtert.

Die Darmtätigkeit ist keineswegs das Einzige, was sich durch die Ernährungsumstellung verändern wird. Da Sie vermutlich viele der gewohnten Grundnahrungsmittel nicht mehr essen und dafür mit ganz neuen Dingen in Kontakt kommen, sollten Sie gut auf das Verdauungssystem achten, zumal viele ältere Menschen ohnehin Verdauungsbeschwerden haben. In Kapitel 21 befassen wir uns daher gründlich mit der gesunden Verdauung.

KAPITEL 21

Hilfe für den Verdauungstrakt

Die radikale Ernährungsumstellung erfordert gute Verdauungsfunktionen. Die meisten Menschen essen danach mehr Fett und Proteine als zuvor und sind daher darauf angewiesen, dass ausreichend Magensäure, Gallensäuren und Pankreasenzyme vorliegen, um all die wunderbaren Nährstoffe in ihrer Nahrung auch zerlegen und aufnehmen zu können. Bei einer angeschlagenen Verdauung hilft es nicht viel, sich gehirnfreundlich zu ernähren.

Leider läuft die Verdauung mit zunehmendem Alter eher auf Sparflamme. Magensäure, Galle und Verdauungsenzyme werden häufig nicht mehr in denselben Mengen erzeugt wie in jüngeren Jahren. Hinzu kommen weitere Faktoren, die älteren Menschen die Verdauung erschweren, darunter schlecht sitzende dritte Zähne, eine schwächere Kaumuskulatur, Karies und andere Mundprobleme, die das Kauen oder Schlucken erschweren können. Es gibt also gute Gründe, weshalb ältere Menschen abends lieber einen Teller Nudeln oder einige Scheiben Brot essen als ein Schnitzel. (Außerdem sind kohlenhydratreiche Lebensmittel oft leichter zuzubereiten. Eine alleinstehende 80-Jährige kocht sich eher ein Nudelgericht oder schiebt eine Schüssel Haferflocken in die Mikrowelle, als sich ein Steak zu grillen.) Doch auch solche Probleme müssen einer kohlenhydratarmen, fettbetonten Ernährung nicht im Weg stehen. Mit einigen Anpassungen können auch alte Menschen sich problemlos passend ernähren. Sehen wir uns jedoch zunächst einmal an, worauf es bei der Verdauung ankommt.

Im Laufe der Jahre lässt die Magensäureproduktion nach. Es ist also gut möglich, dass Sie oder die Menschen, um die Sie sich kümmern, nicht mehr viel Magensäure erzeugen. Typische Zeichen für eine nachlassende Magensäureproduktion sind Blähungen, extremes Völlegefühl nach dem Essen (das Essen liegt einem wie ein Stein im Magen) und erstaunlicherweise Sodbrennen oder Reflux. Doch, wirklich: Saurer Reflux beruht häufig nicht auf zu viel Magensäure, sondern auf *zu wenig*. Dazu gibt es sogar ein faszinierendes Buch, *Ein Lob der Magensäure: Natürliche Linderung von Sodbrennen, Reflux und Verdauungsbeschwerden*, das der Arzt Jonathan Wright zusammen mit Lane Lenard geschrieben hat.[1]

Grundsätzlich *soll* der Magen sauer sein. Im leeren Magen liegt der pH-Wert der Magensäure (Salzsäure oder HCl) ungefähr zwischen 1 und 3, im vollen Magen zwischen 3 und 5. Das ist wirklich sehr sauer! (Die pH-Skala misst, ob eine Flüssigkeit sauer oder alkalisch [basisch] ist. Ein Wert von 7,0 gilt als neutral. Niedrigere Werte sind saurer, höhere Werte sind alkalisch. Die Skala ist logarithmisch angelegt, pH 6 ist also 10 Mal so sauer wie pH 7, und pH 5 wiederum ist 100 Mal saurer als pH 7. Daran lässt sich ablesen, wie stark die Magensäure tatsächlich ist.) Der hohe Säuregehalt im Magen ist erforderlich, weil er die Zerlegung und spätere Weiterverdauung der Proteine vorbereitet, und weil im Magen auch Verdauungsenzyme freigesetzt werden, die nur in einer sehr sauren Umgebung optimal funktionieren. Hinzu kommt, dass der Säuregehalt des Mageninhalts beim Übergang in den ersten Abschnitt des Dünndarms die Sekretion weiterer Verdauungsenzyme aus der Bauchspeicheldrüse auslöst, welche die Protein-, Fett- und Kohlenhydratverdauung unterstützen. Wenn der Magen also weniger sauer ist, als er es eigentlich sein sollte, leidet darunter die komplette Verdauungskaskade.

Dass Sodbrennen und saurer Reflux mit einem Magensäuremangel in Zusammenhang stehen, liegt unter anderem daran, dass die Nahrung länger als üblich im Magen verweilt, wenn anfangs nicht genügend Säure bereitsteht, um den Magenbrei schnell und ordnungsgemäß zu zerlegen. Dann beginnt der Mageninhalt zu gären, und die dabei entstehenden Gase entweichen in die Speiseröhre, wo sie das brennende Gefühl und die Schleimhautreizung erzeugen, die viele als Sodbrennen kennen. In vielen Fällen braucht man somit bei Magenbeschwerden also nicht weniger, sondern *mehr* Magensäure, und die üblicherweise eingenommenen Antazida verschlimmern das Problem nur. Kurzfristig lindern solche Mittel zwar die unmittelbaren Symptome, aber sie tragen nicht zu einer langfristigen Lösung des eigentlichen Problems bei.

Bitte machen Sie sich bewusst, dass eine regelmäßige Einnahme verschreibungspflichtiger Antazida die Fähigkeit, Nahrung zu verdauen und Nährstoffe aufzunehmen und zu verarbeiten, stark einschränkt – also genau die Nährstoffe, nach denen das ausgehungerte Alzheimer-Gehirn so verzweifelt verlangt. Ihre Ärztin oder Ihr Arzt kann Sie beraten, wie Sie die Dosis senken oder das Medikament auf Dauer vielleicht ganz absetzen können.

Falls Sie bei gelegentlichem Sodbrennen und Magenbeschwerden frei verkäufliche Säurehemmer einnehmen, sollten Sie überlegen, wie Sie davon loskommen und die Magensäure auf natürliche Weise unterstützen können. Denn sehr häufig brauchen Sie eben *mehr* Säure, nicht weniger. Die nachfolgenden Methoden unterstützen die natürliche Magensäureproduktion und damit eine gesunde Verdauung:

- Nehmen Sie 10 bis 15 Minuten vor dem Essen zwei bis drei Esslöffel Apfelessig ein (gerne in etwas Wasser einrühren). Essig unterstützt auch grundsätzlich die Verdauung, weshalb eine selbst angerührte Vinaigrette so gut zum Salat passt, aber auch gedünstetes oder gebackenes Gemüse verfeinern kann. Senf und scharfe Soßen enthalten häufig ebenfalls Essig – würzen Sie ruhig kräftig damit. Es ist kein Zufall, dass so viele Kulturen auf der Welt saure oder fermentierte Lebensmittel (mit Milchsäure) in ihre Mahlzeiten einbeziehen, um die Verdauung zu unterstützen. In Europa isst man gerne Sauerkraut, saure Gurken oder anderes sauer eingelegtes Gemüse. In Asien gibt es Kimchi und zu Fisch und Fleisch auch sauer eingelegten Rettich oder Ingwer. In Griechenland, der Türkei und auf dem Balkan wird zum Lamm oft eine Joghurtsoße gereicht, und auch die indische Küche bezieht häufig Joghurt ein. Solche kulinarischen Traditionen haben sich aus gutem Grund bis heute gehalten. Außerdem trägt Essig überraschend gut zur Senkung von Blutzucker und Insulin nach dem Essen bei. Schon das sollte Grund genug sein, ihn immer wieder einzubeziehen.[2]
- Essen Sie langsam und in Ruhe. Hängt der Körper in der Kampf-oder-Flucht-Reaktion fest, weil man gestresst ist, Angst oder Sorgen hat oder das Essen eilig herunterschlingt, kommt die Ruhen-und-Verdauen-Reaktion des Nervensystems nicht zum Zug.
- Trinken Sie zum Essen keine großen Mengen Flüssigkeit, insbesondere keine kalten Getränke. Getränke in größerer Menge verdünnen jedwede Magensäure, die der Magen erzeugt. Das wollen wir nicht! Beschränken Sie sich auf ein kleines Glas Wasser, leicht gekühlt oder auf Zimmertemperatur, aber nicht eiskalt aus dem Kühlschrank. Größere Mengen sollten Sie zum Essen nicht trinken, sondern lieber im Tagesverlauf ausreichend Wasser zuführen, damit Sie bei den Mahlzeiten keinen großen Durst haben. Manche Menschen spülen ihr Essen gerne herunter – gegen diese Angewohnheit hilft es, gründlicher zu kauen! Oftmals benötigt man die viele Flüssigkeit nur, weil man versucht, zu große Brocken herunterzuschlucken. Wer besser kaut, kann die Nahrung in kleinere Bestandteile zerlegen. Warmes oder zimmerwarmes Wasser mit frisch

gepresstem Zitronensaft trägt ebenfalls dazu bei, weniger bei den Mahlzeiten zu trinken, und es unterstützt die Verdauung.
- Kauen Sie bitte grundsätzlich lange. Je besser das Essen durch Kauen zerkleinert ist, desto mehr Oberfläche finden Magensäure und Verdauungsenzyme für ihre Arbeit vor. Wenn Sie also das Gefühl haben, schlucken zu wollen, halten Sie inne und kauen Sie noch zehn Mal.
- Mitunter hilft die ergänzende Einnahme von Präparaten mit Salzsäure oder Verdauungsenzymen.

Gut verdauen ohne Gallenblase

Falls die Gallenblase entfernt werden musste (Cholezystektomie), sind besondere Maßnahmen erforderlich. Auch in diesem Fall können Sie diese fettreiche, kohlenhydratarme Diät befolgen, brauchen aber möglicherweise Ergänzungsmittel für die Verdauung, insbesondere Ochsengalle.

Die Gallenblase ist ein kleiner Beutel unter und hinter der Leber, der die Gallenflüssigkeit aufnimmt. (Die Galle wird in der Leber erzeugt, und die Gallenblase ist sozusagen ihr Tank.) Aber was ist die Galle? Galle wirkt auf Fett wie Waschmittel auf Schmutz: Sie ist ein Emulgator, der das Fett in kleine Tröpfchen zerlegt. Dadurch steht den fettverdauenden Enzymen eine größere Oberfläche zur Verfügung, auf die sie einwirken können. Die Galle selbst verdaut überhaupt nichts, sondern sie erleichtert den Enzymen lediglich die Fettverdauung. Galle wird nur zum richtigen Zeitpunkt freigesetzt, wenn im Dünndarm Fett vorliegt. Hierzu schreibt der Arzt David Williams auf seinem Blog:

> *Bei einer gesunden Gallenblase gelangen bei Bedarf die passenden Mengen Galle in den Verdauungstrakt. Ohne Gallenblase tröpfelt ständig etwas Galle in den Körper, auch wenn gerade gar kein Fett vorhanden ist. Wenn die Gallenfreisetzung nicht der tatsächlichen Fettmenge entspricht, kann das Fett im Zweifelsfall nicht richtig verdaut werden, was wiederum einen Mangel an fettlöslichen Vitaminen und essenziellen Fettsäuren nach sich ziehen kann, den Cholesterinstoffwechsel beeinträchtigt und dazu führt, dass der Körper unvollständig verdaute Fetttröpfchen aufnimmt.*[3]

Auch ohne Gallenblase produziert der Körper also weiterhin Galle. Sie wird nur leider unabhängig von der Fettmenge in der Nahrung ständig abgegeben (wenn auch nur in kleinen Mengen), weil die physiologischen Signale an die Gallenblase, die eine zeitlich passende Freisetzung regulieren, ins Leere laufen. Wenn man nun Nahrungsfette aufnimmt, reicht die tröpfelnde Gallenmenge für die zu verdauende Fettmenge unter Umständen nicht aus. Obwohl die Leber also nach wie vor Galle erzeugt, die von der Gallenblase lediglich aufgefangen und später abgegeben wird, stellen viele Menschen ohne Gallenblase fest, dass ihre Fettverdauung von Ochsengallemitteln profitiert. Selbst mit funktionierender Gallenblase vertragen manche eine fettbetonte Ernährung anfangs nicht ohne ein Ergänzungsmittel mit Ochsengalle. Mit der Zeit gewöhnt sich der Körper an den höheren Fettverzehr; dann kann sich die eigene Gallenproduktion durchaus anpassen und stärker werden. Zu den Symptomen, die auf eine gestörte Fettverdauung hindeuten (und darauf, dass man weder ernährungstechnisch vom Fett profitiert noch in Form von fettlöslichen Vitaminen), gehören Magenschmerzen, breiiger Stuhlgang und fettreicher oder schmieriger Stuhl.

Ergänzungsmittel mit Salzsäure und Verdauungsenzymen

Ergänzungsmittel können die Verdauungstätigkeit auf diversen Wegen befeuern. In der Regel sind sie frei verkäuflich und können über Drogeriemärkte, Reformhäuser oder online bezogen werden. Lassen Sie sich von qualifiziertem Fachpersonal beraten, um herauszufinden, ob etwas davon Ihnen helfen könnte, Ihre gehirnfreundliche, fettbetonte Ernährung voll auszukosten, und wie hoch die Dosierung dann sein sollte.

- **Reine Salzsäure-Präparate:** Ergänzende Magensäure, meist in Form von Betain-HCl.
- **Gallenblasenunterstützung:** Im gut sortierten Fachhandel erhalten Sie Ergänzungsmittel mit Ochsengalle oder Kombipräparate mit Ochsengalle und anderen Inhaltsstoffen für eine bessere Fettverdauung. (Häufige Zusätze sind Rote-Bete-Saft und Taurin.)
- **Mischpräparate zur Verdauungsunterstützung:** Solche Zusammenstellungen enthalten diverse Inhaltsstoffe zur Unterstützung der Verdauung. Hierzu gehören normalerweise Salzsäure (HCl), Pankreasenzyme, Lipasen, Amylasen und Proteasen (Enzyme für die Verdauung von Fett, Stärke und Protein), Pepsin, Ochsengalle, Taurin, Rote-Bete-Saft sowie Bromelain oder Papain. (Bromelain und Papain sind pflanzliche Enzyme, die den Proteinabbau unterstützen.)

Viele Symptome einer reduzierten Verdauungsfunktion (Blähungen, Aufstoßen, Sodbrennen, übermäßiges Völlegefühl nach kleinen Mahlzeiten) verschwinden nach der Umstellung auf eine kohlenhydratarme Ernährung oft von alleine. Solche Beschwerden beruhen häufig auf Problemen mit der Getreideverdauung – sobald die Betroffenen kein Getreide mehr zu sich nehmen, geht es ihnen deutlich besser. Bei einer Low-Carb-Ernährung braucht man in der Regel weniger Antazida, häufig sogar gar keine mehr. Am besten fangen Sie einfach erst einmal an und prüfen, wie es Ihnen ohne Ernährungsmittel für die Verdauung geht. Bei Bedarf können Sie später immer noch solche Mittel hinzufügen.

Wenn das Kauen schwerfällt

Viele ältere Menschen haben Schwierigkeiten mit dem Kauen, dem Schlucken und mit der Verdauung. Das sollte jedoch für diese Ernährungsform kein Hindernis sein. Es gibt zahllose Rezepte für kohlenhydratarme, fettreiche Suppen, Eintöpfe, Curry-Gerichte und viele Gerichte mehr, die sich problemlos kauen lassen. Statt Muskelfleisch oder Wild essen Personen mit eingeschränktem Kauvermögen oft lieber Hackfleisch jeglicher Art. Auch zäheres Fleisch wird erstaunlich zart, wenn man es bei niedrigen Temperaturen lange gart oder ein leckeres Gulasch daraus zubereitet. „Langsam und schonend" ist das Stichwort für Gerichte aus günstigem Fleisch, das für den Körper großen Nährwert hat, zum Beispiel Ochsenschwanz, Rinder- oder Lammhüfte, und natürlich eine gute Brühe aus gelatinehaltigen Knochen und Gelenken. Bei Appetitlosigkeit, die im Alter häufig vorkommt, fällt es schwer, ausreichend Kalorien aufzunehmen. Einer Suppe kann man dann über Kokosmilch, Butter, Talg oder Schmalz ordentlich Fett zusetzen, das Geschmack und Brennwert beisteuert.

Gemüse können Sie anbraten, backen oder dünsten, bis es weich ist, und dann pürieren. Püriertes Gemüse lässt sich ebenfalls sehr gut mit Butter, Kokosöl, Olivenöl oder anderen Fetten anreichern, das man entweder am Ende großzügig darüber träufelt oder vorher unterzieht. Das ist eine ausgezeichnete Methode, um den Gemüseverzehr zu erhöhen, wenn dieser andernfalls schwerfällt. Natürlich *müssen* Sie nicht pürieren. Selbst Gemüse wie Brokkoli, Blumenkohl oder Rosenkohl, das im Rohzustand hart ist, wird nach dem Garen butterzart und kann so problemlos verzehrt werden. Zum Dämpfen empfehle ich einen Metalleinsatz, der über dem Wasser hängt, denn manche Mineralstoffe würden beim Kochen ins Wasser übergehen.

Flüssignahrung kann ich normalerweise nicht empfehlen, doch für Menschen mit stark eingeschränkter Kaufunktion oder wenig Appetit ist ein fettreicher Smoothie eine gute Möglichkeit, größere Kalorienmengen ganz ohne Kauen aufzunehmen. Kokosmilch ist eine gute Basis, um Alzheimer-Patienten mittelkettige Triglyzeride für das Gehirn zu verschaffen. Wer den Kokosgeschmack ablehnt, kann auf ungesüßte Milchersatzprodukte aus Mandeln, Hanf oder anderen Nüssen und Samen zurückgreifen und gegebenenfalls reines MCT-Öl hineinrühren, um die Ketone weiter anzuheben.

KAPITEL 22

Je nach Bedarf: Sinnvolle Nahrungsergänzungsmittel

Weil es im Alzheimer-Gehirn zu komplexen Schäden kommt, die auf vielen Faktoren beruhen, sollte jeder Therapieansatz, der diese Schäden hinauszögern oder gar rückgängig machen kann, möglichst viele dieser Ursachen einzeln ansprechen. Wie ich in diesem Buch immer wieder betone, ist der zentrale Baustein der „Anti-Alzheimer"-Strategie eine ketonerzeugende, kohlenhydratarme Ernährungsform. Daneben haben wir verschiedene Lebensstilfaktoren betrachtet, über die sich die Insulinsensitivität verbessern und eine gesunde Kognition fördern lässt, weil sie die Biogenese von Mitochondrien im Gehirn anstoßen und die Plastizität der Synapsen erhöhen. Zusätzlich zu diesen Maßnahmen gibt es diverse Nahrungsergänzungsmittel, die aufgrund ihrer biochemischen Funktionen wirksam sein können.

Aufgrund der Ernährungsumstellung führt man dem Körper von manchen dieser Nährstoffe automatisch mehr zu, aber es kann durchaus helfen, einige in Konzentrationen aufzunehmen, die über das hinausgehen, was normalerweise in der Nahrung steckt. Bitte nehmen Sie eine qualifizierte Ernährungsberatung in Anspruch, um herauszufinden, welche der nachfolgenden Mittel für Sie oder Ihre Angehörigen im Zweifelsfall richtig sein könnten (und ob sie überhaupt nötig sind). Denken Sie bitte auch immer daran, dass Ergänzungsmittel die Ernährung nur ergänzen, aber nicht ersetzen können. Nahrungsergänzungsmittel *ergänzen* den Nährstoffgehalt Ihrer Nahrung. Sie sind keine Wundermittel, und sie wirken nicht im luftleeren Raum. Ergänzungsmittel können helfen, haben aber kaum Einfluss auf die eigentlichen Stoffwechselprobleme, die der kognitiven Beeinträchtigung höchstwahrscheinlich zugrunde liegen. Deshalb sollten sie stets nur im Zusammenspiel mit den Ernährungs- und Lebensstilveränderungen eingesetzt werden, die den Stoffwechsel und die Insulinsensitivität weitaus stärker beeinflussen. Sie sind eben eine Ergänzung zu diesen mächtigen Faktoren, kein Ersatz.

Einige dieser Nähr- und Wirkstoffe sind jedoch für die gesunde Insulinsignalgebung, die Blutzuckerregulierung und die effiziente Mitochondrienfunktion erforderlich. Wenn Sie selbst oder der Mensch, um den Sie sich kümmern, also einen subklinischen oder eindeutigen Mangel aufweisen, sollten Sie wieder angemessene Spiegel dieser Stoffe anstreben. Das kann die kognitive Funktion und die Gesundheit insgesamt deutlich verbessern. Vor diesem Hintergrund führe ich nun verschiedene Ergänzungsmittel auf, die im Einzelfall nützlich sein können.

Zink

Das Enzym Insulysin, das im Gehirn Amyloid-Ablagerungen zerlegt, benötigt Zink als Cofaktor.[1] Interessanterweise leidet bei Zinkmangel der Geschmacks- und Geruchssinn (Olfaktion), und viele Alzheimer-Kranke haben eingeschränkte olfaktorische Sinneseindrücke.[2] Eine Verschlechterung der Olfaktion gilt teilweise sogar als Marker für das Fortschreiten der Erkrankung.[3] Ein suboptimaler Zinkstatus könnte auf diversen Ebenen zur Alzheimer-Pathologie beitragen. Gute kohlenhydratarme Zinkquellen sind rotes Fleisch, Leber und Muscheln, vor allem Austern.

Chrompicolinat

Chrom ist ein Mineral, das am „Glukosetoleranzfaktor" Anteil hat und nachweislich zur Blutzuckerregulierung und Insulinsensitivität beiträgt.[4] Jedes Krankheitsbild, das mit einer Insulinresistenz und einem gestörten Kohlenhydratstoffwechsel einhergeht, könnte von ergänzenden Chromgaben profitieren.

Alpha-Liponsäure

Alpha-Liponsäure wirkt stark antioxidativ.[5] Sie kann den Körper dabei unterstützen, andere Antioxidanzien wie Glutathion und die Vitamine C und E zu recyceln, weshalb sie mitunter als „Antioxidans der Antioxidanzien" bezeichnet wird.[6] Angesichts der Rolle, die oxidativer Stress der Mitochondrien bei der Entstehung und dem Fortschreiten von kognitiven Beeinträchtigungen und Alzheimer spielt, könnte Alpha-Liponsäure eine echte Hilfe sein. Darüber hinaus fördert Alpha-Liponsäure nachweislich die Blutzuckerregulierung, und zwar in erster Linie über eine verstärkte Ausschüttung von Insulin und bessere Insulinsensitivität.[7] Deshalb könnte die Supplementierung diverse Mechanismen ansprechen, die Menschen mit kognitiver Beeinträchtigung oder Alzheimer aufgrund von Insulinresistenz und schlechter Blutzuckerkontrolle weiterhelfen dürften.[8] Liponsäure kann den Biotinbedarf (ein B-Vitamin) erhöhen. Wer Alpha-Liponsäure einnimmt, sollte daher stets auch ergänzend Biotin bekommen.[9]

Hochwertiges Fischöl, Krillöl, Dorschleberöl oder andere Omega-3-Ergänzungsmittel

Solche Nahrungsergänzungsmittel unterstützen das Verhältnis von Omega 6 zu Omega 3 und dämpfen die Entzündungsbereitschaft. Wie in Kapitel 13 bereits angesprochen, befeuert ein hoher Verzehr an Omega-6-Fettsäuren (aus Sojaöl, Maisöl oder Sonnenblumenöl) chronische Entzündungen im Körper, wohin Omega-3-reiche Öle die entzündungshemmenden Signalwege stimulieren. Omega-3- und Omega-6-Fette sind essenzielle Fettsäuren. Ein gewisser Anteil Omega-6-Fette ist für uns daher lebenswichtig. Problematisch wird es erst, wenn wir weit mehr Omega-6-Öle als Omega-3-Öle aufnehmen, was bei der gegenwärtigen amerikanischen Standardernährung leider der Fall ist.[10] Bedenken Sie dabei bitte auch, dass die Zellmembranen der Neuronen viel Omega-3 benötigen, insbesondere DHA. Am meisten Omega-3-Fette stecken in fettem Fisch. Wer nicht regelmäßig Fisch isst, kann von gutem, gereinigtem Öl aus Fisch, Krill oder Dorschleber profitieren.

Coenzym Q10

CoQ10 ist ein unverzichtbarer Bestandteil des mitochondrialen Elektronentransportsystems, das im Körper die Energie erzeugt. Außerdem wirkt es stark antioxidativ. Da das Alzheimer-Gehirn große Mühe hat, Energie zu erzeugen, und unter starkem oxidativem Stress steht, könnte CoQ10 eine echte Hilfe sein. Menschen, die Statine einnehmen, tut ergänzendes CoQ10 besonders gut. (In Kapitel 9 haben wir uns damit befasst, wie Statine die körpereigene Fähigkeit hemmen, CoQ10 zu erzeugen, und dass Gedächtnisverlust, Benommenheit und Probleme mit der Kognition häufige unerwünschte Wirkungen einer Statinbehandlung darstellen.) Im Tiermodell zu neurodegenerativen Erkrankungen hat sich gezeigt, dass eine CoQ10-Supplementierung den Mitochondriengehalt des Gehirns erhöht und bei Erkrankungen hilfreich sein kann, die vielfach auf eine gestörte Mitochondrienfunktion zurückgehen.[11] An Alzheimer-Patienten wurde CoQ10 noch nicht sehr oft getestet, doch bei Mäusen scheint es zu weniger Amyloidablagerungen zu führen und die Krankheitssymptome zu lindern.[12] Vegetariern, die eine kohlenhydratarme oder ketogene Diät befolgen, könnte die Einnahme von CoQ10 besonders helfen, weil wir dieses Coenzym vor allem aus tierischen Proteinen aufnehmen. Mäßige Mengen kommen in Nüssen und Samen vor, geringe Mengen auch in manchen Gemüse- und Obstarten.[13] Die wichtigsten tierischen Quellen für CoQ10 sind stark beanspruchte Gewebearten wie Herz, Leber und Nieren.[14]

L-Carnitin

Die Aminosäure Carnitin wird benötigt, um in den Zellen Fett zu verbrennen. Wenn der Körper von Kohlenhydraten auf Fettverbrennung umsteigt, müssen wir dafür sorgen, dass der Stoffwechsel „wie geschmiert" mit Fetten umgehen kann. Die Brennöfen, in denen Fette zu Energie umgebaut werden, stecken in den eingebauten Kraftwerken in unseren Zellen, den Mitochondrien. Carnitin trägt dazu bei, Fette in die Mitochondrien zu transportieren. Wer bei reduzierter Kohlenhydratzufuhr also mehr Ketone erzeugen und Energie aus Fettsäuren gewinnen möchte, könnte von ergänzendem Carnitin profitieren.[15] Der Körper kann Carnitin zwar selbst synthetisieren, weshalb es sich nicht um einen essenziellen Nährstoff im engeren Sinne handelt, aber ergänzende Gaben könnten dennoch hilfreich sein. Am meisten L-Carnitin steckt in tierischen Proteinen und Milchprodukten, und es wird aus der Nahrung besser aufgenommen als aus Ergänzungsmitteln.[16] Ob L-Carnitin bei Alzheimer-Patienten eine Wirkung entfaltet, ist umstritten. Manche Studien ergaben Hinweise auf ein verzögertes Fortschreiten der Erkrankung; in anderen war keine Wirkung ersichtlich.[17] Sehr aufschlussreich wäre natürlich eine klinische Studie, welche die Wirkungen einer ergänzenden Carnitin-Gabe oder eines Placebos bei Alzheimer-Kranken beobachtet, die eine ketogene Diät befolgen, da die meisten Studien mit Teilnehmern ablaufen, die ihre übliche kohlenhydratreiche Nahrung zu sich nehmen.

Berberin

Das Alkaloid Berberin steckt in Wurzeln, Knollen, Stängeln und der Rinde diverser Pflanzen wie Kanadischer Goldrute, Gewöhnlicher Mahonie oder Berberitze und wird gern in der Pflanzenheilkunde und der Chinesischen Medizin eingesetzt. Besonders seine pharmakologischen Wirkungen auf den Insulinspiegel und die Blutzuckerkontrolle werden geschätzt. Berberin hat sich im Hinblick auf die Senkung des Nüchterninsulins, des Blutzuckers, des Hämoglobin A1c, der Triglyzeride und des HOMA-IR (ein Anhaltspunkt für die Insulinresistenz) als ebenso wirkungsvoll erwiesen wie das geläufige Diabetesmedikament Metformin, wobei sich diese Wirkungen bereits nach fünf Wochen einstellten.[18] Der Einfluss von Berberin auf Erkrankungen in Zusammenhang mit einer Insulinresistenz verläuft unter anderem über die Expression der zellulären Insulinrezeptoren.[19] Außerdem hemmt Berberin die Aktivität einiger Enzyme zur Kohlenhydratverdauung im Dünndarm, was wiederum die glykämischen und insulinfördernden Auswirkungen kohlenhydratreicher Speisen eindämmen könnte.[20] (Über diese Mechanismen beeinflusst übrigens auch Essig die Blutzuckerreaktion.)

In Bezug auf die Alzheimer-Krankheit hemmt Berberin das Enzym Acetylcholinesterase (AChE).[21] Acetylcholin ist ein Neurotransmitter, der für Lernen, Gedächtnis und Kognition eine wichtige Rolle spielt, und Acetylcholinesterase ist am Abbau von Acetylcholin beteiligt. Durch die Hemmung dieses Enzyms bleibt Acetylcholin in der Synapse der Neuronen länger aktiv, was wiederum kognitive Funktionen erleichtern dürfte. (Auch manche Pharmazeutika gegen Alzheimer hemmen dieses Enzym.) Berberin wirkt zudem antioxidativ, und aufgrund dieser Doppelwirkung geht die Forschung davon aus, dass Berberin und verwandte Wirkstoffe „für die Entwicklung therapeutischer und präventiver Substanzen gegen die Alzheimer-Krankheit und Erkrankungen, die mit oxidativem Stress einhergehen, eindeutig von Nutzen sein dürften."[22] Wegen des insulin- und blutzuckerregulierenden Einflusses von Berberin im Zusammenspiel mit seinen antioxidativen Eigenschaften und der AChE-Hemmung schrieb ein Studienautor, Berberin hätte „Potenzial als Multiwirkstoff gegen Alzheimer."[23] Neben diesen beeindruckenden Wirkungen auf eines der Hauptprobleme bei Alzheimer, die Hyperinsulinämie, reduziert Berberin aber auch nachweislich die Ablagerung von Beta-Amyloid-Proteinen und hemmt das Enzyme Glykogensynthase-Kinase-3, dessen Aktivität wiederum aktiv zur Entstehung jener Neurofibrillenbündel beiträgt, die das neuronale Zytoskelett verformen und ein weiteres Kriterium für die Alzheimer-Krankheit darstellen.[24]

Huperzin A

Huperzin A (HupA) ist eine Substanz aus der chinesischen Pflanze *Huperzia serrata*. Physiologisch hemmt sie wie Berberin das Enzym Acetylcholinesterase. Im Vergleich zu pharmazeutischen Cholinesterasehemmern ist HupA bei oraler Aufnahme besser bioverfügbar, durchdringt leichter die Blut-Hirn-Schranke, und seine hemmende Wirkung auf die Acetylcholinesterase hält länger an.[25] HupA hat aber noch weitere Eigenschaften, die bei Alzheimer besonders wichtig sein können, denn es hemmt die Entzündungsbereitschaft und schützt die Mitochondrien vor oxidativem Stress und somit die Zellen vor der Apoptose.[26] Kleinere Studien von relativ kurzer Dauer (acht bis zwölf Wochen) deuten darauf hin, dass HupA die Kognition verbessern könnte und sogar (wenngleich sehr bescheidene)

Verbesserungen bei dem Kurztest Mini-Mental State Examination (MMSE) erbrachte.[27] Eine Meta-Analyse der Untersuchungen zum möglichen Einsatz von HupA gegen Alzheimer fand bei den meisten Studien allerdings erhebliche methodologische Mängel. Andererseits war die Studiendauer von acht bis zwölf Wochen für Alzheimer-Patienten möglicherweise zu kurz, denn die Erkrankung entsteht schließlich nicht über Nacht. Das pathologische Bild formt sich über Jahre, bis die Kompensationsstrategien des Gehirns schließlich versagen und erkennbare Symptome auftreten. Vielleicht dauert es einfach länger, bis sich eine Erkrankung, die über Jahre bis Jahrzehnte entstanden ist, maßgeblich beeinflussen lässt. Immerhin kam die erwähnte Meta-Analyse zu dem Schluss, dass HupA durchaus positive Wirkungen im Sinne einer Verbesserung der kognitiven Funktion insgesamt, der Verhaltensauffälligkeiten und der funktionellen Leistung erbringt.[28] Eine jüngere Meta-Analyse bestätigt diese Tendenz: Auch wenn die Einzelstudien in Bezug auf Studiendesign und -qualität zu wünschen übrig lassen, deuten die Daten dennoch darauf hin, dass HupA die kognitive Funktion, die Alltagsbewältigung und die klinische Bewertung insgesamt verbessern kann.[29] Ergebnisse anderer Studien erscheinen unklar, aber insgesamt vielversprechend.[30] HupA ist bestimmt kein Wundermittel, aber wie bei allen genannten Nahrungsergänzungsmitteln wäre es interessant, was HupA in Kombination mit einer ketogenen Ernährung vermag. Und angesichts der schweren Last, die Demenz ihren Opfern und deren Pflegenden auferlegt, würde selbst eine bescheidene, vorübergehende Besserung der Symptome diese Bürde etwas erleichtern und wäre daher höchst willkommen.

Pyrrolochinolinchinon

Die Substanz Pyrrolochinolinchinon (PQQ) wurde bisher in erster Linie an Tieren erforscht. Es gibt jedoch auch einige Arbeiten, die eine Anwendung beim Menschen unterstützen. Dabei geht es vor allem auf den Einfluss von PQQ auf die mitochondriale Biogenese und die gesunde Mitochondrienfunktion.[31] Die vorübergehende Hypothese, dass PQQ ein essenzielles Vitamin sein könnte, wurde mittlerweile widerlegt. Allerdings gilt PQQ weiterhin als „bioaktive Substanz" (ähnlich wie Quercetin und Resveratrol aus Rotwein, Trauben, Äpfeln oder roten Zwiebeln) und scheint eine wichtige Rolle für die neuronale Gesundheit zu spielen, indem es den oxidativen Stress lindern und gesunde Mitochondrien unterstützt.[32]

Mittelkettige Triglyzeride

Diese besonderen gesättigten Fettsäuren (MCT) stecken in erster Linie in Kokosöl und Palmkernöl. Sie werden im Stoffwechsel etwas anders verarbeitet als andere Fette und deshalb bereitwilliger in Ketone umgewandelt, aber nicht so leicht als Körperfett gespeichert. Das heißt, dass MCT-Öle selbst ohne Kohlenhydratrestriktion eine ausgezeichnete Ketonquelle darstellen. Hierzu möchte ich noch einmal betonen, dass dies keineswegs bedeutet, dass MCT-Öl allein gegen Alzheimer hilft. Es kann akut die Kognition schärfen, was für Alzheimer-Patienten und Pflegende natürlich eine Riesenhilfe ist, vermag aber nichts gegen die grundlegenden Stoffwechselveränderungen auszurichten, die den Krankheitsprozess vorantreiben. Immer mehr Studien belegen, dass Kokosöl und andere MCT-reiche Kokosprodukte der Kognition von Alzheimer-Kranken auf die Sprünge helfen könnten.[33] Kokosöl ist jedoch nicht die einzige MCT-Quelle. Inzwischen sind gereinigte, mittelkettige Triglyzerid-Öle vielerorts im Fachhandel und natürlich online erhältlich. Sie schmecken oder riechen nicht nach Kokos, sodass auch jemand, der den Kokosgeschmack ablehnt, sie problemlos zu sich nehmen kann. Zudem machen MCT-Öle nur 15 Prozent der Gesamtfettsäuren in Kokosöl aus, der Rest sind kurz- oder langkettige Fette. Gereinigtes MCT-Öl besteht zu 100 Prozent aus mittelkettigen Triglyzeriden und könnte zumindest zeitweise einen wirksameren Beitrag zur Verbesserung der Kognition leisten.

KAPITEL 23

Lassen Sie sich begleiten: Moralische Unterstützung und andere Strategien für die Low-Carb-Ernährung

Inzwischen ist klar, dass die Ernährungsform, die ich zugunsten des Gehirns befürworte, sich grundlegend davon unterscheidet, was die meisten Menschen in der industrialisierten Welt (insbesondere in den USA) normalerweise essen. Man muss daher viele Lebensmittel umgehen, die von der breiten Mehrheit der Bevölkerung als „normales Essen" eingestuft werden. Einerseits darf und sollte man bei einer kohlenhydratarmen Ernährung ein breites Spektrum an Fleisch, Meeresfrüchten und Fisch, Milchprodukten, Gemüse, Nüssen und durchaus auch Früchten verzehren, andererseits kämpft so mancher mit dem strikt eingeschränkten Verzehr von kohlenhydratdichten Lebensmitteln.

Deshalb kann es hilfreich sein, einen Diätpartner zu haben, damit man sich gemeinsam auf diese Ernährungsweise einlassen kann. Das sorgt für die ersehnte moralische Unterstützung, wenn die Disziplin, das Interesse oder die Überzeugung, dass dieser Weg richtig ist, ins Wanken geraten. Sowohl zu Hause als auch unterwegs fühlen sich Betroffene mit Demenz unmittelbar unterstützt, wenn mindestens eine zweite Person etwas Vergleichbares isst oder bestellt. Das hilft gegen das Gefühl, benachteiligt oder der Einzige zu sein, der etwas anderes bekommt als alle anderen.

Ich rate dringend dazu, sich auf diesem Weg von nahestehenden Menschen oder dem eigenen Partner begleiten zu lassen. Manchmal braucht man auch Freunde oder Verwandte, die einem verständnisvoll zuhören, wenn man abends anruft, weil der Appetit auf Pizza oder Kuchen zuschlägt. So bleibt man leichter in der Spur, denn die anderen können uns daran erinnern, wie wichtig es ist, bei den passenden Lebensmitteln zu bleiben.

Aber in meinem Umfeld hat niemand Alzheimer oder muss abnehmen …

Manche Menschen möchten mit einer kohlenhydratarmen Ernährung ihrem Gehirn helfen, aber die meisten wollen lediglich Fett abbauen. Dafür eignet sich eine Kohlenhydratreduktion natürlich auch sehr gut, aber unsere Ernährungsstrategie hat mehr zu bieten. Im Vergleich zu den unzähligen sonstigen Gesundheitsvorteilen, die eine Kohlenhydratbeschränkung mit entsprechender Insulin- und Blutzuckersenkung nach sich zieht, ist der Fettabbau eher das Unwichtigste.

Bei Alzheimer oder kognitiver Beeinträchtigung soll eine kohlenhydratarme Ernährung dem Gehirn einen Energieträger liefern, den es verwerten kann, und parallel dazu die erhöhte Entzündungsbereitschaft und oxidative Schäden reduzieren. Doch neben diesen wirklich wichtigen Aspekten der Ernährung lassen sich noch viele andere erfreuliche „Nebenwirkungen" beobachten, die direkt oder indirekt auf die Ernährungsumstellung zurückgehen.

Stabiler Blutzucker

Wer auf eine verschobene oder übersprungene Mahlzeit mit Unterzuckerung oder Reizbarkeit reagiert oder Blutzuckerschwankungen anders registriert, wird feststellen, dass dies bei einer kohlenhydratarmen Ernährung kaum noch vorkommt. Denn die körperlichen Prozesse greifen weitgehend auf Fett zu und nicht mehr auf Glukose. Der Blutzucker fährt endlich nicht mehr Achterbahn, und der Energiepegel bleibt den ganzen Tag einigermaßen stabil. So hält man problemlos etliche Stunden ohne Essen durch, ohne „unbedingt und sofort" etwas zu brauchen. (Der sprichwörtliche Bärenhunger beschreibt sehr schön die Biestigkeit, die sich einstellt, wenn die letzte Mahlzeit schon eine Weile her ist und man das Gefühl hat, sich immer mehr in ein gieriges Raubtier zu verwandeln.)

Stabile Psyche

Bei einer kohlenhydratarmen Ernährung gehen Stimmungsschwankungen, Ängste und andere psychische Probleme erfreulicherweise häufig zurück. Das sollte niemanden überraschen, weil solche Auffälligkeiten häufig auf einer gestörten Blutzuckerregulierung beruhen. Mit angemessener Proteinzufuhr stehen zugleich ausreichend Aminosäuren als Bausteine für Neurotransmitter bereit, also Substanzen wie Serotonin, Dopamin, Epinephrin, Norepinephrin und Melatonin, über die das Gehirn Psyche und Emotionen, Antriebskraft und Schlafrhythmus regelt.

Mehr Energie

Vielleicht fällt Ihnen auf, dass die Antriebskraft zunimmt. Das liegt daran, dass Fett als Brennstoff deutlich effizienter ist als Kohlenhydrate. Ein plötzlicher Anstieg der persönlichen Energie gehört zu den schnellsten und häufigsten Wirkungen einer kohlenhydratarmen Ernährungsform (sobald der Low-Carb-Kater abgeklungen ist). Der Hauptgrund dafür ist ein sinkender Insulinspiegel. Vergleichen Sie den Körper ruhig mit einem Auto: Bei einem hohen Insulinspiegel ist es so, als würde der gesamte Sprit in Benzinkanistern auf dem Rücksitz gelagert anstatt im Tank, von wo aus er in den Motor geleitet werden kann. Wenn wir den Insulinspiegel senken (in erster Linie durch eine verminderte Kohlenhydrataufnahme), wandert der gesamte Treibstoff vom Rücksitz in den Tank – endlich kann der Motor darauf zugreifen. In dieser Analogie entspricht der Treibstoff dem Fett, das teils im Körperfett und teils in der Nahrung steckt, die wir verzehren. Bisher hat der Körper auf einen ineffizienten Treibstoff zurückgegriffen (Glukose), und wegen des chronisch hohen Insulinspiegels konnten Sie nicht auf eine Fettverbrennung umschwenken. Insulin hemmt schließlich die Lipolyse, also die Umwandlung von Triglyzeriden in Fettsäuren, die hinterher der Energiegewinnung dienen. Nun jedoch bekommen Sie wegen des niedrigeren Insulinspiegels ständig Fett. Und weil selbst relativ schlanke Menschen erhebliche Körperfettreserven haben, kann jeder Körper auf gespeichertes Körperfett zugreifen und so das Energieloch vermeiden, das so typisch ist, wenn bei kohlenhydratbetonter Ernährung der Blutzucker absackt.

Blutdruckregulierung

Zu den schnellsten Reaktionen auf eine kohlenhydratarme Ernährung gehört das Absinken des Blutdrucks. Bei normalem Blutdruck sinkt dieser keineswegs in den Keller, doch ein Bluthochdruck sinkt üblicherweise rasch ab. Bitte achten Sie auf dieses Phänomen und hören Sie auf Ihren Arzt, falls Sie Medikamente oder Nahrungsergänzungsmittel zur Blutdrucksenkung einnehmen. Unter Umständen müssen Sie diese Mittel nach der Ernährungsumstellung schon bald geringer dosieren. Mehr zu diesem Thema finden Sie in Kapitel 20. Dieses Phänomen erklärt sich teilweise dadurch, dass ein chronisch erhöhter Blutzucker die

Fließeigenschaften des Blutes und die Flexibilität der Blutgefäße beeinträchtigt, während Insulin auch den Natrium- und Wasserhaushalt beeinflusst. Sobald Blutzucker und Insulin wieder gesündere Pegel erreichen, geht der Blutdruck ganz von selbst zurück, oft schon Tage bis Wochen nach der Umstellung.

Stabilisierung von Gedächtnis und Verstand

Konzentrations- und Denkstörungen beruhen häufig auf Blutzuckerschwankungen, deretwegen das Gehirn nicht ausreichend Energie bekommt. Nach der Umstellung auf Fettstoffwechsel und Ketone stehen dem Gehirn beständig Nährstoffe zur Verfügung, und die bisherigen Kognitionsprobleme oder Gedächtnislücken gehören der Vergangenheit an. Ein klarer Kopf gehört zu den ersten Dingen, von dem Menschen nach Abklingen des Kohlenhydratkaters durch die Ernährungsumstellung erzählen. Es fühlt sich an, als hätte jemand die Spinnweben aus dem Kopf gekehrt oder plötzlich das Licht angeschaltet.

Über diese eher allgemeinen Wirkungen hinaus kann eine fettreiche, kohlenhydratarme Diät auch verschiedene Krankheitsbilder günstig beeinflussen. Am längsten wissen wir von ihrem Einfluss auf ansonsten therapieresistente Epilepsie (die nicht durch Medikamente beeinflussbar ist). Neben dieser bekannten Anwendung profitieren von der hier vorgestellten Ernährungstherapie aber auch andere Gesundheitsprobleme wie:

- Metabolisches Syndrom und Typ-2-Diabetes[1]
- Typ-1-Diabetes[2]
- Herzgefäßgesundheit und Blutfette (Cholesterin)[3]
- Adipositas und Stoffwechselfunktion insgesamt[4]
- Entzündungsneigung[5]
- Gefäßfunktion (Gesundheit der Blutgefäße)[6]
- Saurer Reflux, Sodbrennen[7]
- Polyzystisches Ovarsyndrom (PCOS)[8]
- Bipolare Störung[9]

Für andere Gesundheitsprobleme steckt die klinische Forschung in Bezug auf ketogene Ernährungsformen noch in den Kinderschuhen. Angesichts der biochemischen Reaktionswege, über die Kohlenhydratreduktion und ketogene Diäten wirken, erscheint dieser Ansatz auch vielversprechend für neurodegenerative und neuromuskuläre Erkrankungen (Parkinson, Multiple Sklerose, Amyotrophe Lateralsklerose [ALS oder Lou-Gehrig-Krankheit])[10], Schädeltraumata und traumatische Hirnverletzungen[11] sowie begleitend zur konventionellen Krebstherapie.[12]

Aber es macht trotzdem keiner mit …

Auch wenn sich niemand aus der unmittelbaren Familie oder dem Freundeskreis anschließen will, können diese Menschen trotzdem eine gewisse Unterstützung bieten. All jene, die uns nahestehen, sind ein wichtiger Faktor für den Erfolg und bilden ein Umfeld, das es auf mehrfache Weise erleichtern kann, eine gehirnfreundliche Ernährung durchzuhalten.

1. Die Menschen in Ihrem Umfeld könnten ihren Zucker- und Stärkekonsum ebenfalls zurückschrauben. Unabhängig davon, ob man abnehmen muss oder mit hartnäckigen Gesundheitsproblemen zu kämpfen hat, weniger Zucker und Junk Food tun dem Körper immer gut.
2. Vor den Augen der Betroffenen sollte man keinen Zucker verzehren. Wenn die Menschen aus Ihrem Umfeld nicht den Wunsch haben, mit Ihnen zusammen auf eine kohlenhydratarme Ernährung umzusteigen, sollten sie wenigstens in Ihrer Gegenwart keine Süßigkeiten oder Stärkebomben futtern. Wer Salzgebäck, Bonbons, Schokolade, Kekse, Limonaden oder andere Dinge dieser Art zu sich nehmen möchte, kann das gerne im Nebenraum tun.
3. Bestücken Sie Speisekammer und Regale mit passenden Lebensmitteln. Es fällt einem leichter, sich an eine gesunde, kohlenhydratarme Ernährung zu halten, wenn zucker- und stärkereiche Produkte außer Sichtweite und möglichst auch außer Reichweite verwahrt sind. Vielleicht können Sie einen Küchenschrank oder eine Schublade einrichten, in der Sie ausschließlich die Produkte lagern, die Ihre neue Ernährung unterstützen. Auf diese Weise brauchen Sie nicht zwischen verführerischen Dingen aus Weizen oder Mais mit viel Zucker, Maissirup und pflanzlichen Ölen herumzustöbern, wenn Sie Fisch, Nüsse, Trockenfleisch, Kokosöl, dunkle Schokolade und andere haltbare Lebensmittel suchen.
4. Bestimmte Speisen oder Getränke muss es nicht mehr unbedingt geben. Wer sich Ihnen nicht anschließen möchte, kann dennoch moralische Unterstützung leisten, indem er oder sie vielleicht nicht unbedingt auf Spaghetti, Pudding oder bestimmte Getränke besteht. Wer jeden Tag seinen Liter Limonade trinkt, ist vielleicht bereit, genau dies wegzulassen. Oder wer glaubt, er könne ohne Kaffee, Brot oder was auch immer nicht „überleben“, dann wäre es vielleicht eine Überlegung wert, wenigstens für einige Wochen darauf zu verzichten – als Geste des guten Willens sozusagen.

KAPITEL 24

Gut gewappnet gegen Notfälle und Bequemlichkeit

Wie (und ob!) sich der Alzheimer-Krankheit und kognitiven Beeinträchtigungen vorbeugen lässt, kann derzeit niemand mit Sicherheit sagen. Vielleicht gibt es konkrete Dinge, die wir zum Schutz des Gehirns und der kognitiven Funktion unternehmen können, aber vielleicht haben wir auf dieses Schicksal auch keinen Einfluss. Doch angesichts dessen, was wir derzeit für die Primärfaktoren halten, die den kognitiven Abbau verursachen und verschlimmern, glaube ich, dass es potenzielle (und dieses Wort möchte ich betonen) Präventionsmöglichkeiten gibt, die wir größtenteils selbstständig umsetzen können.

Dass noch nicht alles hundertprozentig gesichert ist, bedeutet nicht, dass wir nicht zumindest gewisse anwendbare Informationen hätten, zu denen Erkenntnisse vorliegen, die von engagierten, klugen Köpfen aus verschiedensten Disziplinen weiter vertieft werden. Es gibt also keineswegs eine narrensichere Vorgehensweise, mit der wir garantiert geistig und körperlich in Topform bleiben, bis wir mit 112 Jahren auf dem Gipfel des Mount Everest vor lauter Glück tot umfallen. Was wir jedoch haben, sind Ansätze, die uns hoffentlich (!) dazu verhelfen, so lange wie möglich in jeder Hinsicht kognitiv fit zu bleiben.

Ernährung

Da dieses Buch sich in erster Linie mit kohlenhydratarmer Ernährung befasst, fragen Sie sich nun sicher, ob Stoffwechsel und Kognition auf lange Sicht nur durch eine ketogene oder extrem kohlenhydratreduzierte Diät gesund bleiben. Das glaube ich nicht.

Exponentiell ansteigende Forschungsergebnisse deuten darauf hin, dass der Erhalt der Insulinsensitivität und ein stabiler Blutzucker zu den wichtigsten Punkten gehören, die wir zu unserer Gesundheit beitragen können.[1] Und diese Faktoren lassen sich durch kohlenhydratarme Ernährungsformen beeinflussen. Manche Menschen kommen problemlos damit klar, den Rest ihres Lebens nur maximal 30 bis 50 Gramm Kohlenhydrate zu verzehren. Andere hingegen möchten hin und wieder ein paar frittierte Süßkartoffeln oder im Sommer einen gegrillten Maiskolben und ein Stück Knoblauchbrot, eine Portion Spaghetti Bolognese und natürlich gelegentlich einen Keks, ein Stück Kuchen oder einen Schokoriegel essen. Gefährdet es wirklich die Gesundheit und spielen wir russisches Roulette um die Kognition, wenn wir uns einmal etwas gönnen oder Früchte und stärkereiches Gemüse essen, das den menschlichen Speisezettel seit Jahrtausenden bereichert?

Dummerweise kennt niemand die genaue Grammzahl an Kohlenhydraten, die ein Mensch ohne unerwünschte Langzeitfolgen verträgt. Am besten merken Sie sich, dass es darum geht, nur so viele Kohlenhydrate zu essen, dass die Insulinsensitivität nicht darunter leidet und der Blutzucker im gesunden Bereich bleibt. Das Komplizierte daran ist natürlich, dass diese Menge individuell unterschiedlich sein kann. Wie viel Kohlenhydrate pro Tag, pro Woche, pro Jahr oder aufs Leben umgerechnet schaden möglicherweise der Kognition? Wäre die Menge für eine zierliche Bibliothekarin eine andere als für eine Hockeyspielerin der Profiliga? Lässt sich ein schlanker Sachbearbeiter mit einem breitschultrigen Gewichtheber vergleichen, der glatt das Doppelte auf die Waage bringt? Schon die Fragestellung zeigt, wie schwierig die Antwort sein mag.

Eine streng ketogene Diät ist wahrscheinlich keine Voraussetzung zur Erhaltung der kognitiven Funktion. Dass dieser Ernährungsansatz offenbar bei bestimmten Erkrankungen hilfreich ist, an denen sich Pharmazeutika bisher die Zähne ausbeißen oder die sie gar verschlimmern, bedeutet nicht etwa, dass alle Menschen zu dieser Ernährungsform übergehen müssen, um derartige Krankheiten zu verhindern. Sinnvollerweise bräuchten Menschen, die schon erhebliche Beschwerden haben, eine radikale Ernährungsumstellung als Therapie. Ihnen bleibt keine Zeit mehr, vorsichtig die Zehen ins Wasser zu stecken, um zu prüfen, ob es nicht doch zu kalt ist – sie brauchen den beherzten Sprung. Aber das ist nur deshalb sinnvoll, weil der Schaden bereits angerichtet ist. Wir versuchen mit allen Mitteln, ihn rückgängig zu machen, aufzuhalten oder wenigstens ein Stück weit zu verlangsamen. Deshalb muss man jedoch keineswegs ebenso drastisch vorgehen, um derartigen Schäden vorzubeugen.

Stellen Sie sich vor, Ihr Haus wäre von Ameisen befallen: Dann brauchen Sie natürlich einen Schädlingsbekämpfer – aber deshalb müssen Sie noch lange nicht regelmäßig Gift sprühen, nur damit Ihr Haus gar nicht erst befallen wird. Es gibt durchaus harmlosere Methoden, mit denen Sie verhindern können, dass die Radikallösung je nötig wird. Gegen Ameisen helfen auch schon besser abgedichtete Fenster und Türen, und dass man in der Küche nichts Essbares herumstehen lässt. Für eine gesunde Kognition im Alter kommt es in meinen Augen maßgeblich auf die Erhaltung der Insulinsensitivität und den Schutz vor chronischer Hyperinsulinämie und Hyperglykämie an (also zu viel Insulin und Zucker im Blut). Die Frage ist nur: Woran erkennen wir, welche Kohlenhydratmengen die Waagschalen in die schädliche Richtung ausschlagen lassen?

Nun, bei manchen Menschen mit Alzheimer-Risiko lässt sich bereits unter 40 oder 50 Jahren erkennen, ob ihr Gehirn beim Glukosestoffwechsel auf die Bremse tritt. Da diese PET-Untersuchung zur Messung des zerebralen Glukoseverbrauchs jedoch schon aus finanziellen Gründen sich kaum zur Massenvorsorge eignet, liefern auch bestimmte Blutwerte wertvolle Anhaltspunkte, ob Ihre übliche Ernährung für Sie geeignet ist. Sprechen Sie mit Ihrer Ärztin oder Ihrem Arzt! Blutwerte geben keine unmittelbare Auskunft darüber, wie gut das Gehirn Glukose verwertet, aber sie zeigen durchaus auf, wie gut es um die Insulinsensitivität und die Gesundheit insgesamt bestellt ist. Die relevanten Werte (einschließlich latenter und subklinischer Nährstoffmängel) sind stark ernährungsabhängig und werden auch durch niederschwellige chronische Infekte, zu wenig oder zu viel Sport und Schlafstörungen beeinflusst. Auch Umweltgifte, die negativ auf den Stoffwechsel einwirken, spielen hier eine Rolle. Behalten Sie also im Hinterkopf, dass die Ernährung hier nur *ein* Faktor unter mehreren ist. Viele der folgenden Werte werden standardmäßig bestimmt, nach anderen müssen Sie vielleicht gezielt fragen:

- **Nüchternzucker:** Im Idealfall unter 90 mg/dl[2] (5 mmol/l). Als akzeptabel gelten Werte zwischen 70 und 99 mg/dl. Wenn jemand über längere Zeit eine kohlenhydratarme Ernährung befolgt, kann der Nüchternzucker etwas höher liegen, was nicht pathologisch wäre.[3]
- **Nüchterninsulin:** Im Idealfall unter 5 µIU/ml[4]
- **Hämoglobin A1c:** Im Idealfall unter 5,6 %
- **HOMA-Index:** Unter 2,0; je niedriger, desto besser[6]
- **Triglyzeride:** Unter 150 mg/dl (1,7 mmol/l). Vorzugsweise unter 100 mg/dl (1,1 mmol/l), besser wäre unter 70 mg/dl (0,79 mmol/l).[7]

- **HDL:** Über 40 mg/dl (1,0 mmol/l) für Männer; über 50 mg/dl (1,3 mmol/l) für Frauen. Im Optimalfall haben beide Geschlechter über 60 mg/dl (1,6 mmol/l).[8]
- **Verhältnis Gesamtcholesterin zu HDL:** Unter 4,5[9]
- **Verhältnis Triglyzeride zu HDL:** Unter 3,5; im Idealfall unter 2[10]
- **Omega-3-Index (Konzentration von EPA und DHA in den roten Blutkörperchen):** Über 8 %[11]
- **C-reaktives Protein (hs-CRP):** Im Idealfall unter 1,0 mg/l[12]
- **Homozystein:** Unter 15 µmol/l,[13] optimal ist 7-9 µmol/l[14]
- **ALT:** 7-55 Einheiten pro Liter (U/l);[15] je niedriger, desto besser.[16]
- **AST:** 8-48 Einheiten pro Liter (U/l);[17] je niedriger, desto besser.[18]

Bei einer längeren Überlandfahrt wirft man auch hin und wieder einen Blick auf den Motor. Warum sollten wir auf unsere Lebensreise nicht auch gelegentlich nachsehen lassen, ob alles in Ordnung ist? Wenn Blutzucker, Hämoglobin A1c und Triglyzeride über Jahre hinweg langsam ansteigen, könnte das darauf hindeuten, dass wir mehr Kohlenhydrate verzehren, als der Körper problemlos verarbeiten kann. Niemand muss warten, ehe das Vollbild eines Typ-2-Diabetes an die Tür hämmert und uns praktisch zwingt, die Kohlenhydrate zurückzuschrauben oder gar Insulin zu spritzen, was mit unerwünschten Begleiterscheinungen einhergeht. (Damit beziehe ich mich speziell auf Menschen mit Typ-2-Diabetes, die üblicherweise eine chronische Hyperinsulinämie aufweisen. Das Letzte, was sie brauchen, ist noch mehr Insulin. Ich spreche ausdrücklich nicht von Typ-1-Diabetikern, die stets zumindest eine gewisse Menge Insulin benötigen.) Wir können von Zeit zu Zeit selbst überprüfen, an welchem Punkt wir stehen, und einfache Korrekturmaßnahmen durchführen, ehe die Technik komplett versagt.

Und das ist das Gute an diesen Werten: Im Gegensatz zu einem Rauchmelder, der erst anspringt, wenn sich Rauch entwickelt (und es womöglich schon brennt), können wir gegenwärtig davon ausgehen, dass bestimmte Biomarker bereits lange vor der ersten Diagnose erste Hinweise darauf liefern, dass gesundheitlich etwas in die falsche Richtung läuft. Eindeutige Symptome manifestieren sich teilweise erst nach Jahren und erst dann, wenn das Problem lange genug ungehindert besteht und so ernst oder so ausgedehnt wird, dass der Körper es nicht mehr kompensieren oder überspielen kann. Wer derartige Marker langfristig im Auge behält, hat sozusagen ein Koordinatensystem für den Stoffwechsel, das uns mitteilt, wann eine Kurskorrektur erforderlich wird.

Bedenken Sie jedoch: Diese Werte sind nur eine Richtschnur. Wenn man mit einem Nüchternzucker von 100 mg/dl als „prädiabetisch" gilt – was ist dann bei einem Wert von 99 mg/dl? Und wie ist das beim HDL? Ist eine Frau mit 50 mg/dl im grünen Bereich, aber bei 49 mg/dl sind ihre Herzgefäße in Gefahr? Bitte machen Sie sich bewusst, dass die Gesundheit ein Mosaik ist, das sich aus vielen kleinen Steinchen zusammensetzt. Einzelne Werte sagen wenig über die Gesundheit insgesamt und den Stoffwechsel aus. Um das Risiko für chronische Erkrankungen zu beurteilen, sollte man stets das Gesamtbild betrachten. Im Idealfall haben Sie einen Arzt, der nicht die Zahlen, sondern den Menschen behandelt. Es geht um Respekt vor der Person selbst und die Überzeugung, dass die pharmakologische Therapie auf erkennbare Ernährungs- und Lebensstilfaktoren abgestimmt sein muss, anstatt mit Medikamenten einzelne Biomarker verändern zu wollen, ohne die wahren Ursachen anzugehen, die wahrscheinlich diverse Organe und Gewebe gleichzeitig beeinträchtigen.

Neben den oben genannten Werten möchten Sie vielleicht auch den Vitamin D-Spiegel, die Schilddrüsenhormone und die Sexualhormone (Östrogene, Progesteron, Testosteron) im Blick behalten. Bei diesen Hormonen gehen die Referenzwerte, die als normal oder „optimal" gelten, allerdings weit auseinander. Welche Werte für Sie persönlich wichtig sind, sollten Sie mit Ihrem Arzt besprechen und gegebenenfalls den individuell richtigen Spiegel ermitteln. In Kapitel 3 haben wir in Bezug auf Vitamin B_{12} bereits angemerkt, dass das Spektrum für den Normbereich bei vielen Stoffwechsel- und Hormonmarkern breit gestreut ist. Dass Sie im Normbereich angesiedelt sind, bedeutet nicht automatisch, dass es Ihnen an diesem Punkt auch wirklich gut geht. Vielleicht ist es für Sie ganz okay, aber möglicherweise ginge es Ihnen auf einem etwas höheren (oder niedrigeren) Niveau erheblich besser – während Sie sich nach wie vor innerhalb des breiten Spektrums für „normal" befänden. Gut informiert können Sie Ihre gesundheitliche Zukunft aktiv mitgestalten, anstatt sie lediglich passiv zu beobachten. Ihr Arzt hat die Aufgabe, Sie dabei klug zu begleiten, aber damit wir uns nicht missverstehen: Am meisten sollte Ihre Gesundheit Sie selbst interessieren.

Um über die Ernährung gezielt einem kognitiven Abbau vorzubeugen, dürfte es – aus den diversen in diesem Buch besprochenen Gründen – hilfreich sein, den Verzehr raffinierter Kohlenhydrate und Omega-6-reicher Pflanzenöle einzuschränken und parallel dazu auf eine angemessene Zufuhr von Omega-3-Fetten, vollständigen Proteinen und unverzichtbaren Mikronährstoffen (Vitamine, Mineralstoffe) zu achten. Wer gern mehr Kohlenhydrate essen möchte, sollte diese über Lebensmittel mit höherem Ballaststoff- und Mikronährstoffanteil zu sich nehmen, also Früchte, Hülsenfrüchte und Knollen, anstatt über raffiniertes Getreide und Einfachzucker. Konkret hieße das, statt Frühstückscerealien, Backwaren, Keksen und gezuckerten Limonaden oder größeren Mengen Fruchtsaft lieber Kartoffeln, Rote Bete, Yams, Bohnen oder Linsen zu essen. Selbst Produkte aus Vollkornmehl mit ballaststoffhaltigen Fasern (wie Weizen- oder Haferkleie) sollten Sie als raffinierte Kohlenhydrate betrachten, weil das Getreide zu Mehl vermahlen wurde und damit anders auf Insulin und Blutzucker wirkt als dasselbe Getreide in Form von Körnern oder Schrot. (Denken Sie an ein Risotto oder Reispilaw im Vergleich zu Reiscrackern oder an einen Grünkernsalat mit Vergleich zu gepufften Weizenflocken.)

Bewegung

Was dem Körper guttut, ist auch gut für das Gehirn. Der Mensch braucht körperliche Bewegung. Aber auch dabei kommt es auf das richtige Maß an, denn zu viel kann ebenso schädlich sein wie zu wenig. In der industrialisierten Gesellschaft neigen wir zu der Vorstellung, dass mehr vom Guten stets besser sei. Wenn also ein gewisses Maß an körperlicher Aktivität vernünftig ist, sollten wir alle doch am besten Marathon laufen oder gar zu Triathleten werden, richtig?

Nicht unbedingt. (Hier nehmen wir die Diskussion aus Kapitel 17 noch einmal auf.)

Wenn Ihnen solche Aktivitäten Spaß machen, dann bleiben Sie dabei! Etwas zu tun, was wir lieben, erfüllt uns mit Freude und kann damit ein hervorragender Ausgleich zum Alltagsstress sein. Davor profitiert ein gesundes Gehirn. Aber Sport stellt zugleich eine körperliche Belastung dar, und wenn man es übertreibt (auf die Dauer und über Jahre), kann auch dies unbeabsichtigte schädliche Folgen haben. Wenn Ihnen eine Sportart Freude macht, sollten Sie intelligent vorgehen. Achten Sie insbesondere auf angemessene Ruhepausen und füllen Sie verbrauchte Nährstoffvorräte regelmäßig auf, damit Muskeln, Knochen und Bindegewebe gut versorgt sind, wachsen können oder gesund erhalten bleiben. Hart zu trainieren, ist gut, erfordert aber auch echte Ruhepausen.

Für mehr körperliche Aktivität brauchen Sie nicht unbedingt ins Fitnessstudio zu gehen oder sich für den nächsten Viertelmarathon anzumelden. Ich spreche lieber von „körperlicher Aktivität“ als von „Sport“, weil es diverse Möglichkeiten gibt, sich im Alltag mehr Bewegung zu verschaffen. Gezielt Sport zu treiben, hat viele Vorteile, insbesondere wenn dabei Muskeln aufgebaut und gestärkt werden, aber es ist auch wichtig, grundsätzlich ein aktives Leben zu führen.

Zudem sollte man den Körper auf vielfältige Weise beanspruchen. Die Biomechanikerin und Bewegungsexpertin Katy Bowman spricht in diesem Zusammenhang von „nahrhafter Bewegung". So wie wir diverse Nährstoffe brauchen, um gesund zu bleiben, rechnet der Körper auch mit unterschiedlichen Bewegungen, die uns mit zunehmendem Alter kräftig, mobil und biegsam erhalten.[19] (Kraft, Mobilität und Flexibilität sind zugleich der Schlüssel für die eigene Unabhängigkeit.) Um auf Bowmans Analogie zurückzukommen: Der Mensch lebt nicht nur von Vitamin C. Wir brauchen auch B-Vitamine, Zink, Folsäure, Magnesium und vieles mehr. Ebenso ist Gehen als die wohl natürlichste Bewegungsform überhaupt natürlich immer gut für den Körper, aber ein gelegentlicher Sprint und schweres Heben (ob Gewichte oder das eigene Körpergewicht) durch Ziehen oder Stemmen, ob horizontal oder vertikal, sind auch nicht zu verachten. Allein durch Joggen, Bankdrücken oder Sit-ups bleiben wir nicht mobil und stark. Der Körper braucht nicht nur verschiedene Vitamine und Mineralien, sondern auch verschiedene Bewegungsformen. Die folgenden Beispiele könnten Sie auf eigene Ideen bringen:

- Nehmen Sie möglichst oft die Treppe statt der Rolltreppe oder dem Fahrstuhl.
- Parken Sie absichtlich etwas weiter weg von Ihrem eigentlichen Ziel.
- Erledigen Sie Besorgungen in der Nachbarschaft möglichst zu Fuß oder mit dem Fahrrad. Es schadet nichts, die schwere Einkaufstasche oder ein Paket nach Hause zu tragen.
- Steigen Sie ein bis zwei Stationen früher aus dem Bus oder Zug aus und gehen Sie den Rest des Weges zu Fuß.
- Machen Sie beim Fernsehen Liegestütze, Sit-ups, Kniebeugen oder andere Übungen mit dem eigenen Körpergewicht. Dafür brauchen Sie nicht einmal eine Sportausrüstung!
- Falls Sie im Büro arbeiten, können Sie ein Gespräch unter Umständen im Gehen führen, anstatt an einem Tisch zu sitzen (wo womöglich noch Kekse bereitstehen). In kleiner Runde bietet sich vielleicht ein gemeinsamer Spaziergang im Freien an.
- Machen Sie Pausen. Wenn Sie viel sitzen, können Sie auf dem Smartphone oder am Computer einen Alarm einstellen, der Sie daran erinnert, im Tagesverlauf immer wieder aufzustehen und sich Bewegung zu verschaffen. Oder Sie

machen ein bisschen Bürogymnastik.[20] Anfangs ernten Sie damit vielleicht skeptische Blicke, aber wenn Ihre Kollegen am Nachmittag im Zuckerloch versinken, während Sie durch ein paar Übungen neue Energie tanken, finden Sie vielleicht Mitstreiter.
- Vor allem aber: Achten Sie darauf, im Alltag bewusst mehr körperliche Bewegung einzubauen – bei allem, was Sie tun. Gleichsam wie intermittierendes Fasten in unserer Überflussgesellschaft auf wohltuende Weise Phasen der „Nahrungsknappheit" erzeugt, kann etwas weniger Bequemlichkeit (Gehen statt Fahren, Tragen statt den Einkaufswagen zu schieben) die körperliche Aktivität erhöhen, ohne das, was wir eigentlich gerade tun, nennenswert zu stören.

Stress und Schlaf

Legen Sie sich hin!

Im Zeitalter von sozialen Medien, Smartphones, Tablets und digitaler Zeitvertreibe konkurrieren unzählige Dinge um unsere Zeit und Aufmerksamkeit. Das gilt besonders am späten Abend, wenn wir alle anderen Anforderungen erledigt haben. Mit den schädlichen Auswirkungen von chronischem Stress und dauerhaftem Schlafmangel haben wir uns bereits befasst und müssen das hier nicht wiederholen. Unterschätzen Sie nie, wie sehr sich diese beiden Faktoren auf die körperliche, seelische und geistige Gesundheit auswirken. Wir bilden uns gerne etwas darauf ein, wie zäh und widerstandsfähig wir sind. Beides ist tatsächlich erfreulich, doch zugleich ignorieren wir leicht, wie dringend wir Entspannung, Abschalten und Herumtrödeln benötigen. Wer hart arbeitet, sollte genauso intensiv entspannen. Kein Sterbender hat je gesagt: „Ich wünschte, ich hätte in meinem Leben mehr gearbeitet."

In diesem Sinne sollten Sie die Liste verstehen, die noch einmal grob zusammenfasst, welche Elemente dazu beitragen, dass wir geistig und körperlich gesund alt werden können:

- Eine vollwertige Ernährung, vorwiegend aus nährstoffreichen Lebensmitteln, also frischen, unverfälschten Produkten, die nicht in der Packung oder Tüte daherkommen und keine unaussprechlichen Zutaten enthalten.
- Wenig Zuckerzusätze und raffiniertes Getreide.
- Eine großzügige Versorgung mit Omega-3-Fettsäuren (besonders DHA) und natürlich vorkommenden Fetten.

- Reichlich Gemüse und Früchte mit niedrigem glykämischem Index.
- Möglichst wenig leicht oxidierbare Öle aus Pflanzen, Samen und Kernen.
- Regelmäßige körperliche Aktivität in jeglicher Form, die Beweglichkeit, Kraft und Ausdauer fördert.
- Intervallfasten
- Stressabbau
- Ausreichend Schlaf
- Lebensfreude – vergessen Sie nicht die kleinen Glücksmomente!

ZUM ABSCHLUSS

Warum es immer mehr Alzheimer-Patienten gibt und wie sich ein beeinträchtigtes Gehirn reparieren lässt

Nun wissen Sie, wie Alzheimer entsteht und wie die moderne Ernährungsweise (mit ihrem hohem Anteil an raffinierten Kohlenhydraten und leicht oxidierbaren pflanzlichen Ölen, aber wenig frischem, kräftig gefärbtem Gemüse mit all seinen Mikronährstoffen) dazu beiträgt. In Kombination mit Stress und sitzender Lebensweise, Schlafmangel und gestörten zirkadianen Rhythmen, der Einnahme von Medikamenten gegen zu viel Magensäure und Cholesterin wird daraus nichts weniger als eine Blaupause für eine spätere Demenz.

Wenn mich jemand fragen würde, wie man dem menschlichen Gehirn am besten *schaden* kann, würde ich aus ernährungstechnischer Sicht Folgendes raten.

- Cholesterinentzug
- Möglichst wenig Omega-3-Fette
- Reichlich oxidiertes Pflanzenöl
- Verzicht auf tierische Fette, die den Menschen über Jahrtausende gut ernährt haben
- Hohe Kohlenhydratzufuhr, möglichst mehr, als der Körper verstoffwechseln kann, bis er zum eigenen Schutz die Glukoseverwertung reduziert
- Allen Menschen einreden, dass tierische Produkte (besonders tierische Fette) schädlich sind, und stattdessen Getreide mit hohem glykämischem Index als Grundnahrungsmittel empfehlen

Und wenn ich die Sache noch schlimmer machen wollte, um ganz sicher zu gehen, dass das Gehirn garantiert nicht bekommt, was es braucht, würde ich es zusätzlich pharmakologisch angreifen:

- Statine oder andere Mittel zur Cholesterinsenkung einnehmen lassen
- Säureblocker oder sonstige Antazida empfehlen (ob verschreibungspflichtig oder frei verkäuflich)

Damit ein Gehirn, das all diese Angriffe noch überstanden hat, garantiert Schaden nimmt, würde ich dann die folgenden Lebensstilfaktoren hinzufügen:

- Möglichst viel sitzen.
- Bloß keine langen, gemütlichen Spaziergänge an der frischen Luft, womöglich im Grünen, wo man tief durchatmen und sich an Eindrücken wie Vogelgezwitscher, summenden Bienen, dem Rauschen der Bäume oder frischem Gras erfreuen könnte, die Gehirn und Nervensystem beruhigen.
- Bloß keine körperlichen Belastungen, ob schweres Heben, eine Radtour oder eine Wanderung.
- Bitte nicht in die Sonne gehen und die Haut dem Tageslicht aussetzen, sodass sie selbst Vitamin D bilden kann.
- Auf keinen Fall über Jahre oder Jahrzehnte ausreichend schlafen.
- Bitte keine Dunkelheit beim Einschlafen oder während des Schlafs.
- Am besten körperlich und psychisch derart überarbeiten, bis der Stress der Gesundheit zusetzt.

Rechnet man alle diese Faktoren zusammen und überlegt, wie sich der Schaden summiert, ist es kein Wunder, dass Alzheimer zunimmt. Denn die Kombination aus moderner Ernährung und Lebensweise leistet der Alzheimer-Entstehung perfekt Vorschub. Die Forschungsergebnisse, die chronisch erhöhte Insulinwerte, einen gestörten Glukosestoffwechsel, unkontrollierten glykämischen Stress und Entzündungsbereitschaft (infolge einer Ernährung mit vielen raffinierten Kohlenhydraten und pflanzlichen Ölen mit vielen mehrfach ungesättigten Omega-6-Fetten, aber wenig Antioxidanzien und Mikronährstoffen) mit der Entstehung von Alzheimer verknüpfen, legen nahe, dass es an der Zeit ist, konventionelle Ernährungsvorgaben auf den Prüfstand zu stellen, die Getreide und Stärke als primäre Energiequelle empfehlen und den Verzehr tierischer Fette und natürlich gesättigter Fette aus Pflanzen verteufeln. Zusammen mit reichlich Stress, einer sitzenden Lebensweise und bei einer Verschärfung durch die übereifrige Verordnung von Antazida oder Statinen (die in die normalen physiologischen und metabolischen

Prozesse im Körper eingreifen), stellen diese überholten Ratschläge geradezu eine Wegbeschreibung zum Endresultat Alzheimer dar.

Doch selbst angesichts solcher schier unüberwindlicher Hindernisse gibt es Anlass zur Hoffnung. Ja, Hoffnung! Wenn ich nicht davon überzeugt wäre, dass wir Menschen mit Demenz noch helfen können, hätte ich dieses Buch nicht geschrieben. Denn wenn kognitive Beeinträchtigungen und Alzheimer sich überhaupt nicht beeinflussen ließen, gäbe es keine Fallberichte, in denen Ärzte das Gegenteil erzählen. Bitte behalten Sie dies im Hinterkopf.

Wie bald werde ich bei mir oder meinem Angehörigen eine Verbesserung bemerken?

Die Alzheimer-Krankheit ist komplex und beruht auf vielen Faktoren. Symptome und Erscheinungsbild sind individuell derart unterschiedlich, dass sich unmöglich vorhersagen lässt, wie schnell bei einem Menschen eine Besserung der kognitiven Funktion eintritt, wenn man die Vorgaben aus diesem Buch befolgt. Der Zeitraum bis zu einer Verbesserung der Insulinsensitivität, einem Rückgang der Entzündungstätigkeit und Glykierung im Gehirn sowie einer zuverlässigen Ketonerzeugung für die angegriffenen Neuronen ist von Mensch zu Mensch verschieden. Ausmaß und Tempo der Verbesserungen dürften auch vom Schweregrad und der bisherigen Dauer der Erkrankung abhängen. Je länger die Beeinträchtigungen schon andauern, je mehr Schaden angerichtet ist und je mehr Fähigkeiten verloren gegangen sind, desto länger wird es dauern, ehe sich nach der Umstellung auf kohlenhydratarme Ernährung und weiteren Lebensstiländerungen erste Verbesserungen einstellen.

Wenn man sich jedoch streng an eine kohlenhydratarme Diät (mit anfangs unter 30 bis 40 Gramm Kohlenhydrate pro Tag) hält, gehen die Glykogenreserven des Körpers normalerweise schon nach 48 bis 72 Stunden so weit zurück, dass der Körper auf den Fettstoffwechsel umschwenkt. Bis die Ketonproduktion jedoch ein Niveau erreicht, bei dem eine positive Wirkung auf Gedächtnis und Kognition spürbar wird, kann mehr Zeit vergehen.

Bitte geben Sie nicht auf, wenn nach zwei vollen Monaten strenger Kohlenhydratbeschränkung noch keine Verbesserungen erkennbar sind. Ich empfehle Ihnen, durchzuhalten und noch etliche Wochen fortzufahren. Bei manchen Menschen ist die Schädigung schon so ausgedehnt und so lang anhaltend, dass sie mehr Zeit brauchen, bis die positive Wirkung der erhöhten Ketone einen

Unterschied macht und merkliche Veränderungen eintreten. Ich würde die Diät mindestens drei Monate vertrauensvoll streng befolgen. Erst dann lässt sich abschätzen, ob dieser Ansatz im individuellen Fall vernünftig erscheint. Dabei steht zu hoffen, dass sich in dieser Zeit zumindest erste kleine Verbesserungen abzeichnen, die dazu motivieren, weiterzumachen und alle Bemühungen zu verdoppeln. Bitte bedenken Sie: Die Schädigungen, die zur Alzheimer-Krankheit geführt haben, haben sich auch über Jahrzehnte angesammelt, bis sich die ersten Symptome einstellten. Daher wäre es unvernünftig, davon auszugehen, dass solche Schäden sich innerhalb von Tagen oder Wochen reparieren ließen. Das gilt ganz besonders für ältere Menschen, deren Körper sich von Natur aus weniger schnell regeneriert als der eines Jüngeren.

Je jünger die Betroffenen bei der Umstellung auf eine kohlenhydratarme Diät sind (und je weniger die Krankheit bisher fortgeschritten ist), desto wahrscheinlicher sind kognitive Verbesserungen. Das sollte Sie jedoch nicht davon abhalten, auch einen Elternteil oder Großeltern in sehr fortgeschrittenem Alter bei der Ernährungsumstellung zu unterstützen. Der menschliche Körper überrascht uns immer wieder! Auch bei fortgeschrittener Erkrankung und in höherem Alter gibt es keinen Grund, Alzheimer-Kranken einen Versuch mit dieser Ernährungsform zu verwehren und ihr Gehirn mit nahrhaften Fetten zu versorgen. Niemand ist schon so weggetreten, dass man seine oder ihre Gehirngesundheit als „verlorene Sache“ betrachten sollte. Der menschliche Körper vollbringt ständig Wunder, mit denen niemand gerechnet hätte, und für das Gehirn gilt dies in ganz besonderem Maße.

Dennoch muss ich an dieser Stelle betonen, dass der Einsatz von kohlenhydratarmen und ketogenen Ernährungsformen gegen die Alzheimer-Krankheit noch in den Kinderschuhen steckt. Trotz der bisherigen Studien zu ketogenen Diäten, exogenen Ketonen und den in diesem Buch dargestellten Lebensstiländerungen ist die Datenlage, aus der sich ableiten ließe, ob dieser Ansatz für alle sinnvoll sein könnte, bisher begrenzt. Da Alzheimer jedoch eine Stoffwechselerkrankung ist, erscheint eine konsequente Reduzierung der Kohlenhydratzufuhr und Absenkung des Insulinspiegels als die logischste und wissenschaftlich am besten begründbare Methode, um die Symptomatik zu lindern, hinauszuschieben und möglicherweise sogar rückgängig zu machen. Besonders im Vergleich zu Medikamenten, die sich als ebenso unwirksam wie kostspielig erwiesen haben.

Ich betone noch einmal, dass der therapeutische Einsatz ketogener Diäten und exogener Ketone gegen die Alzheimer-Krankheit bisher Neuland auslotet. Bei sehr fortgeschrittenem Alter und besonders ausgeprägter, lange bestehender

Demenz hat die Krankheit vielleicht schon einen Punkt erreicht, an dem die Schäden irreversibel sind. Ich erinnere an die Aussage von Dale Bredesen: „Morbus Alzheimer ist keine geheimnisvolle, unbehandelbare Gehirnerkrankung. Es handelt sich um eine reversible, normalerweise systemische Stoffwechselkrankheit bzw. Stoffwechselvergiftung mit einem relativ langen Behandlungsfenster.“[1] Der Zeitraum für einen Behandlungsversuch ist demnach „lang“, aber keineswegs unbegrenzt. Es ist gut möglich, dass es einen unumkehrbaren Punkt gibt, ab dem die physische Hirnstruktur schon so lange derart beeinträchtigt ist, dass selbst bei Umsetzung aller Empfehlungen aus diesem Buch keine Erfolge mehr eintreten. Wenn das der Fall zu sein scheint, sollten Sie sich noch einmal mit den Erklärungen zum Gehirnstoffwechsel in Kapitel 2 befassen. Der bekannte Alzheimer-Forscher Samuel Henderson äußerte sich hierzu folgendermaßen: „Zum Zeitpunkt der klinischen Demenzdiagnose liegen möglicherweise bereits irreparable Schäden vor, die sich nur schwer rückgängig machen lassen. Eine sinnvolle Strategie wäre möglicherweise der Einsatz von Ketonkörpern [zur direkten Anhebung des Acetyl-CoA-Spiegels].“[2] Wenn Menschen nicht mehr in der Lage oder nicht mehr bereit sind, Ernährung und Lebensstil umzustellen, könnten großzügige Gaben Kokosöl, MCT-Öl und exogene Ketone in ihrer verbliebenen Lebenszeit die Lebensqualität verbessern und auch den Pflegenden ihre schwierige Aufgabe etwas erleichtern.

Um eine weitere Schädigung des Gehirns zu verhindern, hinauszuzögern oder vorhandene Schäden rückgängig zu machen, sollte man versuchen, das Gegenteil all dessen umzusetzen, was theoretisch die Ursache ist, also eine kohlenhydratarme, fett- und cholesterinreiche Ernährungsstrategie mit entsprechenden Lebensstilanpassungen.

Als Autorin war es mir ein Anliegen Ihnen diese wichtigen Informationen zugänglich zu machen – also all jenen, die von Alzheimer oder ersten kognitiven Beeinträchtigungen betroffen sind und ihren Angehörigen und Pflegenden.

Sie sind in diesem Ringen keineswegs machtlos.
Es gibt etwas, was Sie tun können.
Sie können sogar viele Dinge tun.
Es gibt Hoffnung.

Ich wünsche Ihnen von ganzem Herzen, dass das vernunftbegabte, lebensfrohe Individuum, das nach wie vor in Ihnen oder Ihrem Angehörigen steckt, über die Umsetzung der hier dargestellten Strategie (oder möglichst vieler Aspekte davon) wieder zum Vorschein kommt.

LITERATURVERZEICHNIS

Kapitel 1

1. Alzheimer's Association, „2016 Alzheimer's Disease Facts and Figures," Alzheimer's Association, http://www.alz.org/facts/overview.asp (August 30, 2016).
2. Ely Lilly and Company, „Lilly Halts Development of Semagacestat for Alzheimer's Disease Based on Preliminary Results of Phase III Clinical Trials," Eli Lilly and Company, https://investor.lilly.com/releasedetail.cfm?releaseid=499794 (September 12, 2016).
3. Zina Kroner, „The Relationship Between Alzheimer's Disease and Diabetes: Type 3 Diabetes?" Alternative Medicine Review 14, no. 4 (2009): 373–79; and Suzanne M. de la Monte, „Type 3 Diabetes is Sporadic Alzheimer's disease: Mini-Review," European Neuropsychopharmacology 24, no. 12 (2014): 1954–60, doi:10.1016/j.euroneuro.2014.06.008.
4. Loren Cordain, S. Boyd Eaton, Anthony Sebastian, Neil Mann, Staffan Lindeberg, Bruce A. Watkins, James H. O'Keefe, et al., „Origins and Evolution of the Western Diet: Health Implications for the 21st Century," American Journal of Clinical Nutrition 81 (2005): 341–54; and Loren Cordain and Boyd Eaton, „Evolutionary Aspects of Diet: Old Genes, New Fuels," World Review of Nutrition and Dietetics 81 (1997): 26–37.
5. Glen D. Lawrence, „Dietary Fats and Health: Dietary Recommendations in the Context of Scientific Evidence," Advances in Nutrition 4, no. 3 (2013): 294–302.
6. Loren Cordain, Michael R. Eades, and Mary Dan Eades, „Hyperinsulinemic Diseases of Civilization: More Than Just Syndrome X," Comparative Biochemistry and Physiology. Part A, Molecular & Integrative Physiology 136, no. 1 (2003): 95–112; Ian Spreadbury, „Comparison with Ancestral Diets Suggests Dense Acellular Carbohydrates Promote an Inflammatory Microbiota, and May Be the Primary Dietary Cause of Leptin Resistance and Obesity," Diabetes, Metabolic Syndrome and Obesity: Targets and Therapy 5 (2012): 175–89, doi:10.2147/DMSO.S33473; and Colin E. Champ, Jeff S. Volek, Joshua Siglin, Lianjin Jin, and Nicole L. Simone, „Weight Gain, Metabolic Syndrome, and Breast Cancer Recurrence: Are Dietary Recommendations Supported by the Data?" International Journal of Breast Cancer 2012 (2012): 506868.
7. Gerard J. Tortora and Bryan H. Derrickson, eds., Principles of Anatomy and Physiology 11th Edition (Hoboken, NJ: John Wiley & Sons, 2006): 477.
8. Jeff S. Volek and Richard D. Feinman, „Carbohydrate Restriction Improves the Features of Metabolic Syndrome. Metabolic Syndrome May Be Defined by the Response to Carbohydrate Restriction," Nutrition and Metabolism 2 (2005): 31, doi:10.1186/1743-7075-2-31.
9. P. Reaven, „Metabolic syndrome," Journal of Insurance Medicine 36, no. 2 (2004): 132–42.
10. Volek and Feinman, „Carbohydrate Restriction Improves the Features of Metabolic Syndrome"; Anthony Accurso, Richard K. Bernstein, Annika Dahlqvist, Boris Draznin, Richard D. Feinman, Eugene Fine, Amy Gleed, et al., „Dietary Carbohydrate Restriction in Type 2 Diabetes Mellitus and Metabolic Syndrome: Time for a Critical Appraisal," Nutrition & Metabolism 5 (2008): 9; and Richard D. Feinman and Jeff S. Volek, „Carbohydrate Restriction as the Default Treatment for Type 2 Diabetes and Metabolic Syndrome," Scandinavian Cardiovascular Journal 42, no. 4 (2008): 256–63, doi:10.1080/14017430802014838.
11. Hidenao Fukuyama, Masafumi Ogawa, Hiroshi Yamauchi, Shinya Yamaguchi, Jun Kimura, Yoshiaru Yonekura, and Junji Konishi, „Altered Cerebral Energy Metabolism in Alzheimer's Disease: A PET Study," Journal of Nuclear Medicine 35, no. 1 (1994): 1–6.
12. David G. Cook, James B. Leverenz, Pamela J. McMillan, J. Jacob Kulstad, Sasha Ericksen, Richard A. Roth, Gerard D. Schellenberg, et al., „Reduced Hippocampal Insulin-Degrading Enzyme in

Late-Onset Alzheimer's Disease Is Associated with the Apolipoprotein E-e4 Allele," American Journal of Pathology 162, no. 1 (2003): 313–19.

13. Ling Xie, Erik Helmerhorst, Kevin Taddei, Brian Plewright, Wilhelm Van Bronswijk, and R. Martins, „Alzheimer's ß-amyloid Peptides Compete with Insulin for Binding to the Insulin Receptor," Journal of Neuroscience 22, no. 10 (2002): RC221.
14. Wei Qiao Qiu, Dominic M. Walsh, Zhen Ye, Konstantinos Vekrellis, Jimin Zhang, Marcia B. Podlisny, Marsha Rich Rosner, et al., „Insulin-Degrading Enzyme Regulates Extracellular Levels of Amyloid ß-Protein by Degradation," Journal of Biological Chemistry 273, no. 49 (1998): 32730–8.
15. A. Ott, R. P. Stolk, F. van Harskamp, H. A. P. Pols, A. Hofman, and M. M. B. Breteler, „Diabetes Mellitus and the Risk of Dementia: The Rotterdam Study," Neurology 53, no. 9 (1999): 1937–42.
16. George F. Cahill and Richard L. Veech, „Ketoacids? Good medicine?" Transactions of the American Clinical and Climatological Association, 114 (2003): 149–63; and Theodore B. VanItallie and Thomas H. Nufert, „Ketones: Metabolism's Ugly Duckling," Nutrition Reviews 61, no. 10 (2003): 327–41, doi:10.1301/nr.2003.oct.327-341.
17. Ibid.; and Sami A. Hashim and Theodore B. VanItallie, „Ketone Body Therapy: From the Ketogenic Diet to the Oral Administration of Ketone Ester," Journal of Lipid Research 55, no. 9 (2014): 1818–26, doi:10.1194/jlr.R046599.
18. Thomas M. Devlin, ed., Textbook of Biochemistry with Clinical Correlations (Hoboken, NJ: John Wiley & Sons, 2011): 699, 700.
19. Samuel T. Henderson, „Ketone Bodies as a Therapeutic for Alzheimer's Disease," Neurotherapeutics 5, no. 3 (2008): 470–80.
20. Carl E. Stafstrom and Jong M. Rho, „The Ketogenic Diet as a Treatment Paradigm for Diverse Neurological Disorders," Frontiers in Pharmacology 3 (2012): 59, doi:10.3389/fphar.2012.00059; and Maciej Gasior, Michael A. Rogawski, and Adam L. Hartman, „Neuroprotective and Disease-Modifying Effects of the Ketogenic Diet," Behavioural Pharmacology 17, no. 5-6 (2006): 431–39.
21. Samuel T. Henderson, Janet L. Vogel, Linda J. Barr, Fiona Garvin, Julie J. Jones, and Lauren C. Costanti, „Study of the Ketogenic Agent AC-1202 in Mild to Moderate Alzheimer's Disease: A Randomized, Double-Blind, Placebo-Controlled, Multicenter Trial," Nutrition and Metabolism (London) 6 (2009): 31, doi:10.1186/1743-7075-6-31; and Mark A. Reger, Samuel T. Henderson, Cathy Hale, Brenna Cholerton, Laura D. Baker, G. S. Watson, Karen Hyde, et al., „Effects of Beta-Hydroxybutyrate on Cognition in Memory-Impaired Adults," Neurobiology of Aging 25, no. 3 (2004): 311–14, doi:10.1016/S0197-4580(03)00087-3.
22. Robert Krikorian, Marcelle D. Shidler, Krista Dangelo, Sarah C. Couch, Stephen C. Benoit, and Deborah J. Clegg, „Dietary Ketosis Enhances Memory in Mild Cognitive Impairment," Neurobiology of Aging 33, no. 425 (2012): e19–e27.
23. Loren Cordain, „The Nutritional Characteristics of a Contemporary Diet Based on Paleolithic Food Groups," Journal of the American Nutraceutical Association 5 (2002): 15–24.
24. Patty W. Siri-Tarino, Qi Sun, Frank B. Hu, and Ronald M. Krauss, „Meta-Analysis of Prospective Cohort Studies Evaluating the Association of Saturated Fat with Cardiovascular Disease," American Journal of Clinical Nutrition 91, no. 3 (2010): 535–46, doi:10.3945/ajcn.2009.27725; Jeff S. Volek, Maria Luz Fernandez, Richard D. Feinman, and Stephen Phinney, „Dietary Carbohydrate Restriction Induces a Unique Metabolic State Positively Affecting Atherogenic Dyslipidemia, Fatty Acid Partitioning, and Metabolic Syndrome," Progress in Lipid Research 47, no. 5 (2008): 307–18, doi:10.1016/j.plipres.2008.02.003; Jeff S. Volek and Cassandra E. Forsythe, „The Case for Not Restricting Saturated Fat on a Low Carbohydrate Diet," Nutrition & Metabolism 2 (2005): 21, doi:10.1186/1743-7075-2-21; Cassandra Forsythe, Stephen D. Phinney, Richard D. Feinman, Brittanie M. Volk, Daniel Freidenreich, Erin Quann, Kevin Ballard et al., „Limited Effect of Dietary Saturated Fat on Plasma Saturated Fat in the Context of a Low Carbohydrate Diet," Lipids 45, no. 10 (2010): 947–62, doi:10.1007/s11745-010-3467-3; and Brittanie M. Volk, Laura J. Kunces, Daniel J. Freidenreich, Brian R. Kupchak, Catherine Saenz, Juan C. Artistizabal, Maria Luz Fernandez, et al., „Effects of Step-Wise Increases in Dietary

Carbohydrate on Circulating Saturated Fatty Acids and Palmitoleic Acid in Adults with Metabolic Syndrome,“ PLoS ONE 9, no. 11 (2014): e113605, doi:10.1371 /journal.pone.0113605.
25. Dale E. Bredesen, Cognitive Health: Dawn of the Era of Treatable Alzheimer's Disease, film, 56:21, August 4, 2016, https://vimeo.com/173061978.
26. Dale E. Bredesen, „Reversal of Cognitive Decline: A Novel Therapeutic Program,“ Aging 6, 9 (2014): 707–17.

Kapitel 2

1. Giulia Accardi, Calogero Caruso, Giuseppina Colonna-Romano, Cecilia Camarda, Roberto Monastero, and Giuseppina Candore, „Can Alzheimer Disease Be a Form of Type 3 Diabetes?“ Rejuvenation Research 15, no. 2 (2012): 217–21, doi:10.1089/rej.2011.1289; Vincenza Frisardi, Vincenzo Solfrizzi, Davide Seripa, Cristiano Capurso, Andrea Santamato, Daniele Sancarlo, Gianluigi Vendemiale, et al., „Metabolic-Cognitive Syndrome: A Cross-Talk Between Metabolic Syndrome and Alzheimer's Disease,“ Ageing Research Reviews 9, no. 4 (2010): 399–417, doi:10.1016/j.arr.2010.04.007; and Vincenza Frisardi, Vincenzo Solfrizzi, Cristiano Capurso, Bruno P. Imbimbo, Gianluigi Vendemiale, Davide Seripa, Alberto Pilotto, et al., „Is Insulin Resistant Brain State a Central Feature of the Metabolic-Cognitive Syndrome?“ Journal of Alzheimer's Disease 21, no. 1 (2010): 57–63, doi:10.3233/JAD-2010-100015.
2. Bhumsoo Kim and Eva L. Feldman, „Insulin Resistance as a Key Link for the Increased Risk of Cognitive Impairment in the Metabolic Syndrome,“ Experimental & Molecular Medicine 47, no. 3 (2015): e149, doi:10.1038/emm.2015.3.
3. American Diabetes Association, „Diagnosis and Classification of Diabetes Mellitus,“ Diabetes Care 33, Suppl 1 (2010): S62–S69, doi:10.2337/dc10-S062.
4. Ibid.
5. Joseph Kraft, Diabetes Epidemic & You (Bloomington, IN: Trafford Publishing, 2011).
6. Ibid.
7. Stephen C. Cunnane, Scott Nugent, Maggie Roy, Alexandre Courchesne-Loyer, Etienne Croteau, Sébastien Tremblay, Alex Castellano, et al., „Brain Fuel Metabolism, Aging and Alzheimer's Disease,“ Nutrition 27, no. 1 (2011): 3–20, doi:10.1016/j.nut.2010.07.021.
8. G. Stennis Watson and Suzanne Craft, „The Role of Insulin Resistance in the Pathogenesis of Alzheimer's Disease: Implications for Treatment,“ CNS Drugs 17, no. 1 (2003): 27–45.
9. Sara E. Young, Arch G. Mainous 3rd, and Mark Carnemolla, „Hyperinsulinemia and Cognitive Decline in a Middle-Aged Cohort,“ Diabetes Care 29, no. 12 (2006): 2688–93, doi:10.2337/dc06-0915.
10. Jose A. Luchsinger, Ming-Xin Tang, Steven Shea, and Richard Mayeux, „Hyperinsulinemia and Risk of Alzheimer Disease,“ Neurology 63, no. 7 (2004): 1187–92.
11. Kraft, Diabetes Epidemic.
12. Abel Romero-Corral, Virend K. Somers, Justo Sierra-Johnson, Yoel Korenfeld, Simona Boarin, Josef Korinek, Michael D. Jensen, et al., „Normal Weight Obesity: A Risk Factor for Cardiometabolic Dysregulation and Cardiovascular Mortality,“ European Heart Journal 31, no. 6 (2010): 737–746, doi:10.1093/eurheartj/ehp487; and Estefania Oliveros, Virend K. Somers, Ondrej Sochor, Kashish Goel, and Francisco Lopez-Jimenez, „The Concept of Normal Weight Obesity,“ Progress in Cardiovascular Diseases 56, no. 4 (2014): 426–33, doi:10.1016/j.pcad.2013.10.003.
13. Christina Voulgari, Nicholas Tentolouris, Polychronis Dilaveris, Dimitris Tousoulis, Nicholas Katsilambros, and Christodoulos Stefanadis, „Increased Heart Failure Risk in Normal-Weight People with Metabolic Syndrome Compared with Metabolically Healthy Obese Individuals,“ Journal of the American College of Cardiology 58, no. 13 (2011): 1343–50, doi:10.1016/j.jacc.2011.04.047; and Minjoo Kim, Jean Kyung Paik, Ryungwoo Kang, Soo Young Kim, Sang-Hyun Lee, and Jong Ho Lee, „Increased Oxidative Stress in Normal-Weight Postmenopausal Women with Metabolic Syndrome Compared with Metabolically Healthy Overweight/Obese Individuals,“ Metabolism 62, no. 4 (2013): 554–60, doi:10.1016/j.metabol.2012.10.006.

14. Catherine M. Phillips, Christina Dillon, Janas M. Harrington, Ver J. C. McCarthy, Patricia M. Kearney, Anthony P. Fitzgerald, and Ivan J. Perry, „Defining Metabolically Healthy Obesity: Role of Dietary and Lifestyle Factors," PLoS ONE 8, no. 10 (2013): e76188, doi:10.1371/journal.pone.0076188.
15. Catherine Crofts, Caryn Zinn, Mark Wheldon, and Grant Schofield, „Hyperinsulinemia: A Unifying Theory of Chronic Disease?" Diabesity 1, no. 4 (2015): 34–43, doi:10.15562/diabesity.2015.19; Loren Cordain, Michael R. Eades, and Mary Dan Eades, „Hyperinsulinemic Diseases of Civilization: More Than Just Syndrome X," Comparative Biochemistry and Physiology. Part A, Molecular & Integrative Physiology 136 no. 1 (2003): 95–112; Joseph R. Kraft, „Hyperinsulinemia: The Common Denominator of Subjective Idiopathic Tinnitus and Other Idiopathic Central and Peripheral Neurootologic Disorders," International Tinnitus Journal 1, no. 1 (1995): 46–53; H. Kazmierczak and G. Doroszewska, „Metabolic Disorders in Vertigo, Tinnitus, and Hearing Loss," The International Tinnitus Journal 7, no. 1 (2001): 54–8, http://www.ncbi.nlm.nih.gov /pubmed/14964957; and P. L. Mangabeira Albernaz and Y. Fukuda, „Glucose, Insulin and Inner Ear Pathology," Acta Otolaryngologica 97, no. 5–6 (1984): 496–501, http://www.ncbi.nlm.nih.gov/pubmed/6380207.
16. G. J. Biessels, L. J. Kappelle, and Utrecht Diabetic Encephalopathy Study Group, „Increased Risk of Alzheimer's Disease in Type II Diabetes: Insulin Resistance of the Brain or Insulin-Induced Amyloid Pathology?," Biochemical Society Transactions 33, no. 5 (2005): 1041–4, doi:10.1042/BST20051041; and Rachel A. Whitmer, „Type 2 Diabetes and Risk of Cognitive Impairment and Dementia," Current Neurology and Neuroscience Reports 7, no. 5 (2007): 373–80.
17. Suzanne M. de la Monte, „Contributions of Brain Insulin Resistance and Deficiency in Amyloid-Related Neurodegeneration in Alzheimer's Disease," Drugs 72 no. 1 (2012): 49–66, doi:10.2165/11597760-000000000-00000; Melita Salkovic-Petrisic, Jelena Osmanovic, Edna Grünblatt, Peter Riederer, and Siegfried Hoyer, „Modeling Sporadic Alzheimer's Disease: The Insulin Resistant Brain State Generates Multiple Long-Term Morphobiological Abnormalities Including Hyperphosphorylated Tau Protein and Amyloid-Beta," Journal of Alzheimer's Disease 18, no. 4 (2009): 729–50, doi:10.3233/JAD-2009-1184; Siegfried Hoyer, „Glucose Metabolism and Insulin Receptor Signal Transduction in Alzheimer Disease," European Journal of Pharmacology 490, no. 1–3 (2004): 115–25, doi:10.1016/j.ejphar.2004.02.049; Siegfried Hoyer, „The Aging Brain. Changes in the Neuronal Insulin/Insulin Receptor Signal Transduction Cascade Trigger Late-Onset Sporadic Alzheimer Disease (SAD). A Mini-Review," Journal of Neural Transmission (Vienna) 109, no. 7-8 (2002): 991–1002, doi:10.1007/s007020200082; and G. Stennis Watson and Suzanne Craft, „Modulation of Memory by Insulin and Glucose: Neuropsychological Observations in Alzheimer's Disease," European Journal of Pharmacology 490, no. 1–3 (2004): 97–113, doi:10.1016/j.ejphar.2004.02.048.
18. Watson and Craft, „Modulation of Memory."
19. Lisa Mosconi, Susan De Santi, Juan Li, Wai Hon Tsui, Yi Li, Madhu Boppana, Eugene Laska, et al., „Hippocampal Hypometabolism Predicts Cognitive Decline from Normal Aging," Neurobiology of Aging 29, no. 5 (2008): 676–92.
20. Ibid.
21. Ibid.
22. Hidenao Fukuyama, Masafumi Ogawa, Hiroshi Yamauchi, Shinya Yamaguchi, Jun Kimura, Yoshiaru Yonekura, and Junji Konishi, „Altered Cerebral Energy Metabolism in Alzheimer's Disease: A PET Study," Journal of Nuclear Medicine 35, no. 1 (1994): 1–6.
23. Samuel T. Henderson, „Ketone Bodies as a Therapeutic for Alzheimer's Disease," Neurotherapeutics 5, no. 3 (2008): 470–80.
24. Ibid.; Richard L. Veech, „The Therapeutic Implications of Ketone Bodies: The Effects of Ketone Bodies in Pathological Conditions: Ketosis, Ketogenic Diet, Redox States, Insulin Resistance, and Mitochondrial Metabolism," Prostaglandins, Leukotrienes, and Essential Fatty Acids 70 no. 3 (2004): 309–19, doi:10.1016/j.plefa .2003.09.007; and Sami A. Hashim and Theodore B. VanItallie, „Ketone Body Therapy: From the Ketogenic Diet to the Oral Administration of Ketone Ester," Journal of Lipid Research 55, no. 9 (2014): 1818–26, doi:10.1194/jlr.R046599.

25. Veech, „The Therapeutic Implications.“
26. Stephen C. Cunnane, Alexandre Courchesne-Loyer, Camille Vandenberghe, Valérie St-Pierre, Mélanie Fortier, Marie Hennebelle, Etienne Croteau, et al., „Can Ketones Help Rescue Brain Fuel Supply in Later Life? Implications for Cognitive Health during Aging and the Treatment of Alzheimer's Disease,“ Frontiers in Molecular Neuroscience 9 (2016): 53, doi:10.3389/fnmol.2016.00053.
27. Ibid.
28. Henderson, „Ketone Bodies“; Samuel T. Henderson, Janet L. Vogel, Linda J. Barr, Fiona Garvin, Julie J. Jones, and Lauren C. Costantini, „Study of the Ketogenic Agent AC-1202 in Mild to Moderate Alzheimer's Disease: A Randomized, Double-Blind, Placebo-Controlled, Multicenter Trial,“ Nutrition and Metabolism (London) 6 (2009): 31, doi:10.1186/1743-7075-6-31; Mark A. Reger, Samuel T. Henderson, Cathy Hale, Brenna Cholerton, Laura D. Baker, G. S. Watson, Karen Hyde, et al., „Effects of Beta-hydroxybutyrate on Cognition in Memory-Impaired Adults,“ Neurobiology of Aging 25, no. 3 (2004): 311-4. doi:10.1016/S0197-4580(03)00087-3; and Mary T. Newport, Theodore B. VanItallie, Yoshihiro Kashiwaya, Michael T. King, and Richard L. Veech, „A New Way to Produce Hyperketonemia: Use of Ketone Ester in a Case of Alzheimer's Disease,“ Alzheimer's and Dementia 11, no. 1 (2015): 99-103, doi:10.1016/j.jalz.2014.01.006.
29. Hashim and VanItallie, „Ketone Body Therapy.“
30. Alexandre Courchesne-Loyer, Etienne Croteau, Christian-Alexandre Castellano, Valérie St-Pierre, Marie Hennebelle, and Stephen C. Cunnane, „Inverse Relationship Between Brain Glucose and Ketone Metabolism in Adults During Short-Term Moderate Dietary Ketosis: A Dual Tracer Quantitative PET Study,“ Journal of Cerebral Blood Flow Metabolism (September 14, 2016), doi:10.1177/0271678X16669366.
31. Cunnane et al., „Can Ketones Help Rescue.“
32. Ibid.
33. Jeff Volek and Stephen Phinney, The Art and Science of Low Carbohydrate Performance (Lexington, KY: Beyond Obesity LLC, 2012), 35.
34. Maciej Gasior, Michael A. Rogawski, and Adam L. Hartman, „Neuroprotective and Disease-Modifying Effects of the Ketogenic Diet,“ Behavioural Pharmacology 17, no. 5-6 (2006): 431-39; and Antonio Paoli, Antonino Bianco, Ernesto Damiani, and Gerardo Bosco, „Ketogenic Diet in Neuromuscular and Neurodegenerative Diseases,“ BioMed Research International 2014 (2014): 474296, doi:10.1155/2014/474296.
35. Theodore B. VanItallie and Thomas H. Nufert, „Ketones: Metabolism's Ugly Duckling,“ Nutrition Reviews 61, no. 10 (2003): 327-41, doi:10.1301/nr.2003.oct.327-341.
36. Jeff Volek and Stephen Phinney, Art and Science of Low Carbohydrate Living : An Expert Guide to Making the Life-Saving Benefits of Carbohydrate Restriction Susstainable and Enjoyable (Lexington, KY: Beyond Obesity, 2011), 164.
37. VanItallie and Nufert, „Ketones: Metabolism's Ugly Duckling.“
38. George F. Cahill and Richard L. Veech, „Ketoacids? Good Medicine?“ Transactions of the American Clinical and Climatological Association 114 (2003): 149-63.
39. Volek and Phinney, Art and Science of Low Carbohydrate Living, 5.
40. Csaba Tóth and Zsófia Clemens, „Type 1 Diabetes Mellitus Successfully Managed with the Paleolithic Ketogenic Diet,“ International Journal of Case Reports and Images 5, no. 10 (2014): 699–703, doi:10.5348/ijcri-2014124-CR-10435.
41. Keith Runyan, „Ketogenic Diabetic Athlete,“ Ketogenic Diabetic Athlete, last modified September 12, 2016, https://ketogenicdiabeticathlete.wordpress.com/about; and Ellen Davis and Keith Runyan, The Ketogenic Diet for Type 1 Diabetes (Ellen Davis, MS, and Keith Runyan, MD, 2015), http://www.ketogenic-diet-resource.com/treatment-for-diabetes.html.
42. Volek and Phinney, Art and Science of Low Carbohydrate Living, 196.
43. Thomas M. Devlin, ed., Textbook of Biochemistry with Clinical Correlations (Hoboken, NJ: John Wiley & Sons, 2011), 612.
44. Ibid., 699.
45. Jimmy Moore and Eric Westman, Keto Clarity (Las Vegas, NV: Victory Belt, 2014), 171.

46. Henderson, „Ketone Bodies."
47. Volek and Phinney, Art and Science of Low Carbohydrate Performance, 53.
48. Food and Nutrition Board, Institute of Medicine, and National Academies of Sciences, Dietary Reference Intakes for Energy, Carbohydrate, Fiber, Fat, Fatty Acids, Cholesterol, Protein, and Amino Acids (Washington, DC: National Academies Press, 2005), 275, http://www.nap.edu/read/10490/chapter/8#275.
49. Mary Newport, The Coconut Oil and Low-Carb Solution for Alzheimer's, Parkinson's, and Other Diseases (Basic Health Publications, 2015).
50. Cunnane et al., „Can Ketones Help Rescue."
51. Henderson, „Ketone Bodies"; Henderson et al., „Study of the Ketogenic Agent"; Reger et al., „Effects of Beta-hydroxybutyrate on Cognition"; and Newport et al., „A New Way to Produce Hyperketonemia."
52. Mark A. Reger, G. Stennis Watson, Pattie S. Green, Laura D. Baker, Brenna Cholerton, Mark A. Fishel, Stephen R. Plymate, et al., „Intranasal Insulin Administration Dose-Dependently Modulates Verbal Memory and Plasma ß-Amyloid in Memory-Impaired Older Adults," Journal of Alzheimer's Disease 13, no. 3 (2008): 323-31, https://www.ncbi.nlm.nih.gov/pubmed/18430999; Amy Claxton, Laura D. Baker, Angela Hanson, Emily H. Trittschuh, Brenna Cholerton, Amy Morgan, Maureen Callaghan, et al., „Long-Acting Intranasal Insulin Detemir Improves Cognition for Adults with Mild Cognitive Impairment or Early-Stage Alzheimer's Disease Dementia," Journal of Alzheimer's Disease 44, no. 3 (2015): 897-906, doi:10.3233/JAD-141791; and Jessica Freiherr, Manfred Hallschmid, William H. Frey, Yvonne F. Brünner, Colin D. Chapman, Christian Hölscher, Suzanne Craft, et al., „Intranasal Insulin as a Treatment for Alzheimer's Disease: A Review of Basic Research and Clinical Evidence," CNS Drugs 27, no. 7 (2013): 505-14, doi:10.1007/s40263-013-0076-8.
53. Leif Hertz, Ye Chen, and Helle S. Waagepetersen, „Effects of Ketone Bodies in Alzheimer's Disease in Relation to Neural Hypometabolism, ß-Amyloid Toxicity, and Astrocyte Function," Journal of Neurochemistry 134, no. 1 (2015): 7-20, doi:10.1111/jnc.13107.
54. Yudai Nonaka, Tetsuo Takagi, Makoto Inai, Shuhei Nishimura, Shogo Urashima, Kazumitsu Honda, Toshiaki Aoyama, et al., „Lauric Acid Stimulates Ketone Body Production in the KT-5 Astrocyte Cell Line," Journal of Oleo Science 65, no. 8 (2016): 693-9, doi:10.5650/jos.ess16069.
55. Manuel Guzmán and Cristina Blázquez, „Is There an Astrocyte-Neuron Ketone Body Shuttle?" Trends in Endocrinology & Metabolism 12, no. 4 (2001): 169-73, doi:10.1016/S1043-2760(00)00370-2.

Kapitel 3

1. Zhiyou Cai, Yu Zhao, and Bin Zhao, „Roles of Glycogen Synthase Kinase 3 in Alzheimer's Disease," Current Alzheimer Research 9, no 7 (2012): 864-79.
2. Jesús Avila, Francisco Wandosell, and Félix Hernández, „Role of Glycogen Synthase Kinase-3 in Alzheimer's Disease Pathogenesis and Glycogen Synthase Kinase-3 Inhibitors," Expert Review of Neurotherapeutics 10, no. 5 (2010): 703-10, doi:10.1586/ern.10.40; and Ana Martinez and Daniel I. Perez, „GSK-3 Inhibitors: A Ray of Hope for the Treatment of Alzheimer's Disease?" Journal of Alzheimer's Disease 15, no. 2 (2008): 181-91.
3. Eduardo E. Benarroch, „Brain Cholesterol Metabolism and Neurologic Disease," Neurology 71, no. 17 (2008): 1368-73, doi:10.1212/01.wnl.0000333215.93440.36.
4. Roger M. Lane and Martin R. Farlow, „Lipid Homeostasis and Apolipoprotein E in the Development and Progression of Alzheimer's Disease," Journal of Lipid Research 46, no. 5 (2005): 949-68, doi:10.1194/jlr.M400486-JLR200.
5. Geraldine J. Cuskelly, Kathleen M. Moone, and Ian S. Young, „Folate and Vitamin B12: Friendly or Enemy Nutrients for the Elderly," Proceedings of the Nutrition Society 66, no. 4 (2007): 548-58, doi:10.1017/S0029665107005873; and Ellen M. Whyte, Benoit H. Mulsant, Meryl A. Butters, Moshin Qayyum, Adele Towers, Robert A. Sweet, William Klunk et al., „Cognitive and

Behavioral Correlates of Low Vitamin B12 Levels in Elderly Patients with Progressive Dementia," American Journal of Geriatric Psychiatry 10, no 3 (2002): 321–7.
6. A. Vogiatzoglou, H. Refsum, C. Johnston, S. M. Smith, K. M. Bradley, C. de Jager, M. M. Budge, et al., „Vitamin B12 Status and Rate of Brain Volume Loss in Community-Dwelling Elderly," Neurology 71, no. 11 (2008): 826–32, doi:10.1212/01.wnl.0000325581.26991.f2.
7. Ibid.
8. David Brownstein, Vitamin B-12 for Health (West Bloomfield, MI: Medical Alternatives Press, 2012).

Kapitel 5

1. Paula I. Moreira, Maria S. Santos, Raquel Seiça, and Catarina R. Oliveira, „Brain Mitochondrial Dysfunction as a Link Between Alzheimer's Disease and Diabetes," Journal of the Neurological Sciences 257, no, 1-2 (2007): 206-14, doi:10.1016/j.jns.2007.01.017.
2. Moreira et al., „Brain Mitochondrial Dysfunction"; Rita Perfeito, Teresa Cunha-Oliveira, and Ana Cristina Carvalho Rego, „Revisiting Oxidative Stress and Mitochondrial Dysfunction in the Pathogenesis of Parkinson Disease— Resemblance to the Effect of Amphetamine Drugs of Abuse," Free Radical Biology and Medicine 62 (2013): 186-201, doi:10.1016/j.freeradbiomed.2013.05.042; Giovanni Manfredi and Zuoshang Xu, „Mitochondrial Dysfunction and Its Role in Motor Neuron Degeneration in ALS," Mitochondrion 5, no 2 (2005): 77-87, doi:10.1016/j.mito.2005.01.002; Peizhong Maoa and P. Hemachandra Reddy, „Is Multiple Sclerosis a Mitochondrial Disease?" Biochimica et Biophysica Acta 1802, no. 1 (2010): 66-79, doi:10.1016/j.bbadis.2009.07.002; and Pradip K. Kamat, Anuradha Kalani, Philip Kyles, Suresh C. Tyagi, and Neetu Tyagi, „Autophagy of Mitochondria: A Promising Therapeutic Target for Neurodegenerative Disease," Cell Biochemistry and Biophysics 70, no. 2 (2014): 707-19, doi:10.1007/s12013-014-0006-5.
3. National Heart, Lung, and Blood Institute, „What Is Metabolic Syndrome?," National Heart, Lung, and Blood Institute, last modified June 22, 2016, http://www.nhlbi.nih.gov/health/health-topics/topics/ms/; Se Eun Park, Eun-Jung Rhee, Cheol-Young Park, Ki Won Oh, Sung-Woo Park, Sun-Woo Kim, and Won-Young Lee, „Impact of Hyperinsulinemia on the Development of Hypertension in Normotensive, Nondiabetic Adults: A 4-Year Follow-Up Study," Metabolism 62, no. 4 (2013): 532-8, doi:10.1016/j.metabol.2012.09.013; and James R. Sowers, P. R. Standley, J. L. Ram, S. Jacober, L. Simpson, and K. Rose, „Hyperinsulinemia, Insulin Resistance, and Hyperglycemia: Contributing Factors in the Pathogenesis of Hypertension and Atherosclerosis," American Journal of Hypertension 6, no. 7, Pt 2 (1993): 260S–270S, doi:10.1093/ajh/6.7.260S.
4. Xukai Wang, Changqing Yu, Bo Zhand, and Yan Wang, „The Injurious Effects of Hyperinsulinism on Blood Vessels," Cell Biochemistry and Biophysics 69, no. 2 (2014): 213–8, doi:10.1007/s12013-013-9810-6; Enzo Bonora, Stefan Kiechl, Johann Willeit, Friedrich Oberhollenzer, Georg Egger, James B. Meigs, Riccardo C. Bonadonna, et al., „Insulin Resistance as Estimated by Homeostasis Model Assessment Predicts Incident Symptomatic Cardiovascular Disease in Caucasian Subjects from the General Population: The Bruneck Study," Diabetes Care 30, no. 2 (2007): 318–24, doi:10.2337/dc06-0919; and Motonobu Nakamura, Nobuhiko Satoh, Masashi Suzuki, Haruki Kume, Yukio Homma, George Seki, and Shoko Horita, „Stimulatory Effect of Insulin on Renal Proximal Tubule Sodium Transport Is Preserved in Type 2 Diabetes with Nephropathy," Biochemical and Biophysical Research Communications 461, no. 1 (2015): 154–8, doi:10.1016/j.bbrc.2015.04.005.
5. Stephanie Seneff, Glyn Wainwright, and Luca Mascitelli, „Nutrition and Alzheimer's Disease: The Detrimental Role of a High Carbohydrate Diet," European Journal of Internal Medicine 22, no. 2 (2011): 134–40, doi:10.1016/j.ejim.2010.12.017.
6. Moreira et al., „Brain Mitochondrial Dysfunction." 7. Mortimer Mamelak, „Alzheimer's Disease, Oxidative Stress and Gammahydroxybutyrate," Neurobiology of Aging 28, no. 9 (2007): 1340–60, doi:10.1016/j.neurobiolaging.2006.06.008.

Kapitel 6

1. Dale E. Bredesen, Cognitive Health: Dawn of the Era of Treatable Alzheimer's Disease, film, 56:21, August 4, 2016, https://vimeo.com/173061978.
2. Samuel T. Henderson, „Ketone Bodies as a Therapeutic for Alzheimer's Disease," Neurotherapeutics 5, no. 3 (2008): 470–80.
3. Sónia C. Correia, Renato X. Santos, Cristina Carvalho, Susana Cardoso, Emanuel Candeias, Maria S. Santos, Catarina R. Oliveira, et al., „Insulin Signaling, Glucose Metabolism and Mitochondria: Major Players in Alzheimer's Disease and Diabetes Interrelation," Brain Research 1441 (2012): 64–78, doi:10.1016/j.brainres.2011.12.063.
4. Ibid.
5. Mortimer Mamelak, „Alzheimer's Disease, Oxidative Stress and Gammahydroxybutyrate," Neurobiology of Aging 28, no. 9 (2007): 1340–60, doi:10.1016/j.neurobiolaging.2006.06.008.
6. Uday Saxena, „Alzheimer's Disease Amyloid Hypothesis at Crossroads: Where Do We Go from Here?" Expert Opinion on Therapeutic Targets 14, no. 12 (2010): 1273–7, doi:10.1517/14728222.2010.528285.
7. Michael A. Castello and Salvador Soriano, „On the Origin of Alzheimer's Disease. Trials and Tribulations of the Amyloid Hypothesis," Ageing Research Reviews 13 (2014): 10–12, doi:10.1016/j.arr.2013.10.001; and Michael A. Castello, John D. Jeppson, and Salvador Soriano, „Moving Beyond Anti-Amyloid Therapy for the Prevention and Treatment of Alzheimer's Disease," BMC Neurology 14 (2014): 169, doi:10.1186/s12883-014-0169-0.
8. Theodore B. VanItallie, „Biomarkers, Ketone Bodies, and the Prevention of Alzheimer's Disease," Metabolism 64, no. 3 (Suppl 1) (2015): S51–S57, doi:10.1016/j.metabol.2014.10.033.

Kapitel 7

1. Veena Theendakara, Claire A. Peters-Libeu, Patricia Spilman, Karen S. Poksay, Dale E. Bredesen, and Rammohan V. Rao, „Direct Transcriptional Effects of Apolipoprotein E," The Journal of Neuroscience. 36, no. 3 (2016): 685–700, doi:10.1523/JNEUROSCI.3562-15.2016.
2. Stephanie Seneff, Glyn Wainwright, and Luca Mascitelli, „Nutrition and Alzheimer's Disease: The Detrimental Role of a High Carbohydrate Diet," European Journal of Internal Medicine 22, no. 2 (2011): 134–40, doi:10.1016/j.ejim.2010.12.017.
3. Eric M. Reiman, Kewel Chen, Gene Alexander, Richard J. Caselli, Daniel Bandy, David Osborne, Ann M. Saunders, et al., „Functional Brain Abnormalities in Young Adults at Genetic Risk for Late-Onset Alzheimer's Dementia," Proceedings of the National Academy of Sciences of the United States of America 101, no. 1 (2004): 284–89, doi:10.1073/pnas.2635903100; and M. I. Kamboh, „Apolipoprotein E Polymorphism and Susceptibility to Alzheimer's Disease," Human Biology 67, no. 2 (1995): 195–215.
4. Reiman et al., „Functional Brain Abnormalities."
5. Ibid.
6. W. Q. Qiu and M. F. Folstein, „Insulin, Insulin-Degrading Enzyme and Amyloid-ß Peptide in Alzheimer's Disease: Review and Hypothesis," Neurobiology of Aging 27, no. 2 (2006): 190–98, doi:10.1016/j.neurobiolaging.2005.01.004.
7. Robert Krikorian, Marcelle D. Shidler, Krista Dangelo, Sarah C. Couch, Stephen C. Benoit, and Deborah J. Clegg, „Dietary Ketosis Enhances Memory in Mild Cognitive Impairment," Neurobiology of Aging 33, no. 425 (2012): 425e19-425e27.
8. Jose A. Luchsinger, Ming-Xin Tang, Steven Shea, and Richard Mayeux, „Hyperinsulinemia and Risk of Alzheimer Disease," Neurology 63, no. 7 (2004): 1187–92.
9. Alzheimer's Association, „The Search for Alzheimer's Causes and Risk Factors," Alzheimer's Association, http://www.alz.org/research/science/alzheimers_disease _causes.asp#genetics.
10. Roger M. Lane and Martin R. Farlow, „Lipid Homeostasis and Apolipoprotein E in the Development and Progression of Alzheimer's Disease," Journal of Lipid Research 46, no. 5 (2005): 949–68, doi:10.1194/jlr.M400486-JLR200.

11. Samuel T. Henderson, „High Carbohydrate Diets and Alzheimer's Disease," Medical Hypotheses 62 (2004): 689–700, doi:10.1016/j.mehy.2003.11.028.
12. Lane and Farlow, „Lipid Homeostasis and Apolipoprotein E."
13. R. M. Corbo and R. Scacchi, „Apolipoprotein E (APOE) Allele Distribution in the World. Is APOE*4 a 'Thrifty' Allele?" Annals of Human Genetics 63, no. 4 (1999): 301–10.
14. Henderson, „High Carbohydrate Diets."
15. Ibid.
16. Ibid.
17. US National Library of Medicine Genetics Home Reference, „APOE," US National Institutes of Health, https://ghr.nlm.nih.gov/gene/APOE#conditions (July 20, 2016).
18. A. S. Henderson, S. Easteal, A. F. Jorm, A. J. Mackinnon, A. E. Korten, H. Christensen, L. Croft, et al., „Apolipoprotein E Allele Epsilon 4, Dementia, and Cognitive Decline in a Population Sample," Lancet 346, no. 8987 (1995): 1387–90, http://www.ncbi.nlm.nih.gov/pubmed/7475820.
19. Richard L. Veech, „The Therapeutic Implications of Ketone Bodies: The Effects of Ketone Bodies in Pathological Conditions: Ketosis, Ketogenic Diet, Redox States, Insulin Resistance, and Mitochondrial Metabolism," Prostaglandins, Leukotrienes, and Essential Fatty Acids 70, no. 3 (2004): 309–19, doi:10.1016/j.plefa.2003.09.007.
20. Alex Ward, Sheila Crean, Catherine J. Mercaldi, Jenna M. Collins, Dylan Boyd, Michael N. Cook, and H. Michael Arrighi, „Prevalence of Apolipoprotein E4 Genotype and Homozygotes (APOE e4/4) Among Patients Diagnosed with Alzheimer's Disease: A Systematic Review and Meta-Analysis," Neuroepidemiology 38, no. 1 (2012): 1–17, doi:10.1159/000334607; and Sheila Crean, Alex Ward, Catherine J. Mercaldi, Jenna M. Collins, Michael N. Cook, Nicole L. Baker, and H. Michael Arrighi, „Apolipoprotein E e4 Prevalence in Alzheimer's Disease Patients Varies Across Global Populations: A Systematic Literature Review and Meta-Analysis," Dementia and Geriatric Cognitive Disorders 31, no. 1 (2011): 20–30, doi:10.1159/000321984.
21. Uffe Ravnskov, David M. Diamond, Rokura Hama, Tomohito Hamazaki, Björn Hammarskjöld, Niamh Hynes, Malcolm Kendrick et al., „Lack of an Association or an Inverse Association Between Low-Density-Lipoprotein Cholesterol and Mortality in the Elderly: A Systematic Review," BMJ Open 6, no. 6 (2016): e010401, doi:10.1136/bmjopen-2015-010401.
22. Ravnskov et al., „Lack of an Association"; and Nicole Schupf, Rosann Costa, Jose Luchsinger, Ming-Xin Tang, Joseph H. Lee, and Richard Mayeux, „Relationship Between Plasma Lipids and All-Cause Mortality in Nondemented Elderly," Journal of the American Geriatrics Society 53, no. 2 (2005): 219–26, doi:10.1111/j.1532-5415.2005.53106.x.
23. Ancestry Foundation, „AHS16—Steven Gundry—Dietary Management of the Apo E 4," YouTube video, 38:46, posted August 17, 2016, https://www.youtube.com/watch?v=Bfr9RPq0HFg.
24. Dale E. Bredesen, „Ancestral Health Symposium," presentation, Ancestral Health Symposium, Boulder, Colorado, August 11, 2016.
25. Ancestry Foundation, „AHS16—Steven Gundry."

Kapitel 8

1. Samuel T. Henderson, „High Carbohydrate Diets and Alzheimer's Disease," Medical Hypotheses 62 (2004): 689–700, doi:10.1016/j.mehy.2003.11.028.

Kapitel 9

1. Roger M. Lane and Martin R. Farlow, „Lipid Homeostasis and Apolipoprotein E in the Development and Progression of Alzheimer's Disease," Journal of Lipid Research 46, no. 5 (2005): 949–68, doi:10.1194/jlr.M400486-JLR200.
2. Joseph Kraft, Diabetes Epidemic & You (Bloomington, IN: Trafford Publishing, 2011), 69.
3. Jimmy Moore and Eric Westman, Cholesterol Clarity (Las Vegas: Victory Belt, 2013), 158.
4. Natasha Campbell-McBride, Put Your Heart in Your Mouth (Cambridge: Medinform Publishing, 2007), 38.

5. Moore and Westman, Cholesterol Clarity, 134.
6. Campbell-McBride, Put Your Heart in Your Mouth, 38.
7. Moore and Westman, Cholesterol Clarity, 34.
8. M. M. Mielke, P. P. Zandi, M. Sjogren, D. Gustafson, S. Ostling, B. Steen, and I. Skoog, „High Total Cholesterol Levels in Late Life Associated with a Reduced Risk of Dementia," Neurology 64, no. 10 (2005): 1689–95. doi:10.1212/01.WNL .0000161870.78572.A5.
9. M. Mulder, R. Ravid, D. F. Swaab, E. R. de Kloet, E. D. Haasdijk, J. Julk, J. van der Boom et al., „Reduced Levels of Cholesterol, Phospholipids, and Fatty Acids in Cerebrospinal Fluid of Alzheimer Disease Patients Are Not Related to Apolipoprotein E4," Alzheimer Disease and Associated Disorders 12, no. 3 (1998): 198–203, http://www.ncbi.nlm.nih.gov/pubmed/9772023.
10. Y.-B. Lv, Z.-X. Yin, C.-L. Chei, M. S. Brasher, J. Zhang, V. B. Kraus, F. Qian, et al., „Serum Cholesterol Levels within the High Normal Range Are Associated with Better Cognitive Performance Among Chinese Elderly," The Journal of Nutrition, Health & Aging 20, no. 3 (2016): 280–7, doi:10.1007/s12603-016-0701-6.
11. Sonia Brescianini, Stefania Maggi, Gino Farchi, Sergio Mariotti, Antonio Di Carlo, Marzia Baldereschi, and Domenico Inzitari, „Low Total Cholesterol and Increased Risk of Dying: Are Low Levels Clinical Warning Signs in the Elderly? Results from the Italian Longitudinal Study on Aging," Journal of the American Geriatrics Society 51, no. 7 (2003): 991–6; and Nicole Schupf, Rosann Costa, Jose Luchsinger, Ming-Xin Tang, Joseph H. Lee, and Richard Mayeux, „Relationship Between Plasma Lipids and All-Cause Mortality in Nondemented Elderly," Journal of the American Geriatrics Society 53, no. 2 (2005): 219–26, doi:10.1111/j.1532-5415.2005.53106.x.
12. Yue-Bin Lv, Zhao-Xue Yin, Choy-Lye Chei, Han-Zhu Qian, Virgina Byers Kraus, Juan Zhang, Melanie Sereny Brasher, et al., „Low-Density Lipoprotein Cholesterol was Inversely Associated with 3-Year All-Cause Mortality Among Chinese Oldest Old: Data from the Chinese Longitudinal Healthy Longevity Survey," Atherosclerosis 239, no. 1 (2015): 137–42, doi:10.1016/j.atherosclerosis.2015.01.002.
13. Uffe Ravnskov, David M. Diamond, Rokura Hama, Tomohito Hamazaki, Björn Hammarskjöld, Niamh Hynes, Malcolm Kendrick, et al., „Lack of an Association or an Inverse Association between Low-Density-Lipoprotein Cholesterol and Mortality in the Elderly: A Systematic Review," BMJ Open 6, no. 6 (2016): e010401, doi:10.1136/bmjopen-2015-010401.
14. Seyed-Foad Ahmadi, Elani Streja, Golara Zahmatkesh, Dan Streja, Moti Kashyap, Hamid Moradi, Miklos Z. Molnar, et al., „Reverse Epidemiology of Traditional Cardiovascular Risk Factors in the Geriatric Population," Journal of the American Medical Directors Association 16, no. 11 (2015): 933–9, doi:10.1016/j.jamda.2015.07.014.
15. Mary Enig, Know Your Fats (Silver Spring, MD: Bethesda Press, 2000), 56–57.
16. Moore and Westman, Cholesterol Clarity, 153.
17. Enig, Know Your Fats, 64.
18. Barry Groves, Trick and Treat (London: Hammersmith Press Ltd., 2008), 89.
19. Paula I. Moreira, Maria S. Santos, Raquel Seiça, and Catarina R. Oliveira, „Brain Mitochondrial Dysfunction as a Link Between Alzheimer's Disease and Diabetes," Journal of the Neurological Sciences 257, no. 1–2 (2007): 206–14, doi:10.1016/j.jns .2007.01.017.
20. Anjaneyulu Kowluru, „Protein Prenylation in Glucose-Induced Insulin Secretion from the Pancreatic Islet ß Cell: A Perspective," Journal of Cellular and Molecular Medicine 12, no. 1 (2008): 164–73, doi:10.1111/j.1582-4934.2007.00168.x; Anjaneyulu Kowluru, „Regulatory Roles for Small G Proteins in the Pancreatic ß-Cell: Lessons from Models of Impaired Insulin Secretion," American Journal of Physiology Endocrinology and Metabolism 285, no. 4 (2003): E669–84; Rajesh Amin, Hai-Qing Chen, Marie Tannous, Richard Gibbs, and Anjaneyulu Kowluru, „Inhibition of Glucose- and Calcium-Induced Insulin Secretion from ßTC3 Cells by Novel Inhibitors of Protein Isoprenylation," The Journal of Pharmacology and Experimental Therapeutics 303, no. 1 (2002): 82–8, doi:10.1124/jpet.102.036160; and Anjaneyulu Kowluru and Rajesh Amin, „Inhibitors of Post-Translational Modifications of G-Proteins as Probes to Study the Pancreatic Beta Cell Function: Potential Therapeutic Implications," Current Drug Targets. Immune, Endocrine and Metabolic Disorders 2, no. 2 (2002): 129–39.

21. Ravi V. Shah and Allison B. Goldfine, „Statins and Risk of New-Onset Diabetes Mellitus," Circulation 126, no. 18 (2012): e282-4, doi:10.1161/CIRCULATIONAHA .112.122135; and Henna Cederberg, Alena Stancáková, Nagendra Yaluri, Shalem Modi, Johanna Kuusisto, and Markku Laakso, „Increased Risk of Diabetes with Statin Treatment Is Associated with Impaired Insulin Sensitivity and Insulin Secretion: A 6 Year Follow-Up Study of the METSIM Cohort," Diabetologia 58, no. 5 (2015): 1109–17, doi:10.1007/s00125-015-3528-5.
22. Henna Cederberg et al., „Increased Risk of Diabetes."
23. Moore and Westman, Cholesterol Clarity, 118.
24. Mayo Clinic Staff, „Statin Side Effects: Weigh the Benefits and Risks," Mayo Clinic, http://www.mayoclinic.org/diseases-conditions/high-blood-cholesterol/in-depth/statin-side-effects/art-20046013 (August 3, 2016).
25. US Food & Drug Administration, „FDA Expands Advice on Statin Risks," US Food & Drug Administration, http://www.fda.gov/ForConsumers/ConsumerUpdates/ucm293330.htm (September 5, 2016).
26. US Food & Drug Administration, „FDA Drug Safety Communication: Important safety label changes to cholesterol-lowering statin drugs," US Food & Drug Administration, http://www.fda.gov/Drugs/DrugSafety/ucm293101.htm (September 5, 2016).
27. Chris Kresser, „RHR: Prevention and Treatment of Alzheimer's from a Functional Perspective—with Dr. Dale Bredesen," Chris Kresser, posted July 14, 2016, http://chriskresser.com/prevention-and-treatment-of-alzheimers-from-a-functional-perspective-with-dr-dale-bredesen.
28. Moore and Westman, Cholesterol Clarity, 117.
29. Ibid., 97.
30. Ash Simmonds, Principia Ketogenica: Compendium of Science Literature on the Benefits of Low Carbohydrate and Ketogenic Diets (CreateSpace, 2014).
31. Nicole Schupf et al., „Relationship Between Plasma Lipids"; Lv et al., „Low-Density Lipoprotein Cholesterol was Inversely Associated with 3-Year All-Cause Mortality Among Chinese Oldest Old"; Ravnskov et al., „Lack of an Association or an Inverse Association between Low-Density-Lipoprotein Cholesterol and Mortality in the Elderly"; Ahmadi et al., „Reverse Epidemiology of Traditional Cardiovascular Risk Factors in the Geriatric Population"; Tore Scherstén, Paul John Rosch, Karl E. Arfors, and Ralf Sundberg, „The Cholesterol Hypothesis: Time for the Obituary?" Scandinavian Cardiovascular Journal 45, no. 6 (2011): 322–3, doi:10.3109/14017431.2011.613203; and Christopher E. Ramsden, Daisy Zamora, Sharon Majchrzak-Hong, Keturah R. Faurot, Steven K. Broste, Robert P. Frantz, John M. Davis et al., „Re-Evaluation of the Traditional Diet-Heart Hypothesis: Analysis of Recovered Data from Minnesota Coronary Experiment (1968–73)," BMJ 353 (2016): i1246, doi:10.1136/bmj.i1246.
32. Thomas Dayspring, Twitter post, November 10, 2014, 8:02 p.m., https://twitter.com/Drlipid/status/531975228109627392.
33. Moore and Westman, Cholesterol Clarity, 34.
34. Ibid., 136.
35. Jeff Volek and Stephen Phinney, The Art and Science of Low Carbohydrate Living (Lexington, KY: Beyond Obesity LLC, 2011), 102.

Kapitel 10

1. Jimmy Moore and Eric Westman, Keto Clarity (Las Vegas: Victory Belt, 2014), 72.

Kapitel 11

1. William F. Martin, Lawrence E. Armstrong, and Nancy Rodriguez, „Dietary Protein Intake and Renal Function," Nutrition & Metabolism 2 (2005): 25, doi:10.1186/1743-7075-2-25; and Claire E. Berryman, Sanjiv Agarwal, Harris R. Lieberman, Victor L. Fulgoni III, and Stefan M. Pasiakos, „Diets Higher in Animal and Plant Protein Are Associated with Lower Adiposity and Do Not

Impair Kidney Function in US Adults,“ American Journal of Clinical Nutrition 104, no. 3 (2016): 743–9, doi:10.3945/ajcn.116.133819.

2. Wayne W. Campbell, Rodd A. Trappe, Robert R. Wolfe, and William J. Evans, „The Recommended Dietary Allowance for Protein May Not Be Adequate for Older People to Maintain Skeletal Muscle,“ The Journals of Gerontology. Series A, Biological Sciences and Medical Sciences 56, no. 6 (2001): M373–M380, doi:10.1093/gerona/56.6.M373; Wayne W. Campbell, Marilyn C. Crim, Gerard E. Dallal, Vernon R. Young, and William J. Evans, „Increased Protein Requirements in Elderly People: New Data and Retrospective Reassessments,“ American Journal of Clinical Nutrition 60, no. 4 (1994): 501–9; and José A. Morais, Stéphanie Chevalier, and Rejeanne Gougeon, „Protein Turnover and Requirements in the Healthy and Frail Elderly,“ The Journal of Nutrition, Health & Aging 10, no. 4 (2006): 272–83.
3. Thomas Remer and Friedrich Manz, „Potential Renal Acid Load of Foods and Its Influence on Urine pH,“ Journal of the Academy of Nutrition and Dietetics 95, no. 7 (1995): 791–7, doi:10.1016/S0002-8223(95)00219-7.
4. Jay J. Cao, LuAnn K. Johnson, and Janet R. Hunt, „A Diet High in Meat Protein and Potential Renal Acid Load Increases Fractional Calcium Absorption and Urinary Calcium Excretion Without Affecting Markers of Bone Resorption or Formation in Postmenopausal Women,“ The Journal of Nutrition 141, no. 3 (2011): 391–7, doi:10.3945/jn.110.129361; and Jay J. Cao and Forrest H. Nielsen, „Acid Diet (High-Meat Protein) Effects on Calcium Metabolism and Bone Health,“ Current Opinion in Clinical Nutrition and Metabolic Care 13, no. 6 (2010): 698–702, doi:10.1097/MCO.0b013e32833df691.
5. Jane E. Kerstetter, Kimberly O. O’Brien, and Karl L. Insogna, „Low Protein Intake: The Impact on Calcium and Bone Homeostasis in Humans,“ The Journal of Nutrition 133, no. 3 (2003): 855S–861S; and Jane E. Kerstetter, Kimberly O. O’Brien, and Karl L. Insogna, „Dietary Protein, Calcium Metabolism, and Skeletal Homeostasis Revisited,“ American Journal of Clinical Nutrition 78, 3 Suppl (2003): 584S–592S.
6. Food and Nutrition Board, Institute of Medicine, and National Academies, „Dietary Reference Intakes (DRIs): Recommended Dietary Allowances and Adequate Intakes, Total Water and Macronutrients,“ accessed September 9, 2016, http://fnic.nal.usda.gov/sites/fnic.nal.usda.gov/files/uploads/recommended_intakes_individuals.pdf.
7. Berna Rahi, Zoé Colombet, Magali Gonzalez-Colaço Harmand, Jean-François Dartiques, Yves Boirie, Luc Letenneur, and Catherine Feart, „Higher Protein but Not Energy Intake Is Associated with a Lower Prevalence of Frailty Among Community-Dwelling Older Adults in the French Three-City Cohort,“ Journal of the American Medical Directors Association 17, no. 7 (2016): 672.e7–672.e11, doi:10.1016/j.jamda.2016.05.005; and Helena Sandoval-Insausti, Raúl F. Pérez-Tasigchana, Esther López-García, Esther García-Esquinas, Fernando Rodríguez-Artalejo, and Pilar Guallar-Castillón, „Macronutrients Intake and Incident Frailty in Older Adults: A Prospective Cohort Study,“ The Journals of Gerontology. Series A, Biological Sciences and Medical Sciences 71, no. 10 (October 2016): 1329–1334, http://www.ncbi.nlm.nih.gov/pubmed/26946103.
8. Mary Ann Binnie, Karine Barlow, Valerie Johnson, and Carol Harrison, „Red Meats: Time for a Paradigm Shift in Dietary Advice,“ Meat Science 98, no. 3 (2014): 445–51, doi:10.1016/j.meatsci.2014.06.024; and Neil Mann, „Dietary Lean Red Meat and Human Evolution: European Journal of Nutrition 39, no. 2 (2000): 71–9.
9. Loren Cordain, S. B. Eaton, J. C. Brand-Miller, N. Mann, and K. Hill, „The Paradoxical Nature of Hunter-Gatherer Diets: Meat-Based, Yet Non-Atherogenic,“ European Journal of Clinical Nutrition 56, Suppl 1 (2002): S42–S52, doi:10.1038 /sj.ejcn.1601353.
10. Loren Cordain, B. A. Watkins, G. L. Florant, M. Kelher, L. Robers, and Y. Li, „Fatty Acid Analysis of Wild Ruminant Tissues: Evolutionary Implications for Reducing Diet-Related Chronic Disease,“ European Journal of Clinical Nutrition 56, no. 3 (2002): 181–91, doi:10.1038/sj.ejcn.1601307; and Cynthia A. Daley, Amber Abbott, Patrick S. Doyle, Glenn A. Nader, and Stephanie Larson, „A Review of Fatty Acid Profiles and Antioxidant Content in Grass-Fed and Grain-Fed Beef,“ Nutrition Journal 9 (2010): 10, doi:10.1186/1475-2891-9-10.

11. Duo Li, Sirithon Siriamornpun, Mark L. Wahlqvist, Neil J. Mann, and Andrew J. Sinclair, „Lean Meat and Heart Health," Asia Pacific Journal of Clinical Nutrition 14, no. 2 (2005): 113–9; Alison J. McAfee, Emeir M. McSorely, Geraldine J. Cuskelly, Bruce W. Moss, Julie M. W. Wallace, Maxine P. Bonham, and Anna M. Fearon, „Red Meat Consumption: An Overview of the Risks and Benefits," Meat Science 84, no. 1 (2010): 1–13, doi:10.1016/j.meatsci.2009.08.029; and Shalene H. McNeill, „Inclusion of Red Meat in Healthful Dietary Patterns," Meat Science 98, no. 3 (2014): 452–60, doi:10.1016/j.meatsci.2014.06.028.
12. Richard D. Feinman, The World Turned Upside Down (Brooklyn, NY: NMS Press, 2014), 287, 296.

Kapitel 12

1. Robb Wolf, The Paleo Solution (Las Vegas: Victory Belt, 2010), 105.
2. Jimmy Moore and Eric Westman, Cholesterol Clarity (Las Vegas: Victory Belt, 2013), 97.
3. Glen D. Lawrence, „Dietary Fats and Health: Dietary Recommendations in the Context of Scientific Evidence," Advances in Nutrition 4, no. 3 (2013): 294–302.
4. Moore and Westman, Cholesterol Clarity, 163.
5. Jimmy Moore and Eric Westman, Keto Clarity (Las Vegas: Victory Belt, 2014): 88, 114.
6. Riya Ganguly and Grant N. Pierce, „The Toxicity of Dietary Trans Fats," Food and Chemical Toxicology 78 (2015): 170–6, doi:10.1016/j.fct.2015.02.004; Dariush Mozaffarian, A. Aro , and Walter C. Willett, „Health Effects of Trans-Fatty Acids: Experimental and Observational Evidence," European Journal of Clinical Nutrition 63, Suppl 2 (2009): S5–S21, doi:10.1038/sj.ejcn.1602973; Paul Nestel, „Trans Fatty Acids: Are Its Cardiovascular Risks Fully Appreciated?" Clinical Therapeutics 36, no. 3 (2014): 315–21, doi:10.1016/j.clinthera.2014.01.020; and Dariush Mozaffarian, „Trans Fatty Acids—Effects on Systemic Inflammation and Endothelial Function," Atherosclerosis Supplements 7, no. 2 (2006): 29–32, doi:10.1016/j.atherosclerosissup.2006.04.007.
7. Nestel, „Trans Fatty Acids."
8. A. Phivilay, C. Julien, C. Tremblay, L. Berthiaume, P. Julien, Y. Giguère, and F. Calon, „High Dietary Consumption of Trans Fatty Acids Decreases Brain Docosahexaenoic Acid But Does Not Alter Amyloid-ß and Tau Pathologies in the 3xTg-AD Model of Alzheimer's Disease," Neuroscience 159, no. 1 (2009): 296–307, doi:10.1016/j.neuroscience.2008.12.006.
9. Ganguly and Pierce, „The Toxicity of Dietary Trans Fats"; Jean-Charles Martin and Karine Valeille, „Conjugated Linoleic Acids: All the Same or to Everyone Its Own Function?" Reproduction, Nutrition, Development 42, no. 6 (2002): 525–36; and Klaus W. J. Wahle, Steven D. Heys, and Dino Rotondo, „Conjugated Linoleic Acids: Are They Beneficial or Detrimental to Health?" Progress in Lipid Research 43, no. 6 (2004): 553–87, doi:10.1016/j.plipres.2004.08.002.
10. Wahle et al., „Conjugated Linoleic Acids"; and Arunabh Bhattacharya, Jameela Banu, Mizanur Rahman, Jennifer Causey, and Gabriet Fernandes, „Biological Effects of Conjugated Linoleic Acids in Health and Disease," The Journal of Nutritional Biochemistry 17, no. 12 (2006): 789–810, doi:10.1016/j.jnutbio.2006.02.009.
11. T. R. Dhiman, G. R. Anand, L. D. Satter, and M. W. Pariza, „Conjugated Linoleic Acid Content of Milk from Cows Fed Different Diets," Journal of Dairy Science 82, no. 10 (1999): 2146–56, doi:10.3168/jds.S0022-0302(99)75458-5.
12. Patty W. Siri-Tarino, Qi Sun, Frank B. Hu, and Ronald M. Krauss, „Meta-Analysis of Prospective Cohort Studies Evaluating the Association of Saturated Fat with Cardiovascular Disease," American Journal of Clinical Nutrition 91, no. 3 (2010): 535–46, doi:10.3945/ajcn.2009.27725.
13. Ibid.
14. Ibid.
15. Ibid.
16. James D. DiNicolantonio, Sean Lucan, and James H. O'Keefe, „The Evidence for Saturated Fat and for Sugar Related to Coronary Heart Disease," Progress in Cardiovascular Diseases 58, no. 5 (2016): 464–72, doi:10.1016/j.pcad.2015.11.006.

17. Tanja K. Thorning, Farinaz Raziani, Nathalie T. Bendsen, Arne Astrup, Tine Tholstrup, and Anne Raben, „Diets with High-Fat Cheese, High-Fat Meat, or Carbohydrate on Cardiovascular Risk Markers in Overweight Postmenopausal Women: A Randomized Crossover Trial," The American Journal of Clinical Nutrition 102, no. 3 (2015): 573–81, doi:10.3945/ajcn.115.109116.
18. Patty W. Siri-Tarino, Qi Sun, Frank B. Hu, and Ronald M. Krauss, „Saturated Fat, Carbohydrate, and Cardiovascular Disease," The American Journal of Clinical Nutrition 91, no. 3 (2010): 502–9, doi:10.3945/ajcn.2008.26285.
19. Lawrence, „Dietary Fats and Health."
20. Ibid.
21. Moore and Westman, Cholesterol Clarity, 141.
22. Christopher E. Ramsden, Daisy Zamora, Sharon Majchrzak-Hong, Keturah R. Faurot, Steven K. Broste, Robert P. Frantz, John M. Davis, et al., „Re-Evaluation of the Traditional Diet-Heart Hypothesis: Analysis of Recovered Data from Minnesota Coronary Experiment (1968–73)," BMJ 353 (2016): i1246, doi:10.1136/bmj.i1246.

Kapitel 13

1. Jeff Volek and Stephen Phinney, The Art and Science of Low Carbohydrate Performance (Lexington, KY: Beyond Obesity, 2012): 95.
2. Artemis P. Simopoulos, „Evolutionary Aspects of Diet: The Omega-6/Omega-3 Ratio and the Brain," Molecular Neurobiology 44, no. 2 (2011): 203–15, doi:10.1007/s12035-010-8162-0.
3. Samuel T. Henderson, „High Carbohydrate Diets and Alzheimer's Disease," Medical Hypotheses 62 (2004): 689–700: doi: 10.1016/j.mehy.2003.11.028.
4. Roger M. Lane and Martin R. Farlow, „Lipid Homeostasis and Apolipoprotein E in the Development and Progression of Alzheimer's Disease," Journal of Lipid Research, 46, no. 5 (2005): 949–68, doi:10.1194/jlr.M400486-JLR200.
5. Stephen C. Cunnane, Scott Nugent, Maggie Roy, Alexandre Courchesne-Loyer, Etienne Croteau, Sébastien Tremblay, Alex Castellano, et al., „Brain Fuel Metabolism, Aging and Alzheimer's Disease," Nutrition 27, no. 1 (2011): 3–20, doi:10.1016/j.nut.2010.07.021.
6. Lane and Farlow, „Lipid Homeostasis and Apolipoprotein E."
7. Z. S. Tan, W. S. Harris, A. S. Beiser, R. Au, J. J. Himali, S. Debette, A. Pikula, et al., „Red Blood Cell Omega-3 Fatty Acid Levels and Markers of Accelerated Brain Aging," Neurology 78, no. 9 (2012): 658–64, doi:10.1212/WNL.0b013e318249f6a9.
8. James V. Pottala, Kristine Yaffe, Jennifer G. Robinson, Mark A. Espeland, Robert Wallace, and William S. Harris, „Higher RBC EPA + DHA Corresponds with Larger Total Brain and Hippocampal Volumes: WHIMS-MRI Study," Neurology 82, no. 5 (2014): 435–42, doi10.1212/WNL.0000000000000080.
9. University of Maryland Medical Center, Complementary and Alternative Medicine Guide, „Omega-6 Fatty Acids," last reviewed on August 5, 2015, http://umm.edu/health/medical/altmed/supplement/omega6-fatty-acids.
10. Dwight Lundell, „World Renowned Heart Surgeon Speaks Out on What Really Causes Heart Disease," My Science Academy, posted August 19, 2012, http://myscienceacademy.org/2012/08/19/world-renown-heart-surgeon-speaks-out-on-what-really-causes-heart-disease.
11. Loren Cordain, S. Boyd Eaton, Anthony Sebastian, Neil Mann, Staffan Lindeberg, Bruce A. Watkins, James H. O'Keefe, et al., „Origins and Evolution of the Western Diet: Health Implications for the 21st Century," American Journal of Clinical Nutrition 81 (2005): 341–54.
12. Katherine Denniston, Joseph Topping, and Robert Caret, General, Organic, and Biochemistry, 7th Edition (New York: McGraw-Hill, 2011): 574, 772–73.
13. Food and Nutrition Board, Institute of Medicine, and National Academies, „Dietary Reference Intakes (DRIs): Recommended Dietary Allowances and Adequate Intakes, Total Water and Macronutrients," accessed September 9, 2016, http://fnic.nal.usda.gov/sites/fnic.nal.usda.gov/files/uploads/recommended_intakes_individuals.pdf.
14. Henderson, „High Carbohydrate Diets and Alzheimer's Disease."

15. Cynthia A. Daley, Amber Abbott, Patrick S. Doyle, Glenn A. Nader, and Stephanie Larson, „A Review of Fatty Acid Profiles and Antioxidant Content in Grass-Fed and Grain-Fed Beef," Nutrition Journal 9 (2010): 10, doi:10.1186/1475-2891-9-10; and Alison J. McAfee, E. M. Mcsorley, G. J. Cuskelly, A. M. Fearon, B. W. Moss, J. A. M. Beattie, J. M. W. Wallace, et al., „Red Meat from Animals Offered a Grass Diet Increases Plasma and Platelet n-3 PUFA in Healthy Consumers," British Journal of Nutrition 105 no. 1 (2011): 80–9, doi:10.1017/S0007114510003090.
16. Muhammad Imran, Faqir Muhammad Anjum, Muhammad Nadeem, Nazir Ahmad, Muhammad Kamran Khan, Zarina Mushtaq, and Shahzad Hussain, „Production of Bio-Omega-3 Eggs Through the Supplementation of Extruded Flaxseed Meal in Hen Diet," Lipids in Health and Disease 14 (2015): 126, doi:10.1186/s12944-015-0127-x; Ranil Coorey, Agnes Novinda, Hannah Williams, and Vijay Jayasena, „Omega-3 Fatty Acid Profile of Eggs from Laying Hens Fed Diets Supplemented with Chia, Fish Oil, and Flaxseed," Journal of Food Science 80, no. 1 (2015): S180–S187, doi:10.1111/1750-3841.12735; A. Antruejo, J. O. Azcona, P. T. Garcia, C. Gallinger, M. Rosmini, R. Ayerza, W. Coates, et al., „Omega-3 Enriched Egg Production: The Effect of a-linolenic .-3 Fatty Acid Sources on Laying Hen Performance and Yolk Lipid Content and Fatty Acid Composition," British Poultry Science 52, no. 6 (2011): 750–60, doi:10.1080/00071668.2011.638621; and N. M. Lewis, S. Seburg, and N. L. Flanagan, „Enriched Eggs as a Source of N-3 Polyunsaturated Fatty Acids for Humans," Poultry Science 79, no. 7 (2000): 971–4, doi:10.1093/ps/79.7.971.

Kapitel 14

1. Jeff Volek and Stephen Phinney, The Art and Science of Low Carbohydrate Performance (Lexington, KY: Beyond Obesity LLC, 2012), 57–8.
2. Jessica R. Jackson, William W. Eaton, Nicola G. Cascella, Alessio Fasano, and Deanna L. Kelly, „Neurologic and Psychiatric Manifestations of Celiac Disease and Gluten Sensitivity," The Psychiatric Quarterly 83, no. 1 (2012): 91–102, doi:10.1007/s11126-011-9186-y; Khalafalla O. Bushara, „Neurologic Presentation of Celiac Disease," Gastroenterology. 128, no. 4 Suppl 1 (2005): S92–S97; Paola Bressan and Peter Kramer, „Bread and Other Edible Agents of Mental Disease," Frontiers in Human Neuroscience 10 (2016): 130, doi:10.3389/fnhum.2016.00130; and Marzia Caproni, Veronica Bonciolini, Antonietta D'Errico, Emiliano Antiga, and Paolo Fabbri, „Celiac Disease and Dermatologic Manifestations: Many Skin Clue to Unfold Gluten-Sensitive Enteropathy," Gastroenterology Research and Practice 2012 (2012): 952753, doi:10.1155/2012/952753.
3. Amanda E. Kalaydjian, William W. Eaton, Nicola Cascella, and Alessio Fasano, „The Gluten Connection: The Association Between Schizophrenia and Celiac Disease," Acta Psychiatrica Scandinavica 113, no. 2 (2006): 82–90, doi:10.1111/j.1600-0447.2005.00687.x; and Elena Lionetti, Salvatore Leonardi, Chiara Franxonello, Margherita Macardi, Martino Ruggieri, and Carlo Catassi, „Gluten Psychosis: Confirmation of a New Clinical Entity," Nutrients 7, no. 7 (2015): 5532–39, doi:10.3390/nu7075235.
4. Pasquale Mansueto, Aurelio Seidita, Alberto D'Alcamo, and Antonio Carroccio, „Non-Celiac Gluten Sensitivity: Literature Review," Journal of the American College of Nutrition 33, no. 1 (2014): 39–54, doi:10.1080/07315724.2014.869 996; Anna Sapone, Julio C. Bai, Carolina Ciacci, Jernej Dolinsek, Peter H. R. Green, Marios Hadjivassiliou, Katri Kaukinen, et al., „Spectrum of Gluten-Related Disorders: Consensus on New Nomenclature and Classification," BMC Medicine 10 (2012): 13, doi:10.1186/1741-7015-10-13; and Alessio Fasano, Anna Sapone, Victor R. Zevallos, and Detlef Schuppan, „Nonceliac Gluten Sensitivity," Gastroenterology 148, no. 6 (2015): 1195–204, doi:10.1053/j.gastro.2014.12.049.
5. Jean-Claude Henquin, „Do Pancreatic ß Cells 'Taste' Nutrients to Secrete Insulin?" Science Signaling 2012 5, no. 239 (2012): pe36, doi:10.1126/scisignal.2003325; and Willy J. Malaisse, „Insulin Release: The Receptor Hypothesis," Diabetologia 57, no. 7 (2014): 1287–90, doi:10.1007/s00125-014-3221-0.

6. M. Yanina, „Metabolic Effects of Non-Nutritive Sweeteners," Physiology & Behavior 152, Pt B (2015): 450–5, doi:10.1016/j.physbeh.2015.06.024.
7. Andrew G. Renwick and Samuel V. Molinary, „Sweet-Taste Receptors, Low-Energy Sweeteners, Glucose Absorption and Insulin Release," British Journal of Nutrition 104, no. 10 (2010): 1415–20, doi:10.1017/S0007114510002540; and Yukihiro Fujita, Rhonda D. Wideman, Madeleine Speck, Ali Asadi, David S. King, Travis D. Webber, Masakazu Haneda, et al., „Incretin Release from Gut Is Acutely Enhanced by Sugar but Not by Sweeteners in Vivo," American Journal of Physiology–Endocrinology and Metabolism 293, no. 3 (2009): E473–E479, doi:10.1152/ajpendo.90636.2008.

Kapitel 16

1. Ranil Coorey, Agnes Novinda, Hannah Williams, and Vijay Jayasena, „Omega-3 Fatty Acid Profile of Eggs from Laying Hens Fed Diets Supplemented with Chia, Fish Oil, and Flaxseed," Journal of Food Science 80, no. 1 (2015): S180–S187, doi:10.1111/1750-3841.12735; A. Antruejo, J. O. Azcona, P. T. Garcia, C. Gallinger, M. Rosmini, R. Ayerza, W. Coates, et al., „Omega-3 Enriched Egg Production: The Effect of a-linolenic .-3 Fatty Acid Sources on Laying Hen Performance and Yolk Lipid Content and Fatty Acid Composition," British Poultry Science 52, no. 6 (2011): 750–60, doi:10.1080/00071668.2011.638621; and N. M. Lewis, S. Seburg, and N. L. Flanagan, „Enriched Eggs as a Source of N-3 Polyunsaturated Fatty Acids for Humans," Poultry Science 79, no. 7 (2000): 971–4, doi:10.1093/ps/79.7.971.
2. Cynthia A. Daley, Amber Abbott, Patrick S. Doyle, Glenn A. Nader, and Stephanie Larson, „A Review of Fatty Acid Profiles and Antioxidant Content in Grass-Fed and Grain-Fed Beef," Nutrition Journal 9 (2010): 10, doi:10.1186/1475-2891-9-10.
3. Alison J. McAfee, E. M. Mcsorley, G. J. Cuskelly, A. M. Fearon, B. W. Moss, J. A. M. Beattie, J. M. W. Wallace, et al., „Red Meat from Animals Offered a Grass Diet Increases Plasma and Platelet n-3 PUFA in Healthy Consumers," British Journal of Nutrition 105, no. 1 (2-11): 80–9, doi:10.1017/S0007114510003090; and J. M. Leheska, L. D. Thompson, J. C. Howe, E. Hentges, J. Boyce, J. C. Brooks, B. Shriver, et al., „Effects of Conventional and Grass-Feeding Systems on the Nutrient Composition of Beef," Journal of Animal Science 86, no. 12 (2008): 3575–85, doi:10.2527/jas.2007-0565.
4. Andrew P. Han, „Ever Wondered: Why Is Wild Salmon a Deeper Red Than Farmed Salmon?," Science Line, posted September 11, 2013, http://scienceline.org/2013/09/ever-wondered-why-is-wild-salmon-a-deeper-red-than-farmed-salmon.

Kapitel 17

1. Stephen C. Cunnane, Scott Nugent, Maggie Roy, Alexandre Courchesne-Loyer, Etienne Croteau, Sébastien Tremblay, Alex Castellano, et al., „Brain Fuel Metabolism, Aging and Alzheimer's Disease," Nutrition 27, no. 1 (2011): 3–20, doi:10.1016/j.nut.2010.07.021.
2. Ibid.
3. David A. Hood, Giulia Uguccioni, Anna Vainshtein, and Donna D'souza, „Mechanisms of Exercise-Induced Mitochondrial Biogenesis in Skeletal Muscle: Implications for Health and Disease," Comprehensive Physiology 1, no. 3 (2011): 1119–34, doi:10.1002/cphy.c100074.
4. John O. Holloszy, „Regulation by Exercise of Skeletal Muscle Content of Mitochondria and GLUT4," Journal of Physiology Pharmacology 59, Suppl 7 (2008): 5–18; and Isabella Irrcher, Peter J. Adhihetty, Anna-Maria Joseph, Vladimir Ljubicic, and David A. Hood, „Regulation of Mitochondrial Biogenesis in Muscle by Endurance Exercise," Sports Medicine 33, no. 11 (2003): 783–93.
5. Li Wang, Henrik Mascher, Niklas Psilander, Eva Blomstrand, and Kent Sahlin, „Resistance Exercise Enhances the Molecular Signaling of Mitochondrial Biogenesis Induced by Endurance Exercise in Human Skeletal Muscle," Journal of Applied Physiology (1985) 111, no. 5 (2011): 1335–44, doi:10.1152/japplphysiol.00086.2011.

6. Bente K. Pedersen, Maria Pedersen, Karen S. Krabbe, Helle Bruunsgaard, Vance B. Matthews, and Mark A. Febbraio, „Role of Exercise-Induced Brain-Derived Neurotrophic Factor Production in the Regulation of Energy Homeostasis in Mammals," Experimental Physiology 94, no. 12 (2009): 1153–60, doi:10.1113/expphysiol.2009.048561.
7. Shoshanna Vaynman, Zhe Ying, and Fernando Gomez-Pinilla, „Hippocampal BDNF Mediates the Efficacy of Exercise on Synaptic Plasticity and Cognition," European Journal of Neuroscience 20, no. 10 (2004): 2580–90, doi:10.1111/j.1460-9568.2004.03720.x.
8. Shoshanna Vaynman, Z. Ying, A. Wu, and F. Gomez-Pinella, „Coupling Energy Metabolism with a Mechanism to Support Brain-Derived Neurotrophic Factor-Mediated Synaptic Plasticity," Neuroscience 139 no. 4 (2006): 1221–34, doi:10.1016/j.neuroscience.2006.01.062.
9. Pedersen, „Role of Exercise-Induced Brain-Derived Neurotrophic Factor Production."
10. Sama Sleiman, Jeffrey Henry, Rami Al-Haddad, et al., „Exercise Promotes the Expression of Brain Derived Neurotrophic Factor (BDNF) through the Action of the Ketone Body ß-hydroxybutyrate," Joel K. Elmquist, ed., eLife, no. 5 (2016): e15092. doi:10.7554/eLife.15092.
11. Ibid.
12. Vaynman et al., „Coupling Energy Metabolism"; Sleiman et al., „Exercise Promotes the Expression."
13. Roig, „The Effects of Cardiovascular Exercise on Human Memory"; Eelco V. van Dongen, Ingrid H. P. Kersten, Isabella C. Wagner, Richard G. M. Morris, and Guillén Fernández, „Physical Exercise Performed Four Hours After Learning Improves Memory Retention and Increases Hippocampal Pattern Similarity During Retrieval," Current Biology 26, no. 13 (2016): 1722–7, doi:10.1016/j.cub .2016.04.071; Hayley Guiney and Liana Machado, „Benefits of Regular Aerobic Exercise for Executive Functioning in Healthy Populations," Psychonomic Bulletin & Review 20, no. 1 (2013): 73–86, doi:10.3758/s13423-012-0345-4; Chien-Ning Tseng, Bih-Shya Gau, and Meei-Fang Lou, „The Effectiveness of Exercise on Improving Cognitive Function in Older People: A Systematic Review," The Journal of Nursing Research 19, no. 2 (2011): 119–31, doi:10.1097/JNR .0b013e3182198837; Ashley Carvalho, Irene Maeve Rea, Tanyalak Parimon, and Barry J. Cusack, „Physical Activity and Cognitive Function in Individuals over 60 Years of Age: A Systematic Review," Clinical Interventions in Aging 9 (2014): 661–82, doi:10.2147/CIA.S55520; and Rui Nouchi, Yasuyuki Taki, Hikaru Taeuchi, Atsushi Sekiguchi, Hiroshi Hashizume, Takayuki Nozawa, Haruka Nouchi et al., „Four Weeks of Combination Exercise Training Improved Executive Functions, Episodic Memory, and Processing Speed in Healthy Elderly People: Evidence from a Randomized Controlled Trial," Age 36, no. 2 (2014): 787–99, doi:10.1007/s11357-013-9588-x; Marc Roig, Sasja Nordbrandt, Svend Sparre Geertsen, Jens and Bo Nielsen, „The Effects of Cardiovascular Exercise on Human Memory: A Review with Meta-Analysis," Neuroscience and Biobehavioral Reviews 37, no. 8 (2013): 1645–66, doi:10.1016/j.neubiorev.2013.06.012.
14. Fernando Gomez-Pinilla and Charles Hillman, „The Influence of Exercise on Cognitive Abilities," Comprehensive Physiology 3, no. 1 (2013): 403–28, doi:10.1002/cphy.c110063.
15. Thierry Paillard, „Preventive Effects of Regular Physical Exercise Against Cognitive Decline and the Risk of Dementia with Age Advancement," Sports Medicine—Open 1, no. 1 (2015): 20, doi:10.1186/s40798-015-0016-x.
16. Ibid.; and Kirsten Hötting and Brigitte Röder, „Beneficial Effects of Physical Exercise on Neuroplasticity and Cognition," Neuroscience & Biobehavioral Reviews 37, no. 9 Pt B (2013): 2243–57, doi:10.1016/j.neubiorev.2013.04.005.
17. I. Lista and G. Sorrentino, „Biological Mechanisms of Physical Activity in Preventing Cognitive Decline," Cellular and Molecular Neurobiology 30, no. 4 (2010): 493–503, doi:10.1007/s10571-009-9488-x; Jasmina Pluncevic Gligoroska and Sanja Manchevska, „The Effect of Physical Activity on Cognition—Physiological Mechanisms," Materia Socio-Medica 24, no. 3 (2012): 198–202, doi:10.5455/msm .2012.24.198-202; and Neva J. Kirk-Sanchez and Ellen L. McGough, „Physical Exercise and Cognitive Performance in the Elderly: Current Perspectives," Clinical Interventions in Aging 9 (2014): 51–62, doi:10.2147/CIA.S39506.

Kapitel 18

1. Alessandro Ieraci, Alessandra Mallei, Laura Musazzi, and Maurizio Popoli, „Physical Exercise and Acute Restraint Stress Differentially Modulate Hippocampal Brain-Derived Neurotrophic Factor Transcripts and Epigenetic Mechanisms in Mice," Hippocampus 25, no. 11 (2015): 1380–92, doi:10.1002/hipo .22458; and M. J. Schaaf, E. R. De Kloet, and E. Vreugdenhil, „Corticosterone Effects on BDNF Expression in the Hippocampus. Implications for Memory Formation," Stress 3, no. 3 (2000): 201–8.
2. Rachel Leproult and Eve Van Cauter, „Role of Sleep and Sleep Loss in Hormonal Release and Metabolism. Endocrine Development 17 (2010): 11–21, doi:10.1159/000262524; and G. Copinschi, „Metabolic and Endocrine Effects of Sleep Deprivation," Essential Psychopharmacology 6, no. 6 (2005): 341–7.
3. Lisa Morselli, Rachel Leproult, Marcella Balbo, and Karine Spiegel, „Role of Sleep Duration in the Regulation of Glucose Metabolism and Appetite," Best Practice & Research. Clinical Endocrinology & Metabolism 24, no. 5 (2010): 687–702, doi:10.1016/j.beem.2010.07.005; Karen A. Matthews, Ronald E. Dahl, Jane F. Owens, Laisze Lee, and Martica Hall, „Sleep Duration and Insulin Resistance in Healthy Black and White Adolescents," Sleep 35, no. 10 (2012): 1353–58, doi:10.5665/sleep.2112; and S. Javaheri, A. Storfer-Isser, C. L. Rosen, and S. Redline, „The Association of Short and Long Sleep Durations with Insulin Sensitivity In Adolescents," The Journal of Pediatrics 158, no. 4 (2011): 617–23, doi:10.1016/j.jpeds.2010.09.080.
4. Kristen L. Knutson, Karine Spiegel, Plamen Penev, and Eve Van Cauter, „The Metabolic Consequences of Sleep Deprivation," Sleep Medicine Reviews 11, no. 3 (2007): 163–78. doi:10.1016/j.smrv.2007.01.002.
5. Arlet V. Nedeltcheva and Frank A. J. L. Scheer, „Metabolic Effects of Sleep Disruption, Links to Obesity and Diabetes," Current Opinion in Endocrinology, Diabetes, and Obesity 21, no. 4 (2014): 293–98, doi:10.1097/MED.0000000000000082; and Sirimon Reutrakul and Eve Van Cauter, „Interactions Between Sleep, Circadian Function, and Glucose Metabolism: Implications for Risk and Severity of Diabetes," Annals of the New York Academy of Sciences 1311 (2014): 151–73, doi:10.1111/nyas.12355.
6. Esra Tasali, Babak Mokhlesi, and Eve Van Cauter, „Obstructive Sleep Apnea and Type 2 Diabetes: Interacting Epidemics," Chest 133, no. 2 (2008): 496–506, doi:10.1378/chest.07-0828.
7. Michael Morgenstern, Janice Wang, Norman Beatty, Tom Batemarco, Anthony L. Sica, and Harly Greenberg, „Obstructive Sleep Apnea: An Unexpected Cause of Insulin Resistance and Diabetes," Endocrinology and Metabolism Clinics in North America 43, no. 1 (2014): 187–204, doi:10.1016/j.ecl.2013.09.002.
8. Nadia Aalling Jessen, Anne Sofie Finmann Munk, Iben Lundgaard, and Maiken Nedergaard, „The Glymphatic System: A Beginner's Guide," Neurochemical Research 40, no. 12 (2015): 2583–99, doi:10.1007/s11064-015-1581-6; and Jenna M. Tarasoff-Conway, Roxana O. Carare, Ricardo S. Osorio, Lidia Glodzik, Tracy Butler, Els Fieremans, Leon Axel, et al., „Clearance Systems in the Brain—Implications for Alzheimer Disease," Nature Reviews. Neurology 11, no. (8) (2015): 457–70, doi:10.1038/nrneurol.2015.119.
9. Tarasoff-Conway et al., „Clearance Systems in the Brain."
10. Erik S. Musiek, David D. Xiong, and David M. Holtzman, „Sleep, Circadian Rhythms, and the Pathogenesis of Alzheimer Disease," Experimental & Molecular Medicine 47, no. 3 (2015): e148, doi:10.1038/emm.2014.121.
11. Miranda M. Lim, Jason R. Gerstner, and David M. Holtzman, „The Sleep–Wake Cycle and Alzheimer's Disease: What Do We Know?" Neurodegenerative Disease Management 4, no. 5 (2014): 351-362, doi:10.2217/nmt.14.33; and Jee Hoon Roh, Yafei Huang, Adam W. Bero, Tom Kasten, Floy R. Stewart, Fandall J. Bateman, and David M. Holtzman, „Disruption of the Sleep-Wake Cycle and Diurnal Fluctuation of Amyloid-ß as Biomarkers of Brain Amyloid Pathology," Science Translational Medicine 4, no. 150 (2012): 150ra122, doi:10.1126/scitranslmed.3004291.
12. Roh et al, „Disruption of the Sleep-Wake Cycle."
13. Brendan P. Lucey and Randall J. Bateman, „Amyloid-ß Diurnal Pattern: Possible Role of Sleep in

Alzheimer's Disease Pathogenesis," Neurobiology of Aging 35, Suppl 2 (2014): S29–S34, doi:10.1016/j.neurobiolaging.2014.03.035.

14. Andrew R. Mendelsohn and James W. Larrick, „Sleep Facilitates Clearance of Metabolites from the Brain: Glymphatic Function in Aging and Neurodegenerative Diseases," Rejuvenation Research 16, no. 6 (2013): 518–23, doi:10.1089/rej.2013.1530.
15. Hedok Lee, Lulu Xie, Mei Yu, Hongyi Kang, Tian Feng, Rashid Deane, Jean Logan et al., „The Effect of Body Posture on Brain Glymphatic Transport," Journal of Neuroscience 35, no. 31 (2015): 11034–44, doi:10.1523/JNEUROSCI .1625-15.2015.

Kapitel 19

1. Mark P. Mattson and Ruiqian Wan, „Beneficial Effects of Intermittent Fasting and Caloric Restriction on the Cardiovascular and Cerebrovascular Systems," Journal of Nutritional Biochemistry 16, no. 3 (2005): 129–37, doi:10.1016/j.jnutbio .2004.12.007.
2. Mark P. Mattson, „Energy Intake, Meal Frequency, and Health: A Neurobiological Perspective," Annual Review of Nutrition 25 (2005): 237–60, doi:10.1146/annurev .nutr.25.050304.092526.
3. Mark P. Mattson, Wenxhen Duan, Jaewon, Lee, and Zhihong Guo, „Suppression of Brain Aging and Neurodegenerative Disorders by Dietary Restriction and Environmental Enrichment: Molecular Mechanisms," Mechanisms of Ageing and Development 122, no. 7 (2001): 757–78, doi:10.1016/S0047-6374(01)00226-3.
4. Brownwen Martin, Mark P. Mattson, and Stuart Maudsley, „Caloric Restriction and Intermittent Fasting: Two Potential Diets for Successful Brain Aging," Ageing Research Reviews 5, no. 3 (2006): 332–53, doi:10.1016/j.arr.2006.04.002.
5. Mark P. Mattson, „Neuroprotective Signaling and the Aging Brain: Take Away My Food and Let Me Run," Brain Research 886, no 1-2 (2000): 47–53, doi:10.1016/S0006-8993(00)02790-6; and Ángela Fontán-Lozano, Guillermo López-Lluch, José María Delgado-García, Placido Navas, and Ángel Manuel Carrión, „Molecular Bases of Caloric Restriction Regulation of Neuronal Synaptic Plasticity," Molecular Neurobiology 38, no. 2 (2008): 167–77, doi:10.1007/s12035-008-8040-1.
6. Mark P. Mattson, Wenzhen Duan, and Zhihong Guo, „Meal Size and Frequency Affect Neuronal Plasticity and Vulnerability to Disease: Cellular and Molecular Mechanisms," Journal of Neurochemistry 84, no. 3 (2003): 417–31, doi:10.1046/j.1471-4159.2003.01586.x.

Kapitel 20

1. A. Quiñones-Galvan and E. Ferrannini, „Renal Effects of Insulin in Man," Journal of Nephrology 10, no. 4 (1997): 188–91; Ralph A. DeFronzo, „The Effect of Insulin on Renal Sodium Metabolism. A Review with Clinical Implications," Diabetologia 21, no. 3 (1981): 165–71; and María Chávez-Canales, Juan Pablo Arroyo, Benjamin Ko, Norma Vázquez, Rocio Bautista, Maria Casteñada-Bueno, Norma A. Bobadilla, et al., „Insulin Increases the Functional Activity of the Renal NaCl Cotransporter," Journal of Hypertension 31, no. 2 (2013): 303–11, doi:10.1097/HJH.0b013e32835bbb83.
2. James J. DiNicolantonio and Sean Lucan, „The Wrong White Crystals: Not Salt but Sugar as Aetiological in Hypertension and Cardiometabolic Disease," Open Heart 1, no. 1 (2014): e000167.
3. Ellen Davis, „Who Should Not Follow a Ketogenic Diet?," Ketogenic Diet Resource, http://www.ketogenic-diet-resource.com/support-files/who-should-not-follow-a-ketogenic-diet.pdf (August 4, 2016).
4. William F. Martin, Lawrence E. Armstrong, and Nancy R. Rodriguez, „Dietary Protein Intake and Renal Function," Nutrition & Metabolism 2 (2005): 25, doi:10.1186/1743-7075-2-25; and Helen Kollias, „Research Review: High-Protein Diets—Safe for Kidneys," Precision Nutrition, http://www.precisionnutrition.com/high-protein-safe-for-kidneys (July 10, 2016).

Kapitel 21

1. Jonathan Wright and Lane Lenard, Why Stomach Acid Is Good for You (Lanham, MD: M. Evans & Company, 2001).
2. Carol S. Johnston, Cindy M. Kim, and Amanda J. Buller, „Vinegar Improves Insulin Sensitivity to a High-Carbohydrate Meal in Subjects with Insulin Resistance or Type 2 Diabetes," Diabetes Care 27, no. 1 (2004): 281–2, doi:10.2337/diacare .27.1.281; Carol S. Johnston, Iwona Steplewska, Cindy A. Long, Lafe N. Harris, and Romina H. Ryals, „Examination of the Antiglycemic Properties of Vinegar in Healthy Adults," Annals of Nutrition and Metabolism 56, no. 1 (2010): 74–9, doi:10.1159/000272133; S. Liatis, S. Grammatikou, K. A. Poulia, D. Perrea, K. Makrilakis, E. Kiakoumopoulou, and N. Katsilambros, „Vinegar Reduces Postprandial Hyperglycaemia in Patients with Type II Diabetes When Added to a High, but Not to a Low, Glycaemic Index Meal," European Journal of Clinical Nutrition 64, no. 7 (2010): 727–32, doi:10.1038/ejcn.2010.89; Helena Liljeberg and Inger Björck, „Delayed Gastric Emptying Rate May Explain Improved Glycaemia in Healthy Subjects to a Starchy Meal with Added Vinegar," European Journal of Clinical Nutrition 52, no. 5 (1998): 368–71; and E. Östman, Y. Granfeldt, L. Persson, and I. Bjorck, „Vinegar Supplementation Lowers Glucose and Insulin Responses and Increases Satiety After a Bread Meal in Healthy Subjects," European Journal of Clinical Nutrition 59, no. 9 (2005): 983–8, doi:10.1038/sj.ejcn.1602197.
3. David C. Williams, „You've (Hopefully) Got Some Gall," Dr. David Williams, http://www.drdavidwilliams.com/importance-of-bile-acid (August 5, 2016).

Kapitel 22

1. Francesco Bellia, Adriana Pietropaolo, and Giuseppe Grasso, „Formation of Insulin Fragments by Insulin-Degrading Enzyme: The Role of Zinc(II) and Cystine Bridges," Journal of Mass Spectrometry 48, no. 2 (2013): 135–40, doi:10.1002/jms.3060.
2. Michael Zimmermann, Burgerstein's Handbook of Nutrition (New York: Thieme, 2001).
3. Rosebud O. Roberts, Teresa J. Christianson, Walter K. Kremers, Michelle M. Mielk, Mary M. Machulda, Maria Vassilaka, Rabe E. Alhurani et al., „Association Between Olfactory Dysfunction and Amnestic Mild Cognitive Impairment and Alzheimer Disease Dementia," JAMA Neurology 73, no. 1 (2016): 93–101, doi:10.1001/jamaneurol.2015.2952; W. Lojkowska, B. Sawicka, M. Gugala, H. Sienkiewicz-Jarosz, A. Bochynska, A. Scinska, A. Korkosz, et al., „Follow-Up Study of Olfactory Deficits, Cognitive Functions, and Volume Loss of Medial Temporal Lobe Structures in Patients with Mild Cognitive Impairment," Current Alzheimer Research 8, no. 6 (2011): 689–98, http://www.ncbi.nlm.nih.gov/pubmed/21592056; L. Velayudhan, M. Pritchard, J. F. Powell, P. Proitsi, and S. Lovestone, „Smell Identification Function as a Severity and Progression Marker in Alzheimer's Disease," International Psychogeriatrics 25, no. 7 (2013): 1157–66, doi:10.1017/S1041610213000446; and J. Djordjevic, M. Jones-Gotman, K. De Sousa, and H. Chertkow, „Olfaction in Patients with Mild Cognitive Impairment and Alzheimer's Disease," Neurobiology of Aging 29, no. 5 (2008): 693–706, doi:10.1016/j.neurobiolaging.2006.11.014.
4. Davis W. and Steven M. Plaza, „The Safety and Efficacy of High-Dose Chromium," Alternative Medicine Review 7, no. 3 (2002): 218–35.
5. Kate Petersen Shay, Régis F. Moreau, Eric J. Smith, Anthony R. Smith, and Tory M. Hagen, „Alpha-Lipoic Acid as a Dietary Supplement: Molecular Mechanisms and Therapeutic Potential," Biochimica et Biophysica Acta 1790, no. 10 (2009): 1149–60, doi:10.1016/j.bbagen.2009.07.026; and Luc Rochette, Stéliana Ghibu, Carole Richard, Marianne Zeller, Yves Cottin, and Catherine Vergely, „Direct and Indirect Antioxidant Properties of a-Lipoic Acid and Therapeutic Potential," Molecular Nutrition & Food Research 57, no. 1 (2013): 114–25, doi:10.1002/mnfr.201200608.
6. Anna Goraca, Halina Huk-Kolega, Aleksandra Piechota, Paulina Kleniewska, Elzbieta Ciejka, and Beata Skibska, „Lipoic Acid–Biological Activity and Therapeutic Potential," Pharmacological Reports 63, no. 4 (2011): 849–58.
7. Petya Kamenova, „Improvement of Insulin Sensitivity in Patients with Type 2 Diabetes Mellitus

After Oral Administration of Alpha-Lipoic Acid," Hormones (Athens) 5, no. 4 (2006): 251–8; and Hadi Moini, Oren Tirosh, Young Chul Park, Kyung-Joo Cho, and Lester Packer, „R-Alpha-Lipoic Acid Action on Cell Redox Status, the Insulin Receptor, and Glucose Uptake in 3T3-L1 Adipocytes," Archives of Biochemistry and Biophysics 397, no. 2 (2002): 384–91, doi:10.1006/abbi.2001.2680.

8. Annette Maczurek, Lezanne Ooi, Mili Patel, and Gerald Münch, „Lipoic Acid as an Anti-inflammatory and Neuroprotective Treatment for Alzheimer's Disease," Advanced Drug Delivery Reviews 60, no. 13-14 (2008): 1463–70, doi:10.1016/j.addr.2008.04.015; and L. Holmquist, G. Stuchbury, K. Berbaum, S. Muscat, S. Young, K. Hager, J. Engel et al., „Lipoic Acid as a Novel Treatment for Alzheimer's Disease and Related Dementias," Pharmacology & Therapeutics 113, no. 1 (2007): 154–64, doi:10.1016/j.pharmthera.2006.07.001.
9. Janos Zempleni, Timothy A. Trusty, and Donald M. Mock, „Lipoic Acid Reduces the Activities of Biotin-Dependent Carboxylases in Rat Liver," The Journal of Nutrition 127, no. 9 (1997): 1776–81.
10. Artemis P. Simopoulos, „Evolutionary Aspects of Diet: The Omega-6/Omega-3 Ratio and the Brain," Molecular Neurobiology 44, no. 2 (2011): 203–15, doi:10.1007/s12035-010-8162-0.
11. Russell T. Matthews, Lichuan Yang, Susan Browne, Myong Baik, and M. Flint Beal, „Coenzyme Q10 Administration Increases Brain Mitochondrial Concentrations and Exerts Neuroprotective Effects," Proceedings of the National Academy of Sciences of the United States of America 95, no. 15 (1998): 8892–97; M. Flint Beal, „Mitochondrial Dysfunction and Oxidative Damage in Alzheimer's and Parkinson's Diseases and Coenzyme Q10 as a Potential Treatment," Journal of Bioenergetics and Biomembranes 36, no. 4 (2004): 381–6, doi:10.1023/B:JOBB.0000041772.74810.92; A. Joyce Young, Stephanie Johnson, David C. Steffens, and P. Murali Doraiswamy, „Coenzyme Q10: A Review of Its Promise as a Neuroprotectant," CNS Spectrums 12, no. 1 (2007): 62–8, http://www.ncbi.nlm.nih.gov/pubmed/17192765; Wendy R. Galpern and Merit E. Cudkowicz, „Coenzyme Q Treatment of Neurodegenerative Diseases of Aging," Mitochondrion 7, Suppl (2007): S146–S153, doi:10.1016/j.mito.2007.01.004; M. Mancuso, D. Orsucci, L. Volpi, V. Calsolaro, and G. Siciliano, „Coenzyme Q10 in Neuromuscular and Neurodegenerative Disorders," Current Drug Targets 11, no. 1 (2010): 111–21, http://www.ncbi.nlm.nih.gov/pubmed/20017723; and D. Orsucci, M. Mancuso, E. C. Ienco, A. Logerfo, and G. Ciciliano, „Targeting Mitochondrial Dysfunction and Neurodegeneration by Means of Coenzyme Q10 and Its Analogues," Current Medicinal Chemistry 18, no. 26 (2011): 4053–64, doi:10.2174/092986711796957257.
12. Xifei Yang, George Dai, Geng Li, and Edward S. Yang, „Coenzyme Q10 Reduces Beta-Amyloid Plaque in an APP/PS1 Transgenic Mouse Model of Alzheimer's Disease," Journal of Molecular Neuroscience 41, no. 1 (2010): 110–3, doi:10.1007 /s12031-009-9297-1; Xifei Yang, Ying Yang, Geng Li, Jianzhi Wang, and Edward S. Yang, „Coenzyme Q10 Attenuates ß-Amyloid Pathology in the Aged Transgenic Mice with Alzheimer Presenilin 1 Mutation," Journal of Molecular Neuroscience 34, no. 2 (2008): 165–71, doi:10.1007/s12031-007-9033-7; and Magali Dumont, Khatuna Kipiani, Fangmin Yu, Elizabeth Wille, Maya Katz, Noel Y. Calingasan, and Gunnar K. Gouras, „Coenzyme Q10 Decreases Amyloid Pathology and Improves Behavior in a Transgenic Mouse Model of Alzheimer's Disease," Journal of Alzheimer's Disease 27, no. 1(2011): 211–23, doi:10.3233/JAD-2011-110209.
13. Igor Pravst, Katja Zmitek, and Janko Zmitek, „Coenzyme Q10 Contents in Foods and Fortification Strategies," Critical Reviews in Food Science and Nutrition 50, no. 4 (2010): 269–80, doi:10.1080/10408390902773037.
14. Kei Mizuno, Masaaki Tanaka, Staoshi Nozaki, Hiroshi Mizuma, Suzuka Ataka, Tsuyoshi Tahara, Tomohiro Sugino, et al., „Antifatigue Effects of Coenzyme Q10 During Physical Fatigue," Nutrition 24, no. 4 (2008): 293–99, doi:10.1016/j.nut.2007.12.007.
15. A. Carta, M Calvani, D. Bravi, and S. N. Bhuachalla, „Acetyl-L-Carnitine and Alzheimer's Disease: Pharmacological Considerations Beyond the Cholinergic Sphere," Annals of the New York Academy of Sciences 695 (1993): 324–26, doi:10.1111/j.1749-6632.1993.tb23077.x.
16. Linus Pauling Institute Micronutrient Information Center, „L-Carnitine," Oregon State

University, accessed August 14, 2016, http://lpi.oregonstate.edu/mic/dietary-factors/L-carnitine#biosynthesis-sources.

17. A. Spagnoli, U. Lucca, G. Manasce, L. Bandera, G. Cizza, G. Forloni, M. Tettamanti, et al., „Long-Term Acetyl-L-Carnitine Treatment in Alzheimer's Disease,“ Neurology 41, no. 11 (1991): 1726–32, http://www.ncbi.nlm.nih.gov/pubmed/1944900; and Sheila A. Hudson and Naji Tabet, „Acetyl-L-Carnitine for Dementia,“ Cochrane Database of Systematic Reviews 2 (2003): CD003158, doi:10.1002/14651858.CD003158.
18. Jun Yin, Huli Xing, and Jianping Ye, „Efficacy of Berberine in Patients with Type 2 Diabetes,“ Metabolism: Clinical and Experimental 57, no. 5 (2008): 712–17, doi:10.1016/j.metabol.2008.01.013.
19. Hao Zhang, Jing Wei, Rong Xue, Jin-Dan Wu, Wei Zhao, Zi-Zheng Wang, Shu-Kui Wang, et al., „Berberine Lowers Blood Glucose in Type 2 Diabetes Mellitus Patients Through Increasing Insulin Receptor Expression,“ Metabolism 59, no. 2 (2010): 285–92, doi:10.1016/j.metabol.2009.07.029.
20. Li Liu, Yun-Li Yu, Jian-Song Yang, Yang Li, Yao-Wu Liu, Yan Liang, Xiao-Dong Liu, et al, „Berberine Suppresses Intestinal Disaccharidases with Beneficial Metabolic Effects in Diabetic States, Evidences from in Vivo and in Vitro Study,“ Naunyn Schmiedeberg's Archives of Pharmacology 381, no. 4 (2010): 371–81, doi:10.1007/s00210-010-0502-0.
21. Hyun Ah Jung, Byung-Sun Min, Takako Yokozawa, Je-Hyun Lee, Yeong Shik Kim, and Jae Sue Choi. „Anti-Alzheimer and Antioxidant Activities of Coptidis Rhizoma Alkaloids,“ Biological and Pharmaceutical Bulletin 32, no. 8 (2009): 1433–38, doi:10.1248/bpb.32.1433.
22. Ibid.
23. Hong-Fang Ji and Liang Shen, „Molecular Basis of Inhibitory Activities of Berberine against Pathogenic Enzymes in Alzheimer's Disease,“ The Scientific World Journal 2012 (2012): 823201, doi:10.1100/2012/823201.
24. Siva Sundara Kumar Durairajan, Liang-Feng Liu, Jai-Hong Lu, Lei-Lei Chen, Qiuju Yuan, Sookja K. Chung, Ling Huang, et al., „Berberine Ameliorates ß-Amyloid Pathology, Gliosis, and Cognitive Impairment in an Alzheimer's Disease Transgenic Mouse Model,“ Neurobiology of Aging 33, no. 12 (2012): 2903–19, doi:10.1016/j.neurobiolaging.2012.02.016.
25. Rui Wang, Han Yan, and Zi-can Tang, „Progress in Studies of Huperzine A, a Natural Cholinesterase Inhibitor from Chinese Herbal Medicine,“ Acta Pharmacologica Sinica 27, no. 1 (2006): 1–26, doi:10.1111/j.1745-7254.2006.00255.x.
26. Ibid.; and Hai Yan Zhang, Chun Yan Zheng, Han Yan, Zhi Fei Wang, Li Li Tang, Xin Gao, and Xi Can Tang, „Potential Therapeutic Targets of Huperzine A for Alzheimer's Disease and Vascular Dementia,“ Chemico-Biological Interactions 175, no. 1–3 (2008): 396–402, doi:10.1016/j.cbi.2008.04.049.
27. Alicia R. Desilets, Jennifer J. Gickas, and Kaelen C. Dunican, „Role of Huperzine A in the Treatment of Alzheimer's Disease,“ Annals of Pharmacotherapy 43, no. 3 (2009): 514–18, doi:10.1345/aph.1L402.
28. J. Li, H. M. Wu, R. L. Zhou, G. J. Liu, and B. R. Dong, „Huperzine A for Alzheimer's Disease,“ Cochrane Database of Systematic Reviews 2 (2008): CD005592, doi:10.1002/14651858.CD005592.pub2.
29. Guoyan Yang, Yuyi Wang, Jinzhou Tian, and Hian-Ping Liu, „Huperzine A for Alzheimer's Disease: A Systematic Review and Meta-Analysis of Randomized Clinical Trials,“ Roberta W. Scherer, ed., PLoS ONE 8, no. 9 (2013): e74916, doi:10.1371/journal.pone.0074916.
30. M. S. Rafii, S. Walsh, J. T. Little, K. Behan, B. Reynolds, C. Ward, S. Jin, et al., „A Phase II Trial of Huperzine A in Mild to Moderate Alzheimer Disease,“ Neurology 76, no. 16 (2011): 1389–94, doi:10.1212/WNL.0b013e318216eb7b.
31. Winyoo Chowanadisai, Kathryn A. Bauerly, Eskouhie Tchaparian, Alice Wong, Gino A. Cortopassi, and Robert B. Rucker, „Pyrroloquinoline Quinone Stimulates Mitochondrial Biogenesis Through cAMP Response Element-binding Protein Phosphorylation and Increased PGC-1a Expression,“ The Journal of Biological Chemistry 285, no. 1 (2010): 142–52, doi:10.1074/jbc.M109.030130; Calliandra B. Harris, Winyoo Chowanadisai, Darya O. Mishchuk, Mike A.

Satre, Carolyn M. Slupsky, and Robert B. Rucker, „Dietary Pyrroloquinoline Quinone (PQQ) Alters Indicators of Inflammation and Mitochondrial-Related Metabolism in Human Subjects," The Journal of Nutritional Biochemistry 24, no. 12 (2013): 2076–84, doi:10.1016/j.jnutbio.2013.07.008; and Kathryn Bauerly, Calliandra Harris, Winyoo Chowanadisai, James Graham, Peter J. Havel, Eskouhie Tchaparian, Mike Satre, et al., „Altering Pyrroloquinoline Quinone Nutritional Status Modulates Mitochondrial, Lipid, and Energy Metabolism in Rats," Immo A. Hansen, ed., PLoS ONE 6, no. 7 (2011): e21779, doi:10.1371/journal.pone.0021779.

32. Robert Rucker, Winyoo Chowanadisai, and Masahiko Nakano, „Potential Physiological Importance of Pyrroloquinoline Quinone," Alternative Medicine Review 14, no. 3 (2009): 268–77; H. S. Misra, Y. S. Raipurohit, and N. P. Kharnar, „Pyrroloquinoline-Quinone and Its Versatile Roles in Biological Processes," Journal of Biosciences 37, no. 2 (2012): 313–25; Qi Zhang, Mi Shen, Mei Ding, Dingding Shen, and Fei Ding, „The Neuroprotective Action of Pyrroloquinoline Quinone Against Glutamate-Induced Apoptosis in Hippocampal Neurons Is Mediated Through the Activation of PI3K/Akt Pathway," Toxicology and Applied Pharmacology 252, no. 1 (2011): 62–72, doi:10.1016/j.taap.2011.02.006; and Jiaojiao Qin, Meilong Wu, Shu Yu, Xiaorong Gao, Jingjing Zhang, Xingyue Dong, Jinyan Ji, et al., „Pyrroloquinoline Quinone-Conferred Neuroprotection in Rotenone Models of Parkinson's Disease," Toxicology Letters 238, no. 3 (2015): 70–82, doi:10.1016/j.toxlet.2015.08.011.

33. Warnakulasuriya Mary Ann Dipika Binosha Fernando, Ian J. Martins, K. G. Goozee, Charles S. Brennan, V. Jayasena, and R. N. Martins, „The Role of Dietary Coconut for the Prevention and Treatment of Alzheimer's Disease: Potential Mechanisms of Action," The British Journal of Nutrition 114, no. 1 (2015): 1–14, doi:10.1017/S0007114515001452.

Kapitel 23

1. Richard D. Feinman and Jeff Volek, „Carbohydrate Restriction as the Default Treatment for Type 2 Diabetes and Metabolic Syndrome," Scandinavian Cardiovascular Journal 42, no. 4 (2008): 256–63, doi:10.1080/14017430802014838; Jeff S. Volek, Stephen D. Phinney, Cassandra E. Forsythe, Erin E. Quann, Richard J. Wood, Michael J. Puglisi, William J. Kraemer, et al., „Carbohydrate Restriction Has a More Favorable Impact on the Metabolic Syndrome Than a Low Fat Diet," Lipids 44, no. 4 (2009): 297–309, doi:10.1007/s11745-008-3274-2; and Richard D. Feinman, Wendy K. Pogozelski, Arne Astrup, Richard K. Bernstein, Eugene J. Fine, Eric C. Westman, Anthony Accurso, et al., „Dietary Carbohydrate Restriction as the First Approach in Diabetes Management: Critical Review and Evidence Base," Nutrition 31, no. 1 (2015): 1–13, doi:10.1016/j.nut.2014.06.011.
2. Csaba Tóth and Zsófia Clemens, „Type 1 Diabetes Mellitus Successfully Managed with the Paleolithic Ketogenic Diet," International Journal of Case Reports and Images 5, no. 10 (2014): 699–703, doi:10.5348/ijcri-2014124-CR-10435.
3. Jeff Volek, Maria Luz Fernandez, Richard D. Feinman, and Stephen Phinney, „Dietary Carbohydrate Restriction Induces a Unique Metabolic State Positively Affecting Atherogenic Dyslipidemia, Fatty Acid Partitioning, and Metabolic Syndrome," Progress in Lipid Research 47, no. 5 (2008): 307–18, doi:10.1016/j .plipres.2008.02.003; Eric Westman, Jeff S. Volek, and Richard D. Feinman, „Carbohydrate Restriction Is Effective in Improving Atherogenic Dyslipidemia Even in the Absence of Weight Loss," American Journal of Clinical Nutrition 84, no. 6 (2006): 1549; Jeff Volek and Matthew J. Sharman, „Cardiovascular and Hormonal Aspects of Very-Low-Carbohydrate Ketogenic Diets," Obesity Research 12, Suppl 2 (2004): 115S–123S, doi:10.1038/oby.2004.276; Richard J. Wood, Maria Luz Fernandez, Matthew J. Sharman, Ricardo Silvestre, Christine M. Greene, Tosca L. Zern, Sudeep Shrestha, et al., „Effects of a Carbohydrate-Restricted Diet with and Without Supplemental Soluble Fiber on Plasma Low-Density Lipoprotein Cholesterol and Other Clinical Markers of Cardiovascular Risk," Metabolism 56, no. 1 (2007): 58–67, doi:10.1016/j.metabol.2006.08.021; Matthew J. Sharman, William J. Kraemer, Dawn M. Love, Neva G. Avery, Ana L. Gómez, Timothy P. Scheett, and Jeff S. Volek, „A Ketogenic Diet Favorably Affects Serum Biomarkers for Cardiovascular Disease in Normal-

Weight Men," The Journal of Nutrition 132, no. 7 (2002): 1879–85; and Jeff S. Volek, Matthew J. Sharman, Ana Lourdes Gomez, Timothy P. Scheett, and William J. Kraemer, „An Isoenergetic Very Low Carbohydrate Diet Improves Serum HDL Cholesterol and Triacylglycerol Concentrations, the Total Cholesterol to HDL Cholesterol Ratio and Postprandial Lipemic Responses Compared with a Low Fat Diet in Normal Weight, Normolipidemic Women," The Journal of Nutrition 133, no. 9 (2003): 2756–61.

4. Eric C. Westman. Richard D. Feinman, John D. Mavropoulos, Mary C. Vernon, Jeff S. Volek, James A. Wortman, William S. Yancy, et al., „Low-Carbohydrate Nutrition and Metabolism," American Journal of Clinical Nutrition 86, no. 2 (2007): 276–84.
5. Cassandra Forsythe, Stephen D. Phinney, Maria Luz Fernandez, Erin E. Quann, Richard J. Wood, Doug M. Bibus, William J. Kraemer, et al., „Comparison of Low Fat and Low Carbohydrate Diets on Circulating Fatty Acid Composition and Markers of inflammation," Lipids 43, no. 1 (2008): 65–77, doi:10.1007/s11745-007-3132-7.
6. Jeff S. Volek, Kevin D. Ballard, Ricardo Silvestre, Daniel A. Judelson, Erin E. Quann, Cassandra E. Forsythe, Maria Luz Fernandez, et al., „Effects of Dietary Carbohydrate Restriction Versus Low-Fat Diet on Flow-Mediated Dilation," Metabolism 58, no. 12 (2009): 1769–77, doi:10.1016/j.metabol.2009.06.005.
7. Gregory L. Austin, Michelle T. Thiny, Eric C. Westman, William S. Yancy Jr., and Nicholas J. Shaheen, „A Very Low-Carbohydrate Diet Improves Gastroesophageal Reflux and Its Symptoms," Digestive Diseases and Sciences 51, no. 8 (2006): 1307–12, doi:10.1007/s10620-005-9027-7; William S. Yancy Jr., Dawn Provenzale, and Eric C. Westman, „Improvement of Gastroesophageal Reflux Disease After Initiation of a Low-Carbohydrate Diet: Five Brief Case Reports," Alternative Therapies in Health and Medicine 7, no. 6 (2001): 120, 116–9; and S. D. Pointer, J. Rickstrew, J. C. Slaughter, M. F. Vaezi, and H. J. Silver, „Dietary Carbohydrate Intake, Insulin Resistance and Gastro-Oesophageal Reflux Disease: A Pilot Study in Europeanand African-American Obese Women," Alimentary Pharmacology & Therapeutics (September 1, 2016), http://www.ncbi.nlm.nih.gov/pubmed/27582035.
8. John C. Mavropoulos, William S. Yancy, Juanita Hepburn, and Eric C. Westman, „The Effects of a Low-Carbohydrate, Ketogenic Diet on the Polycystic Ovary Syndrome: A Pilot Study," Nutrition & Metabolism 2 (2005): 35, doi:10.1186/1743 -7075-2-35; and Antonio Paoli, Alessandro Rubini, Jeff S. Volek, and Keith A. Grimaldi, „Beyond weight loss: a review of the therapeutic uses of very-lowcarbohydrate (ketogenic) diets," European Journal of Clinical Nutrition 67, no. 8 (2013): 789–96, doi:10.1038/ejcn.2013.116.
9. James R. Phelps, Susan V. Siemers, and Rif S. El-Mallakh, „The Ketogenic Diet for Type II Bipolar Disorder," Neurocase 19, no. 5 (2013): 423–6, doi:10.1080/1355479 4.2012.690421; and R. S. El-Mallakh and M. E. Paskitti, „The Ketogenic Diet May Have Mood-Stabilizing Properties," Medical Hypotheses 57, no. 6 (2001): 724–6, doi:10.1054/mehy.2001.1446.
10. Lindsey B. Gano, Mili Patel, and Jong M. Rho, „Ketogenic Diets, Mitochondria, and Neurological Diseases," Journal of Lipid Research 55, no. 11 (2014): 2211–28, doi:10.1194/jlr.R048975; Carl E. Stafstrom and Jong M. Rho, „The Ketogenic Diet as a Treatment Paradigm for Diverse Neurological Disorders," Frontiers in Pharmacology 3 (2012): 59, doi:10.3389/fphar.2012.00059; Maciej Gasior, Michael A. Rogawski, and Adam L. Hartman, „Neuroprotective and Disease-Modifying Effects of the Ketogenic Diet," Behavioural Pharmacology 17, no. 5-6 (2006): 431–39; Antonio Paoli, Antonino Bianco, Ernesto Damiani, and Gerardo Bosco, „Ketogenic Diet in Neuromuscular and Neurodegenerative Diseases," BioMed Research International 2014 (2014): 474296, doi:10.1155/2014/474296; Zhong Zhao, Dale J. Lange, Andre Voustianiouk, Donal MacGrogan, Lap Ho, Jason Suh, Nelson Humala, et al., „A Ketogenic Diet as a Potential Novel Therapeutic Intervention in Amyotrophic Lateral Sclerosis," BMC Neuroscience 7 (2006): 29, doi:10.1186/1471-2202-7-29; and Mithu Storoni and Gordon T. Plant, „The Therapeutic Potential of the Ketogenic Diet in Treating Progressive Multiple Sclerosis," Multiple Sclerosis International 2015 (2015): 681289, doi:10.1155/2015/681289.
11. Mayumi L. Prins, „Diet, Ketones and Neurotrauma," Epilepsia 49, Suppl 8 (2008): 111–13, doi:10.1111/j.1528-1167.2008.01852.x; Mayumi L. Prins and Joyce H. Matsumoto, „The

Collective Therapeutic Potential of Cerebral Ketone Metabolism in Traumatic Brain Injury," Journal of Lipid Research 55, no. 12 (2014): 2450–57, doi:10.1194/jlr.R046706; Hayden White and Balasubramanian Venkatesh, „Clinical Review: Ketones and Brain Injury," Critical Care 15, no. 2 (2011): 219, doi:10.1186/cc10020; and Mayumi L. Prins, „Cerebral Metabolic Adaptation and Ketone Metabolism After Brain Injury," Journal of Cerebral Blood Flow and Metabolism 28, no. 1 (2008): 1–16, doi:10.1038/sj.jcbfm.9600543.

12. Bryan G. Allen, Sudershan K. Bhatia, Carryn M. Anderson, Julie M. Eichenberger-Gilmore, Zita A. Sibenaller, Kranti A. Mapuskar, et al., „Ketogenic Diets as an Adjuvant Cancer Therapy: History and Potential Mechanism," Redox Biology 2 (2014): 963–70, doi:10.1016/j.redox.2014.08.002; Weihua Zhou, Purna Mukherjee, Michael A. Kiebish, William T. Markis, John G. Mantis, and Thomas N. Seyfried, „The Calorically Restricted Ketogenic Diet, an Effective Alternative Therapy for Malignant Brain Cancer," Nutrition & Metabolism 4 (2007): 5, doi:10.1186/1743-7075-4-5; Rainer Klement and Ulrike Kämmerer, „Is There a Role for Carbohydrate Restriction in the Treatment and Prevention of Cancer?" Nutrition & Metabolism 8 (2011): 75, doi:10.1186/1743-7075-8-75; and Thomas N. Seyfried, Roberto E. Flores, Angela Poff, and Dominic P. D'Agiostino, „Cancer as a Metabolic Disease: Implications for Novel Therapeutics," Carcinogenesis 35, no. 3 (2014): 515–27, doi:10.1093/carcin/bgt480.

Kapitel 24

1. Catherine Crofts, Caryn Zinn, Mark Wheldon, and Grant Schofield, „Hyperinsulinemia: A Unifying Theory of Chronic Disease?" Diabesity 1, no. 4 (2015): 34–43, doi:10.15562/diabesity.2015.19.
2. Dale E. Bredesen, Cognitive Health: Dawn of the Era of Treatable Alzheimer's Disease, film, 56:21, August 4, 2016, https://vimeo.com/173061978.
3. Theodore Naiman, MD, email message to author, August 8, 2016.
4. Bredesen, Cognitive Health, film.
5. Ibid.
6. Theodore Naiman, MD, email message to author, August 8, 2016.
7. Ibid.
8. Mayo Clinic Staff, „HDL Cholesterol: How to Boost Your 'Good' Cholesterol," Mayo Clinic, http://www.mayoclinic.org/diseases-conditions/high-blood-cholesterol/in-depth/hdl-cholesterol/ART-20046388 (September 9, 2016).
9. Theodore Naiman, MD, email message to author, August 8, 2016.
10. Jeff Volek and Stephen Phinney, The Art and Science of Low Carbohydrate Performance (Lexington, KY: Beyond Obesity, 2011), 102; and Jonny Bowden and Stephen Sinatra, The Great Cholesterol Myth (Beverly, MA: Fair Winds Press, 2012), 44.
11. William S. Harris, „The Omega-3 Index: Clinical Utility for Therapeutic Intervention," Current Cardiology Reports, 12, no. 6 (2010): 503–8, doi:10.1007/s11886-010-0141-6; and True Health Diagnostics, laboratory test report provided to author, July 2015.
12. Mayo Clinic Staff, „C-Reactive Protein Test," Mayo Clinic, http://www.mayoclinic.org/tests-procedures/c-reactive-protein/basics/results/prc-20014480 (August 16, 2016).
13. University of Rochester Medical Center Health Encyclopedia, „Homocysteine," https://www.urmc.rochester.edu/encyclopedia/content.aspx?contenttypeid=167&contentid=homocysteine (September 9, 2016).
14. Bowden and Sinatra, The Great Cholesterol Myth, 174.
15. Mayo Clinic Staff, „Liver Function Tests," Mayo Clinic, http://www.mayoclinic.org/tests-procedures/liver-function-tests/basics/results/prc-20012602 (August 16, 2016).
16. Theodore Naiman, MD, email message to author, August 8, 2016.
17. Bowden and Sinatra, The Great Cholesterol Myth, 174.
18. Mayo Clinic Staff, „Liver Function Tests."
19. Katy Bowman, Move Your DNA: Restore Your Health Through Natural Movement (Sequim, WA: Propriometrics Press, 2014).

20. The Washington Post, „A Workout at Work?“ https://www.washingtonpost.com/graphics/health/workout-at-work (September 9, 2016).

Zum Abschluss

1. Dale E. Bredesen, Cognitive Health: Dawn of the Era of Treatable Alzheimer's Disease, film, 56:21, August 4, 2016, https://vimeo.com/173061978.
2. Samuel T. Henderson, „High Carbohydrate Diets and Alzheimer's Disease,“ Medical Hypotheses 62 (2004): 689–700, doi:10.1016/j.mehy.2003.11.028.

WEITERFÜHRENDE INFORMATIONEN

Anmerkung des Verlags für die deutsche Ausgabe: Die folgenden Informationen wurden von der Autorin zusammengestellt und beziehen sich auf die USA. Sind Übersetzungen erschienen, werden die Bücher hier aufgeführt. Bitte lassen Sie sich in Ihrer Buchhandlung beraten; es gibt auch deutschsprachige Originalausgaben, die sich mit diesen Themen befassen.

Kohlenhydratarme und ketogene Ernährung

Bücher (deutsche und englische Ausgaben)

Bowden, Jonny: *Low Carbohydrate Living*, New York: Sterling 2012

Eades, Michael und Mary Dan Eades: *Protein Power Lifeplan*, New York: Grand Central 2001

Feinman, Richard: The World Turned Upside Down, Brooklyn: NMS Press 2014

Moore, Jimmy und Eric Westman: *Ketogene Ernährung für Einsteiger*, München: Riva 2016

Volek, Jeff und Stephen Phinney: *The Art and Science of Low Carbohydrate Living*, Lexington: Beyond Obesity, LLC 2011

Volek, Jeff und Stephen Phinney: *The Art and Science of Low Carbohydrate Performance*, Lexington: Beyond Obesity, LLC 2011

Westman, Eric, Stephen Phinney und Jeff Volek: *Die aktuelle Atkins-Diät*, München: Goldmann 2011

Internetseiten (englischsprachig)

Burn Fat Not Sugar (Theodore Naiman, MD): *www.burnfatnotsugar.com*

„Butter Bob Briggs" (YouTube-Kanal): *www.youtube.com/channel/UCiue5Soilcbqp3XS2c1P1PA*

The Charlie Foundation: *www.charliefoundation.org*

Diagnosis Diet (Georgia Ede, MD): *www.diagnosisdiet.com*

Diet Doctor (Andreas Eenfeldt, MD): *www.dietdoctor.com/low-carb*

KetoGains: *www.ketogains.com*

Ketogenic Diet Resource: *www.ketogenic-diet-resource.com*

Low Carb Dietitian (Franziska Spritzler, RD): *www.lowcarbdietitian.com*

Low Carb RN (Kelley Pounds, RN): *www.lowcarbrn.wordpress.com*

Podcasts (englischsprachig)

Keto Talk, with Jimmy and the Doc: *www.ketotalk.com*

Ketovangelist: www.*ketovangelist.com/category/podcast*

The Livin' La Vida Low Carb Show, mit Jimmy Moore: *www.thelivinlowcarbshow.com/shownotes*

Two Keto Dudes: *www.2ketodudes.com/archives.aspx*

Paläo-Diät

Bücher (deutsche und englische Ausgaben)

Cordain, Loren: *Die Paleo-Ernährung*, Köln: Deutscher Trainer Verlag 2015
Gedgaudas, Nora: *Primal Body, Primal Mind*, Portland: Primal Body – Primal Mind 2009
Kresser, Chris: *The Paleo Cure*, Boston: Little, Brown and Company 2014
Sanfilippo, Diane: *Das große Buch der Paleo-Ernährung*, München: riva 2014
Sisson, Mark: *The Primal Blueprint*, Malibu: Primal Nutrition 2009
Wolf, Robb: *The Paleo Solution*, Las Vegas: Victory Belt 2010

Internetseiten (englischsprachig)

Chris Kresser, L.Ac: *www.chriskresser.com*
Diane Sanfilippo: *www.balancedbites.com*
Mark's Daily Apple: *www.marksdailyapple.com*
The Paleo Diet™ (Loren Cordain, PhD): *www.thepaleodiet.com*
Robb Wolf: *www.robbwolf.com/what-is-the-paleo-diet*

Podcasts (englischsprachig)

Balanced Bites, mit Diane Sanfilippo und Liz Wolfe: *www.balancedbites.com/podcasts*
The Paleo Solution, mit Robb Wolf: *www.robbwolf.com/podcast*
Revolution Health Radio, mit Chris Kresser: *www.chriskresser.com/podcasts*

Insulin, Diabetes und Fasten

Bücher (deutsche und englische Ausgaben)

Bernstein, Richard: *Dr. Bernstein's Diabetes Solution*, Boston: Little, Brown and Company 2011
Davis, Ellen und Keith Runyan: *Conquer Type 2 Diabetes with a Ketogenic Diet*, Cheyenne: Gutsy Badger Publishing 2017
Fung, Jason und Jimmy Moore: *Fasten – Das große Handbuch*, München: riva 2017
Fung, Jason: *Die Schlankformel*, München: riva 2017
Kraft, Joseph: *Diabetes Epidemic & You*, Bloomington: Trafford 2001

Internetseiten (englischsprachig)

Intensive Dietary Management (Jason Fung, MD): *www.intensivedietarymanagement.com*
„It's the Insulin, Stupid," mehrteilige Blog-Serie von Amy Berger: *www.tuitnutrition.com/2015/09/its-the-insulin-1.html*
Optimizing Nutrition: *www.optimisingnutrition.com*
Type One Grit Facebook page: *www.facebook.com/Type1Grit* (für Patienten mit Typ-1-Diatetes, die ihre Erkrankung mithilfe einer sehr kohlenhydratarmen bzw. ketogenen Ernährung steuern)

Cholesterin

Bücher (deutsche und englische Ausgaben)

Moore, Jimmy und Eric Westman: *Cholesterol Clarity*, Las Vegas: Victory Belt 2013
Ravnskov, Uffe: *Mythos Cholesterin*, Stuttgart: Hirzel 2010
Bowden, Jonny und Stephen Sinatra: *The Great Cholesterol Myth*, Beverley: Fair Winds Press 2012
Campbell-McBride, Natasha: *Der Cholesterin-Bluff*, Kandern: Unimedica 2017

Internetseiten (englischsprachig)

„Cholesterol: Fried or Foe?“: *www.westonaprice.org/know-your-fats/cholesterol-friend-or-foe*
Cholesterol and Health (Chris Masterjohn, PhD): *www.cholesterol-and-health.com*
The Fat Emperor: *www.thefatemperor.com* (Verschiedene informative Videos finden sich auf den YouTube-Kanälen unter: *www.thefatemperor.com/latest-material* und *www.youtube.com/channel/UCPn4FsiQP15nudug9FDhluA*)
„The Straight Dope on Cholesterol“ on Eating Academy (Peter Attia, MD): *www.eatingacademy.com/nutrition/the-straight-dope-on-cholesterol-part-i* (Diese mehrteilige Serie richtet sich vor allem an Fachpublikum.)

Nahrungsfette und kontroverse Ernährungsthesen

Bücher (deutsche und englische Ausgaben)

Allport, Susan: *The Queen of Fats*, Berkeley: University of California Press 2006
Enig, Mary: *Know Your Fats*, Silver Spring: Bethesda Press 2008
Fallon-Morrell, Sally und Mary Enig: *Das Vermächtnis unserer Nahrung*, Kandern: Unimedica 2016
Groves, Barry: *Trick and Treat*, London: Hammersmith Press 2008
Taubes, Gary: *Good Calories, Bad Calories*, New York: Alfred A. Knopf 2007
Teicholz, Nina: *The Big Fat Surprise*, New York: Simon & Schuster 2014

Internetseiten (englischsprachig)

The Definitive Guide to Oils, von Mark Sisson: *www.marksdailyapple.com/healthy-oils*
Übersicht über Fette, die zum Kochen geeignet sind (als PDF zum Ausdrucken): *www.balancedbites.com/PDFs/BOOK_EXTRAS/PracticalPaleo_GuidetoCookingFats.pdf*
Shaking Up the Salt Myth, von Chris Kresser: *www.chriskresser.com/specialreports/salt*
The Truth About Red Meat, von Chris Kresser: *www.chriskresser.com/the-truth-about-red-meat*

Getreide

Bücher (deutsche und englische Ausgaben)

Braly, James und Ron Hoggan: *Dangerous Grains*, New York: Avery 2002
Davis, William: *Weizenwampe*, München: Goldmann 2013
Monastyrsky, Konstantin: *Fiber Menace*, Rutherford: Ageless Press 2008
Perlmutter, David: *Dumm wie Brot*, München: Mosaik 2014

Verdauung

Bücher (deutsche und englische Ausgaben)

Jacob, Aglaée: *Digestive Health with Real Food*, Paleo Media Group 2013
Wright, Jonathan und Lane Lenard: *Ein Lob der Magensäure*, Immenstadt: MobiWell 2016

Kochbücher und Rezepte

Bitte beachten Sie: Manche Rezepte aus den im Folgenden genannten Büchern und Internetseiten sind sogenannten „Paläo“-Rezepte. Viele, aber eben nicht alle, eignen sich auch für eine kohlenhydratarme und ketogene Ernährung. Bitte prüfen Sie anhand der Zutaten, ob die Rezepte für Sie geeignet sind.

Bücher (deutsche und englische Ausgaben)

Better Homes and Gardens (Hrsg.): *Phase 2 Low-Carb Recipes*, Des Moines: Meredith Corporation 2004
Carpender, Danna: *500 Paleo-Rezepte*, München: Goldmann 2015
Kemp, Domini und Patricia Daly *Ketogene Diät bei Krebs*, Stuttgart: Trias 2018
Moore, Jimmy und Maria Emmerich: *Das Keto-Kochbuch*, München: Riva 2016
Sisson, Mark mit Jennifer Meier: *The Primal Blueprint Cookbook*, Malibu: Primal Nutrition 2010
Slajerova, Martina: *Fat Bombs*, Beverley: Fair Winds Press 2016
Slajerova; Martina: *The KetoDiet Cookbook*, Beverley: Fair Winds Press 2016
Stella, George: alle von ihm verfassten Kochbücher
Weeks, Caitlin und Nabil Boumrar u. Diane Sanfilippo: *Mediterranean Paleo*, Las Vegas: Victory Belt 2014

Internetseiten (englischsprachig)

All Day I Dream About Food: *www.alldayidreamaboutfood.com*
Carrie Browns Rezepteverzeichnis: *www.marmaladeandmileposts.com/recipe-index*
Caveman Keto: *www.cavemanketo.com*
Ditch the Carbs: *www.ditchthecarbs.com*
I Breathe I'm Hungry: *www.ibreatheimhungry.com*
Linda Sues Low-Carb-Rezepte: *www.genaw.com/lowcarb*
Nom Nom Paleo: *www.nomnompaleo.net/recipeindex*
Ruled.me: *www.ruled.me*
Sugar Free Sheila: *www.sugarfreesheila.com/low-carb-recipes*
Wicked Stuffed Keto: *www.wickedstuffed.com*

Fleisch aus der Region

Eine Übersicht über Tiere aus Weidehaltung, die direkt ab Hof gekauft werden können, finden Sie z. B. auf dieser Seite: *www.weidefleisch.org*

Weitere Anbieter von Weidefleisch finden Sie auch auf Ihrem lokalen Wochenmarkt, dort wird in der Regel Fleisch aus der Region verkauft. Manchmal hilft auch eine Nachfrage beim Metzger oder ein Anruf bei einem nahe gelegenen Bauernhof.

Auch die Slow-Food-Bewegung kann eine hilfreiche Anlaufstelle sein, es gibt Ansprechpartner in zahlreichen Städten und Gegenden: *www.slowfood.de*

STICHWORTVERZEICHNIS

LESERSTIMMEN FÜR *DER ALZHEIMER-KOMPASS*

„Fantastisch … Anhand der aktuellsten wissenschaftlichen Ergebnisse präsentiert *Der Alzheimer-Kompass* den Leserinnen und Lesern einen leicht umzusetzenden Ansatz, der das gesundheitliche Schicksal zumindest in Bezug auf das Gehirn neu definiert. Und dieser Ansatz eignet sich für *alle* – ob sie bereits die Diagnose Alzheimer-Krankheit erhalten haben, ob ein erhöhtes Risiko besteht oder auch wenn bisher keinerlei Fälle in der Familie vorliegen. Diese Seiten enthalten alles, was Sie wissen müssen, um ihr genetisches und kognitives Schicksal selbst in die Hand zu nehmen."

David Perlmutter, MD, Autor von *Dumm wie Brot*

„Kaum etwas jagt Menschen mehr Angst ein als eine Krebsdiagnose. Neurodegenerative Erkrankungen wie Morbus Alzheimer zählen zu den wenigen Ausnahmen. Diese Krankheit verkürzt nicht nur das Leben, sondern nagt schon lange vor dem Tod an der Persönlichkeit. Traditionelle Behandlungsmethoden bieten allenfalls trübe Aussichten, dabei gibt es Hoffnung! Als wissenschaftlich solide Ernährungs- und Lebensweise bekämpft *Der Alzheimer-Kompass* die Krankheit auf Molekularebene. Wenn Sie oder Menschen in Ihrem Umfeld von Alzheimer betroffen sind, kann ich dieses Buch wärmstens empfehlen."

Robb Wolf, Autor der New York Times-Bestseller *The Paleo Solution* und *Wired to Eat*

„Amy Berger präsentiert eine frische, neue Sichtweise auf das wachsende Problem der Alzheimer-Krankheit. Ihr naturheilkundlicher Behandlungsansatz erscheint mir klinisch deutlich erfolgversprechender als die üblichen Medikamente. *Der Alzheimer-Kompass* ist ein bahnbrechendes Buch."

Dr. med. Jason Fung, Autor von *Die Schlankformel* und *Fasten – Das große Handbuch* sowie *Diabetes rückgängig machen*

„Amy Berger erklärt mit bestechender Logik, warum die zerstörerische Alzheimer-Krankheit, die so viele Familien heimsucht, keineswegs zum normalen Altwerden gehört und dass ihre Behandlung keineswegs auf Cholinesterasehemmer beschränkt ist. Dabei befasst sie sich gründlich mit der Komplexität dieser Stoffwechselerkrankung, die mit der richtigen Kombination bestimmter, beeinflussbarer Lebensstil-Faktoren stark gelindert und vermutlich ganz verhindert werden kann. Berger stellt einen umfassenden Behandlungsansatz vor, der deutlich über das hinausgeht, was die meisten Patienten von ihren Ärzten hören. Dieses Buch ist schon lange überfällig und eine Pflichtlektüre für die Akteure im Gesundheitswesen wie auch für Laien."

David M. Brady, ND, CCN, DACBN, Autor des Amazon-Bestsellers *The Fibro Fix;* Vizepräsident für Gesundheitswissenschaften und Direktor des Nutrition Institute an der University of Bridgeport

„Untersuchungen belegen zunehmend den deutlichen Zusammenhang zwischen einer Insulinresistenz im Gehirn und der Alzheimer-Krankheit. In *Der Alzheimer-Kompass* vermittelt Amy Berger einen klaren Ansatz zum Verständnis der Pathologie von Morbus Alzheimer und erläutert, wie ein sparsamer Umgang mit Kohlenhydraten und die Zufuhr von ausreichend Fett die Gehirnfunktion und Lebensqualität verbessern können, indem sie dem gefährdeten Gehirn eine alternative Energiequelle bereitstellen: Ketonkörper. Alle Angehörigen und alle, die sich um Alzheimer-Patienten kümmern, sollten dieses ausgesprochen verständlich geschriebene, gut recherchierte Buch unbedingt lesen."

Franziska Spritzler, RD, CDE

„Endlich! Echte Hoffnung und echte Hilfe: Amy Berger erklärt gekonnt die faszinierenden Verbindungen zwischen Ernährung und Demenz. Klar und deutlich und aus jedem erdenklichen Blickwinkel vermittelt sie die wissenschaftlichen Grundlagen und praktischen Vorgehensweisen, um das eigene Schicksal zu verändern. *Der Alzheimer-Kompass* wirft ein revolutionär neues Licht auf die Alzheimer-Krankheit."

Dr. med. Georgia Ede, Psychiaterin und Ernährungsspezialistin

ÜBER DIE AUTORIN

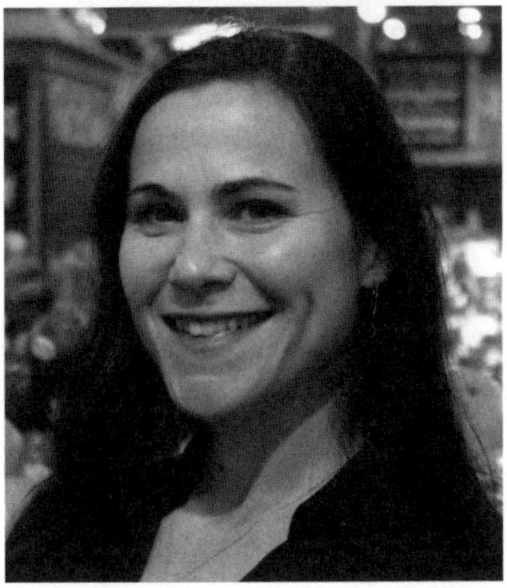

Amy Berger hat einen Master in Ernährungswissenschaft (MS), ist zertifizierte Ernährungsberaterin (CNS) und Ernährungstherapeutin (NTP). Sie hat bei der US Air Force gedient und viele Jahre alle Expertenratschläge zur „richtigen Ernährung“ befolgt, um abzunehmen und gesund zu bleiben – doch die erwarteten Ergebnisse blieben aus. Um zu verstehen, warum die üblichen Ratschläge zum Kaloriensparen, fettarmen Essen und Sport nicht das gewünschte Resultat bringen, arbeitete sie sich tiefer in die Thematik ein und erfuhr dadurch, dass viele gegenwärtige Vorstellungen von „gesunder Ernährung“ auf Trugschlüssen beruhen und mitunter sogar grundfalsch sind. Heute konzentriert sich Amy Berger ganz darauf, anderen zu zeigen, dass man weder hungern, noch darben oder sich schinden muss, um rundum gesund zu sein. Der Mensch lebt nicht vom Salat allein – echte Menschen brauchen echte Nahrung!

Mehr über ihre Arbeit verrät die Autorin unter: *www.tuitnutrition.com*

Mary Newport:

Alzheimer – vorbeugen und behandeln

Die Keton-Kur: Wie ein natürliches Fett die Erkrankung aufhält

Leseprobe: www.vakverlag.de

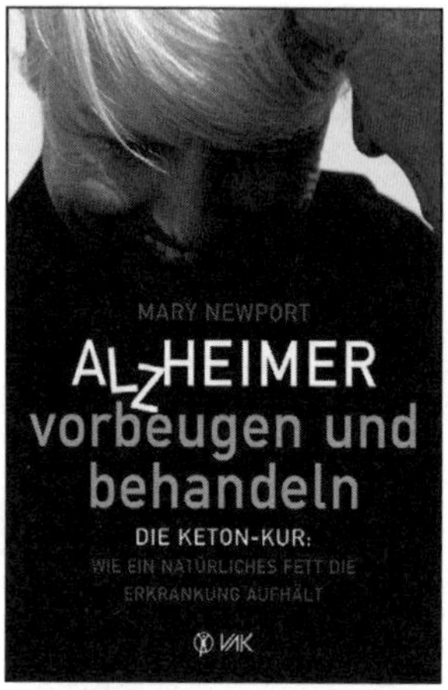

Die Ärztin Mary Newport, deren Mann bereits mit 50 an Alzheimer erkrankte, suchte nach Hilfe und stieß auf die Ernährungsbehandlung mit „mittelkettigen" Fettsäuren, wie sie in Kokos- oder Palmöl enthalten sind: Aufgrund der Erkrankung kann das Gehirn die Energiequelle Glukose nicht mehr verwerten, den Zellen fehlt Energie und sie sterben ab. Mittelkettige Fettsäuren werden in der Leber zu Ketonen umgewandelt, die das Gehirn auch bei Alzheimer als Energiequelle nutzen kann. Die Entwicklung oder Verschlimmerung von Alzheimer kann damit verlangsamt oder sogar verhindert werden. Die „Keton-Kur" – eine preiswerte und alltagstaugliche Selbsthilfe bei Alzheimer.

320 Seiten, 23 Abbildungen, Klappenbroschur (15 x 21,5 cm)
ISBN 978-3-86731-112-0

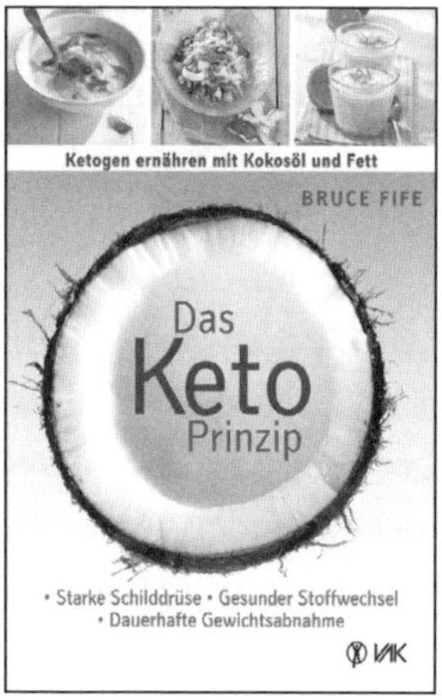

Bruce Fife:

Das Keto-Prinzip

Starke Schilddrüse – Gesunder Stoffwechsel – Dauerhafte Gewichtsabnahme

Leseprobe: www.vakverlag.de

Ketogen kochen – diese neue Ernährungsform ist derzeit im Kommen, denn sie hat große gesundheitliche Vorzüge. Eine Kurzformel für ketogenes Kochen könnte lauten: Weniger Kohlenhydrate und mehr Fett, am besten das der Kokosnuss! Kokosöl verbrennt nicht nur die Kalorien, die es selbst liefert, sondern auch die von anderen Nahrungsmitteln und hilft so beim Abnehmen. Darüber hinaus kurbelt es die Schilddrüsenfunktion an. Erfahren Sie hier erstmals, wie Sie mit Hilfe von Kokosöl Krankheiten vorbeugen und Ihr Gewicht reduzieren können.

448 Seiten, 10 Abbildungen, Paperback (15 x 21,5 cm)
ISBN 978-3-86731-163-2

Peter Königs:

Das Kokosbuch

Natürlich heilen und genießen mit Kokosöl und Co.

Leseprobe: www.vakverlag.de

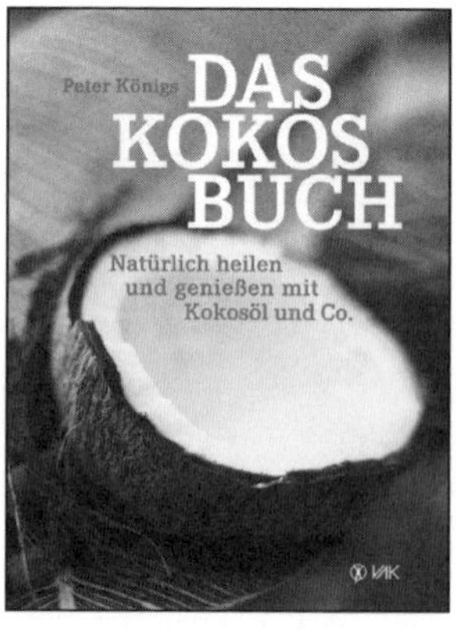

Kokosöl und Co. – wie Mehl, Milch, Flocken und Wasser aus der Kokosnuss – schmecken ausgesprochen gut und sind gesundheitsfördernd, immunstärkend und erleichtern das Abnehmen.
Der umfassende Ratgeber des erfahrenen Autors berücksichtigt aktuelle wissenschaftliche Studien, enthält alles Wissenswerte zum Thema Fettsäuren und erläutert verständlich, auf welche Gesundheitsprobleme Kokosöl sich positiv auswirkt. Mit vielen Rezepten, praktischen Tipps und einem Extrakapitel über die Ernährungsbehandlung bei Alzheimer.

176 Seiten, 67 Abbildungen, Paperback (16 x 22,5 cm)
ISBN 978-3-86731-127-4

Abonnieren Sie unseren Newsletter (gratis) unter: www.vakverlag.de

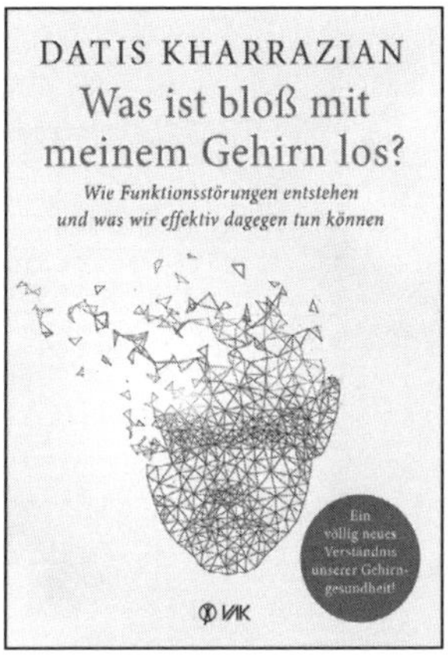

Datis Kharrazian:

Was ist bloß mit meinem Gehirn los?

Wie Funktionsstörungen entstehen

Leseprobe: www.vakverlag.de

Gedächtnisverlust, Konzentrationsstörungen, schnelle Ermüdbarkeit – von all diesen Symptomen sind immer mehr Menschen bereits in jungen Jahren betroffen. Der Autor stellt einfache, aber wirkungsvolle Strategien vor, die auf das Gehirn wie eine „Verjüngungskur" wirken und erklärt, was jeder selbst für ein gesundes Gehirn tun kann. Er betrachtet das Gehirn ganzheitlich und verknüpft dabei wissenschaftliche Erkenntnisse aus der Neurobiologie mit Methoden der Naturheilkunde. Seine Strategien umfassen Veränderungen in der Lebensweise, das Weglassen potenziell unverträglicher Nahrungsmittel sowie individuelle Supplemente.

608 Seiten, 9 Abbildungen, Paperback (17 x 22,5 cm)
ISBN 978-3-86731-208-0

Justin Smith:

Cholesterin-Senker – Das ignorierte Gesundheitsrisiko

Warum Statine oft mehr schaden als nützen

Leseprobe: www.vakverlag.de

Seit Jahrzehnten vertreten Gesundheitsbehörden, Ärzte und zahlreiche Experten die Ansicht, dass Fett und Cholesterin Herzerkrankungen verursachen. Die Verschreibung von cholesterinsenkenden Medikamenten – den sogenannten Statinen – wurde zu einem einträglichen Geschäft: Statine sind heute die weltweit am häufigsten verordneten Medikamente. Justin Smith unterzieht diese sogenannte „Cholesterinhypothese" nun einer kritischen Revision und kommt zu dem Schluss, dass ihre Grundlagen auf fehlerhaften Studien und falschen Rückschlüssen basieren.

240 Seiten, 8 Abbildungen, Paperback (15 x 21,5 cm)
ISBN 978-3-86731-213-4

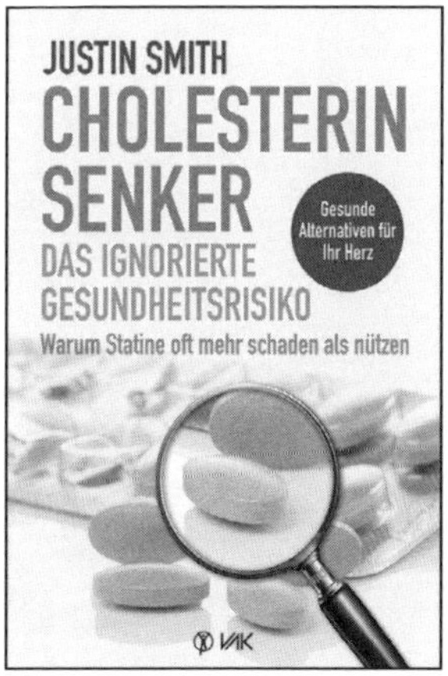

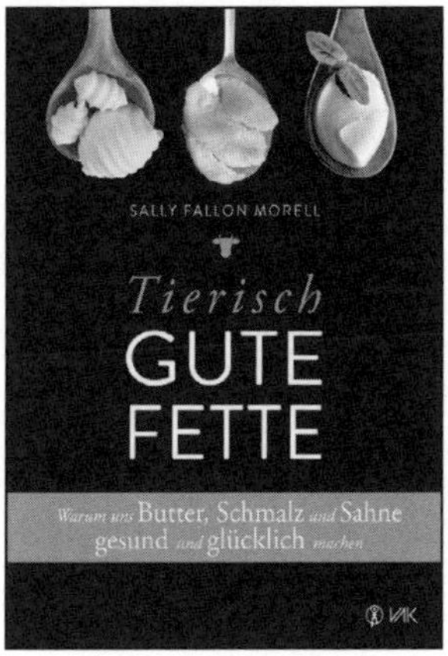

Sally Fallon Morell:

Tierisch gute Fette

Warum uns Butter, Schmalz und Sahne gesund und glücklich machen

Leseprobe: www.vakverlag.de

Im Jahr 2004 belegte eine Studie aus Schweden, dass der Verzehr von Milchfett – das in Butter enthalten ist – das Herzinfarktrisiko, anders als lange fälschlich angenommen, gar nicht erhöht. Denn nicht die gesättigten Fettsäuren aus tierischem Fett machen uns das Leben buchstäblich schwer, sondern die chemisch gehärteten Transfettsäuren aus industriell verarbeiteten Lebensmitteln.
Sally Fallon Morell vermittelt leicht verständlich die gesundheitlichen Vorzüge der tierischen Fette und bietet zudem viele leckere Rezepte.

320 Seiten, 20 Abb., zahlr. Tabellen, Paperback (17,5 x 24 cm)
ISBN 978-3-86731-199-1

Bestellen Sie unsere kostenlosen Kataloge unter: www.vakverlag.de